中医肺系病传承创新丛书

寒邪与肺系病

总主编　张　伟
主　编　朱　雪

山东科学技术出版社
·济南·

图书在版编目（CIP）数据

寒邪与肺系病 / 朱雪主编. -- 济南 : 山东科学技术出版社, 2024. 10. --（中医肺系病传承创新丛书 / 张伟总主编）. -- ISBN 978-7-5723-2333-1

Ⅰ. R256.1

中国国家版本馆 CIP 数据核字第 20241LQ119 号

寒邪与肺系病

HANXIE YU FEIXIBING

责任编辑：李文靖
装帧设计：孙　佳

主管单位：山东出版传媒股份有限公司
出 版 者：山东科学技术出版社
地址：济南市市中区舜耕路 517 号
邮编：250003　电话：（0531）82098088
网址：www.lkj.com.cn
电子邮件：sdkj@sdcbcm.com
发 行 者：山东科学技术出版社
地址：济南市市中区舜耕路 517 号
邮编：250003　电话：（0531）82098067
印 刷 者：济南升辉海德印业有限公司
地址：山东省济南市高新区科创路 2007 号
院内东车间 3 号
邮编：250104　电话：（0531）88912938

规格： 16 开（184 mm × 260 mm）
印张： 18.25　　**字数：** 320 千
版次： 2024 年 10 月第 1 版　　**印次：** 2024 年 10 月第 1 次印刷
定价： 66.00 元

中医肺系病传承创新丛书

编　委　会

总主编　张　伟

副主编　（以姓氏笔画为序）

王　妍　王业震　卢绪香　田　梅　朱　雪

刘　学　刘骅漫　何　荣　张心月　阎小燕

韩　健

编　委　（以姓氏笔画为序）

马文雪　马鑫来　王亦凡　王晓冬　牛晓雅

史子松　冯　雨　刘向阳　刘苏琪　孙华茹

孙玥枫　李　睿　李锦涛　杨诗媛　吴　凡

张晓莹　张德鑫　赵海兰　赵嘉睿　徐　悦

景传庆　靳敏燕

本书编委会

总主编 张　伟

主　编 朱　雪

副主编 戚迎梅　包　玉　杨诗媛　赵海兰

编　委 （以姓氏笔画为序）

王义光　牛晓雅　史子松　李　珂

李雯雯　张彤彤

丛书序

《素问·六节脏象论》言："肺者，气之本。"《医经精义》云："肺气如天，居至高布阳气。"肺者，生气之源，主气司呼吸，又处胸中至高之位，乃相傅之官，治节出焉。肺气充沛，宣降调畅，则治节有权，主行水，朝百脉，使全身之气、血、津液各尽其责。然肺为华盖，固护诸脏免受侵袭，又为娇脏，清虚而纤芥不容，是故内外之邪均易犯肺。加之肺与他脏休戚相关，因而肺系病常易牵涉甚广，导致病机繁复，辨析难明。

医之为道，肇起农皇，千载群书，递至今朝。余以其卷帙浩繁，非探幽穷赜，不能道只字。然肺系之病散载各书，鲜有系统论著，学人诚难遍阅，故吾采菁撷华，纂集《中医肺十论》《中医肺十病》《中医肺十法》梓行于世。《中医肺十论》以气、血、阴、阳、经络论肺生理之常，以痰、瘀、虚、毒论肺病理之变。《中医肺十病》本于临床，进与病谋，退与心谋，意在指导省病诊疾、遣方用药。《中医肺十法》将肺之常变与相关疾病有机结合，列以治法次第应之，乃承于《中医肺十论》《中医肺十病》一脉，并为"肺病三十"，然其本意不在出古人范畴。兵无常形，水无常势，岐黄之术贵乎临机应变，故吾博综深思，勒成《张伟中医肺病学》一书，详细论述肺系病之概念范畴、生理病理、辨病辨证、治法方药，提出"医学 4.0 模式"概念，以应时代之变。然治疾除患，俱极精切，纵寝馈其中，亦恐不得穷辨证之精微，究制方之妙旨。况学问之道，贵与年俱进，前书所录，不能尽绝。思之鉴之，吾将殚精医学四十余载所求奥义，汇辑成帙，但求无负先人之意，悉合时地之宜，以垂医统。

张锡纯《医学衷中参西录》有云："夫事贵师古者，非以古人之规矩、准绳限我也……又贵举古人之规矩、准绳而扩充之，变化之，引伸触长之。"世代变迁，疾病谱亦深变，病因病机愈趋繁杂。故本丛书分列三部，始论病因之探究，继论病机之辨析，终论脏腑经络之关联。病因篇就肺系病常见病因分述《风邪与肺系病》《寒邪与肺系病》《毒邪与肺系病》《七情与肺系病》共四部，并进一步总结提炼“致病当量”概念及临床意义。病机篇编撰《气运失常与肺系病》《血运失常与肺系病》《痰湿与肺系病》《内生五邪与肺系病》共四部，基于病机之源流，结合临证之所悟，编次成集。其中，详细阐述了“气运失常”“血运失常”“津液代谢失常”“脏腑功能失常”及“本虚标实”贯穿慢性肺系病始终的理论，衷中参西，与现代医学病名接轨，为当代中医诊疗提供新的病机阐释及临证思路。脏腑与经络篇纳含《心与肺系病》《肝与肺系病》《肾与肺系病》《脾与肺系病》《经络与肺系病》共五部，指出肺部疾患的传变有其独特规律，多与他脏并病或合病，常有心肺气虚、肺脾气虚、肝火犯肺、肺肾阴虚等证型。此外，脾不散精理论、气机升降理论、络病理论等亦对遣方用药有重要指导意义，然其精密纷繁，此处不再添详叙。

呼吸系统疾病作为全球性的常见病、多发病，严重威胁着人民的身体健康，给疾病防治工作带来沉重负担和严峻挑战。调查显示，慢性阻塞性肺疾病目前为全球三大死因之一，我国总患病人数高达 1 亿人，而肺癌更是位居我国恶性肿瘤发病首位。呼吸系统疾病具有高发病率、高死亡率、高经济负担的特征，而与之相反的低知晓率、低就诊率、低检查率，令人抚膺扼腕。随同生活方式、生态环境的变动，以及人口增长、老龄化等现实问题，间质性肺疾病、慢性阻塞性肺疾病、肺癌等非传染性疾病发病率、死亡率的上升有目共睹，流感等传染性疾病的暴发亦给社会、经济以及人类健康带来巨大威胁。疾病谱因时因势千变万化，中医需要不断注入创新的“源头活水”，博采前贤之义蕴，引而伸之，才能在更多领域取得新突破。当代中医药，以其独特优势和显著疗效受到越来越多的重视和认可，在世界范围内的影响力日益扩大。从《慢性阻塞性肺疾病全球防治创议》等新标准的中医解读，到临床上抗病毒、抗纤维化治疗的成效斐然，岐黄之术，前景似锦。

曹炳章云：“医之治病，虽有成法规矩，成法之中，尤寓变化之巧。规矩之法有尽，而用法变化无穷也。”本丛书上采先贤青简之菁华，下并吾临证之所得，斟酌之，损益之，更兼幸承“齐鲁中医药优势专科肺病集群”捐资，终得今付剞劂。然拘方治病病必殆，浓望毋按图而索骥。管窥之见，详述于下，以俟高明者匡所不逮。倾囊所著，祈之裨于医道同好，更祈裨于国计民生，如是则慰然快哉。

张 伟

前　言

寒邪者，中医病因学之要义，外感病邪之一也。自古医者深究其致病之机制，以为疗病之要。如东汉名医张仲景，立论于“寒邪致病”，撰《伤寒杂病论》一书。以“伤寒”为名，阐其大义。仲景云：“其伤于四时之气，皆能为病。以伤寒为毒者，以其最成杀厉之气也，中而即病者，名曰伤寒。”是以寒邪，于诸病之中，犹为主因也。

夫肺者，位于胸腔之内，左右各一，吸之则满，呼之则虚，为脏腑之华盖，百脉之朝会。《素问·痿论》有云：“肺者，脏之长也，为心之盖也。”《医贯·内经十二官》曰：“喉下为肺，两叶白莹，谓之华盖，以覆诸脏，虚如蜂窠，下无透窍，故吸之则满，呼之则虚，一呼一吸，本之有源，无有穷也，乃清浊之交运。”《医宗必读》载其“吸之则满，呼之则虚，一呼一吸，消息自然，司清浊之运化”，同时，肺主治节，朝会百脉，又有通调水道之功，宣降之间，若“雾露之溉”，行一身气血津液之运行。然肺为清虚之脏，纤芥不容，稍有尘毫，即易引发咳嗽，且惧热畏寒，故被喻为“娇脏”。肺脏极易受六淫与内生之邪气侵犯，一旦受损，易病及他脏，产生喘咳痰嗽等症，甚则危及生命。

本书基于中医之道，参以西学之说，对每一病症，皆溯其根源，言之有序。针对寒邪进行系统辨析，阐述其渊源，立足古今研究前沿，探讨了寒邪本身、寒邪与他邪、寒邪与肺脏、寒邪与肺系疾病之间的联系。尤对寒邪相关肺系疾病进行系统总结，阐明其病机，规范方药。章节之初，先对该病进行历代文献之回顾，追溯其病源发展之脉络，以时间为轴，将散于古代医论中之零珠碎玉汇集成篇。次而论其病因病机、诊断鉴别，此处则衷中参西，将该病可见症状体征与现代医学病名相联系，融入前沿医学检验手段于诊断标准之中，充分与现代医学研究相结合，以冀更精确之诊断与治疗。

寒邪是六淫邪气中至关重要的一环，其致病作用不容忽视。呼吸系统疾病乃全球健康大患，近年来，用药不当、环境改变、工作影响等因素，使得肺系疾病发病趋势不断上升，尤以新型复杂之疾为甚。此等疾病，不仅影响患者之生活质量，亦给社会带来沉重负担。是以学医者宜勤奋，临证贵辨析，中医诊病宜与现代医学融合，勤求古训，博采众长，更应与时俱进，不断创新。在医学道路上，吾辈当既不厚古薄今，亦不主中排西，更不可泥古不化，应以开放之心态，汲取各方之长，共同推动医学之进步，精研医术，以济苍生。

医学之道，永无止境，每一次探索，皆为新起点。吾辈当以谦虚之心，勤奋之志，不断探索医学之奥秘，以期为患者带来更好疗效。期待通过本书之论述，读者能对寒邪及其相关肺系疾病之诊疗重点与难点进行深入探讨与研究，加强广大医学生、医务工作者理论与实践之沟通与交流，推动中西医结合治疗肺系疾病之发展，为中医肺系疾病相关学术研究之进步贡献绵薄之力。

因编者水平所限，难免有谬误之处，望广大读者指正，不吝赐教，在此致以诚挚谢意。

编　者

目　录

第一章

寒邪相关论述

第一节　寒与寒邪

一、寒

（一）寒的概念

寒者，冻也。东汉许慎《说文解字》言：“寒，冻也，从人在宀下，以茻薦覆之，下有仌。”《周易·系辞上》有云：“日月运行，一寒一暑。”寒是指气温低下，始于人们对气温的感觉，寒在六气中属于冬气。在冬天，气温降低，滴水成冰，天寒地冻，植物凋零，动物伏匿，阴气上升，阳气内伏，一派阴寒之象。《素问·四气调神大论》说“冬三月，此谓闭藏，水冰地坼，无扰乎阳，早卧晚起，必待日光，使志若伏若匿，若有私意，若已有得，去寒就温，无泄皮肤，使气亟夺，此冬气之应，养藏之道也”，告诫人们冬季气温低下，要使阳气闭藏，无泄于外。

（二）寒为六气之一

寒是自然界正常的六气之一。《素问·天元纪大论》言：“天有五行，御五位，以生寒暑燥湿风。人有五脏，化五气，以生喜怒思忧恐。”六气是自然界万物生长变化的条件，也是人类赖以生存的自然条件之一。《素问·五运行大论》言：“燥以干之，暑以蒸之，风以动之，湿以润之，寒以坚之，火以温之。”燥者干，万物得此则生长收敛和成熟；暑如火，万物得此而生长旺盛；风性动，万物得此而萌发生长；湿者润，万物得此则滋养和润泽；寒者冷，万物得此而闭藏与宁静。《增订伤暑全书》中也提出："夫春温夏热秋凉冬寒者，四时之正气也，以成生长收藏之用。"其中，正常的寒气是自然界万物生、长、化、收、藏规律中"藏"的客观因素。

（三）寒与季节

寒作为六气之一，是冬季的主气。《注解伤寒论·伤寒例第三》言："春气温和，夏气暑热，秋气清凉，冬气冷冽。"《素问·至真要大论》中提出"六气分治"理论："厥阴司天，其化以风；少阴司天，其化以热；太阴司天，其化以湿；少阳司天，其化以火；阳明司天，其化以燥；太阳司天，其化以寒。"即一岁之中，风、热、湿、火、燥、寒六种气候分治四时。《素问·六微旨大论》指出："显明之右，君火之位也。君火之右，退行一步，相火治之，复行一步，土气治之。复行一步，金气治之。复行一步，水气治之。""显明"，王冰注曰"日出谓之显明，则卯地气分春也"。以此推导，小雪、大雪、冬至、小寒四气的主气，就是太阳寒冰。故而十二月、一月左右，水冰地坼，"阴气暴举，大寒乃至，川泽严凝，寒雰结为霜雪，甚则黄黑昏翳，流行气交，乃为霜杀，水乃见祥"（《素问·六元正纪大论》）。寒气虽是冬季的主气，但在春夏亦可有寒袭，此即古人所谓"非其时而有其气"，如"春时应暖而反大寒""夏时应热而反大凉"。春季气候多变，经常是白天气温升高，阳光和煦。虽春风和煦，但早晚气温降低，寒气袭人，让人倍觉"春寒料峭"，甚至在四月、五月出现长时间的阴雨，气温骤降 10 ℃以下，出现"倒春寒"。夏天天气炎热，人不耐热脱衣，汗出当风，或者突然从外界炎热的环境进入温度较低的房间，都会遭寒气侵袭。

二、寒邪

（一）寒邪的概念

"邪"，不正也，中医学上常常把其表示为与"正"相反的概念。顾名思义，寒邪即指"不正之寒气"，如"非其时而有其气"，又或是气候剧变、寒气过重，作用于人体的时间过长，超过了机体的适应能力及防御能力时，便会伤人正气、导致疾病发生，这种寒气即为"寒邪"。《素问·至真要大论》说："夫百病之生也，皆生于风寒暑湿燥火，以之化之变也。"王冰注曰："风寒暑湿燥火，天之六气也，静而顺者为化，动而变者为变。"寒气变化失常，超过人体的适应调节能力，则可致病转变为寒邪。《素问・至真要大论》说："太阳司天，寒淫所胜，则寒气反至，水且冰，血变于中，发为痈疡。"《金匮要略》说"寒伤于暮"，入暮以后，阳气渐衰，阴气渐重，机体容易受到寒气的侵犯。当气温骤降、涉水淋雨、汗出当风、空调过冷、内外温差过大时，人体阳气耗损，阳气衰弱，均可导致寒邪入侵而致病。"寒伤于暮"表达的是一种规律，是指寒邪伤人于阳气衰弱之时。根据这一规律，凡是阳气较少的地方，如日光较少、阴霾较重之所，也是寒邪容易伤人之处。

（二）寒邪的性质和致病特点

清代柯琴在《伤寒来苏集》中记载道："夫寒之伤人也有三。早晚雾露，四时风雨，冬春霜雪，此天之寒气也；幽居旷室，砖地石阶，大江深泽，邃谷高山，地之寒气也；好饮寒泉，喜食生冷，酷嗜瓜果，误服冷药，人之寒气也。"无论"天之寒气""地之寒气"，还是由"喜食生冷，酷嗜瓜果"滋生的"人之寒气"，都是来自外界，中医学称其为"外寒"。若机体自身阳气不足或脏腑功能衰弱引起温煦、气化功能减退，寒也可自内产生，称为"内寒"。外寒与内寒虽有区别，但又相互影响，相互联系。阳虚者，易感外寒；而外寒侵体，积久不散，又常损及人体阳气，导致内寒。无论是外寒还是内寒，它们的自然特性就是寒冷，可使物体凝滞、收引。寒邪的性质及致病特点如下。

1. 寒邪属阴，易伤阳气

寒性属阴，是阴气旺盛的表现。《素问・阴阳应象大论》说"阴胜则阳病""阴胜则寒"。若寒邪过盛，则易损伤阳气。阳气又叫"生气"，《素问・生气通天论》中称"阳气者，若天与日，失其所则折寿而不彰"，彰显了阳气的重要性。阳气的主要生理功能有温养身体、生化精微、温养神明、柔和筋骨、护卫表里、抗御外邪等。因此，寒邪伤人，则机体阴阳之气的平衡被打破，阳气受伤。如阴盛而阳未虚，则为寒遏阳气；如阴盛而阳已虚，则为虚寒。如外寒损伤卫阳，食寒伤脾胃之阳气，外寒直中，损伤肾阳。

寒伤脾胃是指自然之寒和水谷之寒均可感而伤及脾胃。如《明医指掌》云："有卒中天地之寒气者，属外因；有口食寒物而得者，属内因。然胃气太虚，肤腠疏豁，故寒邪直入于中。其病即发，手足厥冷，脉息细微，身蜷不热，或有微热而不渴，倦言动者是也。"

五脏六腑均可被寒邪所伤，如寒邪伤肺多有表寒之因，脾胃所伤多由水谷之寒，寒邪中肾多因本虚。寒饮伤肺多从表入，首先袭肺。如《灵枢·邪气脏腑病形》云："形寒寒饮则伤肺，以其两寒相感，中外皆伤，故气逆而上行。"寒喜中肾，中寒多本于阳虚，肾阳为元阳，寒喜中肾是指元阳不足则寒邪直中。如《三因极一病证方论》云："夫寒者，乃天地杀厉之气，在天为寒，在地为水，在人脏为肾，故寒喜中肾，肾中之，多使挛急疼痛，昏不知人，挟风则眩晕，兼湿则肿疼。"寒浸心阳，心为阳脏，寒为阴邪，寒浸心阳是指寒伤心易损心阳。如《金匮要略·五脏风寒积聚病脉证并治》云："心中寒者，其人苦病心如啖蒜状，剧者心痛彻背，背痛彻心，譬如蛊注，其脉浮者，自吐乃愈。"肝中寒是指外寒直中入肝经或肝脏，多因于致病之寒邪严重直中于里，或肝脏本虚，寒着虚处。如《杂病广要·外因类·中寒》云："若寒中厥阴，则小腹至阴疼痛，宜当归四逆汤加吴茱萸，甚者必用附子倍之。"总之，寒邪伤肺多由表入里，脾胃所伤则生化乏源，易变生他证；寒邪中肾则病情严重，可由里及表。

2. 寒邪凝滞，主痛

凝滞，即凝结、阻滞不通之意，人身气血津液之运行，全靠身体阳和之气，温煦其间。寒邪伤人，可使气血凝结、经脉阻滞。因此，寒邪致病的特点，如伤血则血液凝泣不行，故血凝结，如《素问·离合真邪论》云"寒则血凝泣"。此外，"不通则痛"，如《素问·痹论》云"痛者，寒气多也，有寒故痛也"。若寒邪侵入人体，阳气受损，温煦推动功能减弱，可使经脉气血阻滞，津液运行、输布失常，变生气滞、瘀血、痰浊、内湿等，并可引起各种疼痛，如外伤于寒，使营卫凝涩，则周身疼痛；寒邪直中肠胃，则脘腹疼痛等。《素问·举痛论》云"寒气入经而稽迟，泣而不行，客于脉外则血少，客于脉中则气不通，故卒然而痛"，指出寒邪易使气血凝结阻滞、涩滞不通，不通则痛。

3. 寒性收引

收引，即收缩、牵引的意思。《素问·举痛论》说"寒则气收""寒气客于脉外则脉寒，脉寒则缩蜷，缩蜷则脉绌急，绌急则外引小络，故卒然而痛"，指出寒邪侵袭人体，则筋脉收缩拘急，以致拘挛作痛、屈伸不利。寒邪侵袭人体，易使气机收敛，牵引作痛。如寒在皮毛腠理，则毛窍收缩，卫阳闭塞，可致恶寒发热，无汗，头身痛；寒在经络关节，经脉拘急，可使肢体屈伸不利。

寒邪侵袭机体后，因其有收引、闭藏的特点，因此可出现机体气机向内收敛，肌腠、经络、筋脉收缩而拘紧、挛急。如寒伤气则收，即《素问·举痛论》所述

“寒则气收”。寒客脉外则经络、血脉收引、蜷缩。寒邪伤人，腠理闭合，气不运行，故气收。如《医灯续焰》云：“脉紧而痛者属寒，寒性收敛紧实也。”

临床常见的情况主要有以下两个方面。寒客于脉：寒伤脉则脉绌，是指寒邪伤脉，引起脉蜷、卒痛等。脉的具体内涵包括血脉、络脉、筋脉，寒伤脉可引起血脉、络脉收缩，筋脉拘急等变化。筋肉得寒：寒伤筋则筋急，是指寒邪可以导致筋脉拘急、收引、疼痛。

第二节 传统寒邪理论的渊源

寒邪是中医病因学中的重要概念，是外感病邪中的一种。寒邪致病一直以来都被历代医家高度重视。如东汉名医张仲景就以“寒邪致病”立论，写出了以“伤寒”命名的临床巨著——《伤寒杂病论》。因此从某种意义上说，寒邪是百病之主因。病因学理论中虽有“风为百病之长”的说法，但其实风与寒是密不可分的，外界的气候变化往往是“风寒交加”，风助寒势，寒长风威。

在自然界中，寒是一种自然现象，是冬季的特征，俗称寒气。对人而言，由于人与自然密不可分，外界气候环境的寒暖变化自然会影响人的生理，使之产生不同的反应，故寒又用来描述人体对外界气候所产生的寒冷感觉。寒是相对于热而言的。当大地冰封、天寒地冻的时节，人体的反应是手脚冰冷，身体发抖、蜷缩，甚至疼痛等，此即寒冷的感觉。与此相反，在酷暑季节，人们的反应就是大汗淋漓，口渴欲饮，浑身发热，甚至昏昏欲睡，这就是热的感觉。由此可见，古代先贤对寒、热的感性认识是形成中医寒邪、热邪的基础，是一种宏观水平的认识。他们还总结出“六气”（风、寒、暑、湿、燥、火）来表述自然界的气候变化，而气候变化过极使人致病时，就用“六淫”来表述。寒邪为“六淫”之一，寒邪的性质与致病特点和自然界中寒的现象是高度统一的。如“寒为阴邪，易伤阳气”就主要从阴阳的属性出发来表述寒邪的性质，因人体的阳气是热量的源泉，寒邪的冲击必然导致阳气（热）的衰减。“寒主凝滞，主痛”，是把寒气导致的天寒地冻与寒邪使人的血脉凝滞、流动缓慢产生疼痛等表现统一了起来。“寒主收引”，则是把自然界中“热胀冷缩”的现象与人对寒邪的刺激而产生的蜷缩、发抖等反应联系了起来；这样就总结出了寒邪的性质，而对寒邪入侵导致机体超出生理适应范围的病理表现，则归纳成了寒邪的致病特点，如异常的恶寒发热、一身疼痛、瘀血凝滞、脘腹冷痛、腰脊冷痛、四肢厥冷、下利清谷、经脉拘挛等。总之，中医寒邪的理论基础是古代医家对自然现象的观察和人体对寒的反应状态的总结。同时还衍生出内寒的概念，即把与自然“寒气”无明显因果关系，而又表现出“寒象”症状的病因称为内寒（阳虚）。

第三节　寒邪古代文献研究概要

一、战国至秦汉时期

（一）《五十二病方》

《五十二病方》是我国现存最早的医学方书，以“寒”为词，检索全文共有24条记载，其中既有致病因素之意，又包含病症概念，如“以欧寒气”，“欧”为“驱”的古字，“驱”者，驱逐、赶走之意。可见，此处的“寒气”为病邪之意。作为病症概念，“寒”则有“病寒”“振寒”“洒洒病寒”等词。

（二）《黄帝内经》

《黄帝内经》（简称《内经》）是我国现存最早的医学典籍，被历代医家奉为圭臬。“寒”在《内经》中记载颇多。其中，病因方面有“北方生寒”“开阖不得，寒气从之，乃生大偻”“岁水太过，寒气流行”“岁火不及，寒乃大行”“寒水受邪，肾病生焉”“因于寒，欲如运枢，起居如惊，神气乃浮”等。病机方面有“寒胜则浮”“寒气入经而稽迟，泣而不行，客于脉外则血少，客于脉中则气不通，故卒然而痛”等。症状信息有“数栗而寒，寒则厥”“故洒洒振寒也”“阴气有余为多汗身寒”等论述。病名方面主要内容有“言热未已，寒病复始”“长夏善病洞泄寒中”等论述。病症方面，如疼痛、积聚、寒疝等，其发病原因与寒邪有关。治则方面，指出“寒者热之”“寒淫于内，治以甘热，佐以苦辛”等。在《内经》对寒邪的认识中，从病邪性质看，寒为阴邪；从季节角度看，寒为冬季主气；从地域观点看，寒属北方地域性气候；从病因病机看，寒气太过会遏制或损伤阳气，阻碍气血运行，并进一步产生临床之相应证候；从症状方面看，寒邪可导致恶寒、疼痛、排泄物清稀等；治则方面，指出“寒者热之”总则和“甘热”之具体方法。

（三）《伤寒杂病论》

《伤寒杂病论》为著名中医典籍之一，成书于东汉年间。以“寒”为词，共检索出210条信息，词频714次，其中《伤寒论》154条，《金匮要略》56条。对信息进行分析，张仲景对寒邪理论的认识与《内经》一脉相承并有所发扬，体现在以下3个方面。①病因方面，突出寒邪的重要地位，指出“以伤寒为毒者，以其最成杀厉之气也”。在《内经》“寒伤血”“寒伤荣”的基础上提出“极寒伤经”。可见其认识到气候的寒冷对人体的健康有很大的威胁性。此外，《伤寒论》中太阳病篇占全书篇章接近1/3，详述了由外感风寒所引发的太阳中风表虚证、太阳伤寒表实证及表郁轻证3种证型，反映了其主导的学术思想是详于寒而略于温的。与《内经》不同的是，仲景首次提出了医源性寒邪，即失治、误治而伤及阳气导致的阳虚阴盛，寒从内生之症，如“烧针令其汗，针处被寒，核起而赤者，必发奔豚，气从少腹上冲心者，灸其核上各一壮，与桂枝加桂汤，更加桂二两也”。②病机方面，张仲景认为寒邪之所以伤人，是阳气虚的缘故，如其引《素问·生气通天论》“故阳气者，一日而主外，平旦人气生，日中而阳气隆，日西而阳气已虚”，提出寒邪伤人的时间规律为“寒伤于暮”。③治则方药方面，张仲景提出寒邪为病的治疗方法主要为驱散寒气、扶助阳气，由于其是以证论治，故较《内经》“寒者热之”之总则更为具体，归纳其治法主要有“发表散寒”“温脾散寒”“温胃散寒”“温肺散寒”“温心散寒”“暖肝散寒”“温肾散寒”“攻下寒结”“涌吐寒实”等温阳祛寒方法，相应地提出麻黄汤类、桂枝汤类、理中汤类、吴茱萸汤、四逆汤类、大黄附子汤等方。

二、魏晋隋唐时期

从魏晋南北朝至隋唐再至五代，前后历经700余年，医籍颇多，但对寒邪理论形成与发展影响较大的主要是隋代巢元方编撰的《诸病源候论》。《诸病源候论》是我国历史上第一部专述病源和证候的书籍，以“寒”为词，检索全文共出现词频1 522次。对信息进行分析，病因学方面，《诸病源候论》认为寒邪致病广泛，体现于其对诸多寒邪引发证候的描述，如腰痛候、冷气候、咳嗽候、寒淋候、心痛候、腹痛候等，皆为寒邪所致，散见于内、外、妇、儿、五官各科。病理方面，其认为寒邪侵袭人体之所以发病，脏气虚是根本原因，如“寒淋者……

由肾气虚弱，下焦受于冷气”“腹痛者，由腑脏虚，寒冷之气，客于肠胃、募原之间”“冷痢者，由肠胃虚弱，受于寒气，肠虚则泄”等。症状方面，《诸病源候论》对寒邪所致疾病症状的描述较《内经》更为具体，如对寒湿腰痛的认识，除了《内经》所述的“腰椎痛”之外，尚有“身重腰冷，腹重如带五千钱，如坐于水，形状如水，不渴，小便自利”等，此类描述在咳嗽候、心腹痛候、积聚候等均有体现。此外，巢元方首度提出“时行寒疫”概念，他认为“从春分以后至秋分节前，天有暴寒者，皆为时行寒疫也”，可见其已认识到“非其时而有其气”会引发流行病、传染病。由于《诸病源候论》是一部专论病源和证候的典籍，故其对寒邪作为病因引发病症的临床表现及发病机制有大量论述，不胜枚举，其论述拓展了寒邪发病方面的研究。

三、金元时期

金元时期，是中医学术发展史上成绩卓著，影响深远的一个时期，这一时期医家辈出，最具影响的当首推刘完素、张从正、李东垣、朱丹溪，故对其部分论著进行研究。

（一）《素问玄机原病式》

刘完素是金元四大家之首，寒凉派的代表人物，《素问玄机原病式》及《黄帝素问宣明论方》是其代表性著作。以“寒”为词，检索两书全文共出现词频424次，其中《素问玄机原病式》214次，《黄帝素问宣明论方》210次。对信息进行分析，病因方面，刘完素虽以“火热”立论为著，但其仍重视寒邪发病，在《黄帝素问宣明论方·诸证门》62条病证中，有21条明确指出由外感或内生寒邪所生，如“飧泄证”“厥疝证”“结阴证”“痹气证”“骨痹证”“涌水证”“心疝证”等。病机方面，刘完素推崇“六气皆从火化”的观点，认为寒伤皮毛，则腠理闭密，阳气怫郁，不能畅通而发热；内伤冷物则肠胃阳气郁而化热，亦所谓“寒郁化热”，如“盖寒伤皮毛，则腠理闭密，阳气怫郁，不能通畅，则为热也，故伤寒身表热者，热在表也……凡内伤冷物者，或即阴胜阳，而为病寒者；或寒热相击，而致肠胃阳气怫郁而为热者”。对于肾虚所致的寒从内生之症的机制，刘完素认为是右肾火气虚之故，如“左肾属水……右肾属火，游行三焦，兴衰之道由于此”。诊断方面，刘完素依据《内经》“亢害承制”理论，主张在诊断疾病方面要辨别假象，如“寒主拘缩，故急痛也。寒极则血脉凝冱，而反兼土化制之，故坚痞而腹满也”，指出“坚痞腹满”之症状，乃土化制其水的缘故，故临床上要明病之标本。用药方面，刘完素虽以善治火热著称，但用药上并不拘泥于寒凉，如“人体虚实有别，病之变化无穷，寒热温凉攻补之法，贵在变通，当因病调制，不可偏执”，可反映其用药思想。

（二）《儒门事亲》

张从正为金元四大家之一，在医学理论上有很多创见，对后世也有很大影响，是攻邪派的开山。以“寒”为词，检索全文共出现词频 552 次。张从正强调病因多为外邪伤正，主张攻邪以扶正。如《儒门事亲·寒形》所载案例：“北人卫德新，因之析津，冬月饮寒则冷，病腰常直，不能屈伸，两足沉重，难以行步，途中以床舁递，程程问医，皆云肾虚，以苁蓉、巴戟、附子、鹿茸皆用之，大便反秘，潮热上周，将经岁矣。”针对滥用温补之时弊，张从正主张用咸软之法下之，他认为“太阳为寒所遏，血坠下滞腰间也，必有积血，非肾也”。

（三）《内外伤辨惑论》

李东垣是中医“脾胃学说”的创始人，他强调脾胃在人体中的重要作用，故以其为主的学术流派也被称作“补土派”。以“寒”为词检索全文共出现词频 51 次。对信息进行分析，诊断方面，李东垣针对时弊，指出饮食失节、劳役形负之病及内伤饮食导致的内寒与外伤寒邪之症状不同，若不细辨之，反泻其表，则“枉死者其胜言哉”，明确指出外感寒邪之症状为“其恶寒也，虽重衣下幕，逼近烈火，终不能御其寒”“手背热而手心不热”“鼻气不利，声重浊不清利”。而内伤饮食之寒象为“但避风寒及温暖处，或添衣盖，温养其皮肤，所恶风寒便不见矣”“手心热，手背不热”“鼻中清涕或有或无”。其论对外感寒邪的鉴别诊断有所裨益。治疗方面，李东垣对寒邪伤人治法的运用颇为灵活，善于运用“治寒以热，凉而行之”反治之法，如大寒所伤导致的足胫肿，乃寒胜则浮，不可火灸汤浴，否则必脱毛见骨，“须先以新汲水浴之”，大寒在外，热郁于中，耗伤元气，当“和以凉药”。

（四）《格致余论》

朱丹溪倡导滋阴学说，对中医学贡献卓著。以“寒”为词检索全文共出现词频 86 次。对信息进行分析，朱丹溪认为感寒途径为“身犯寒气，口食寒物”，引“邪之所凑，其气必虚”，认为寒邪为病则“属内伤者，十居八九”，故而在治法上提出用补中益气汤随证加减。另外，朱丹溪对寒邪引发痛风一证颇有见解，他认为痛风的发病机制中血热是根本，而受寒次之，热血得寒，而污浊凝涩，此观点与外受寒邪有所不同，如“彼痛风者，大率因血受热，已自沸腾，其后或涉冷水，或立湿地，或扇取凉，或卧当风，寒凉外搏，热血得寒，污浊凝涩，所以作痛，夜则痛甚，行于阴也”。

总之，以刘完素、张从正、朱丹溪为主的河间学派与李东垣为首的易水学派的共同特点是补偏救弊，结合各自的学术特点与临床经验，从不同侧面论述了寒邪伤人后的发病机制、治则治法及方药，使得寒邪理论体系得到了较大发展和创新。

四、明清时期

温补学派崛起的背景是在元末明初之际，由于刘完素、张从正、朱丹溪的学术广为流传，部分医家秉承遗风，滥用寒凉、滋阴药物，久之则攻伐人体阳气，形成时弊，而以张介宾（张景岳）为首的温补学派则重视人体阳气，以善用温补法著称于世。至清末，温病学说发展至鼎盛，其用药多喜寒凉，形成新的流弊，郑钦安就是在这样的背景下，反对寒凉，力倡注重扶助和保护人体阳气，善用附子而著称于世，后人称之为“火神派”。故对此二家之论著进行研究。

（一）《景岳全书》

张景岳是明代温补学派中最为著名的医家之一，他受薛己重阳思想的影响而长于温补。以“寒”为词，检索全文共出现词频 6 282 次。对信息进行分析，病因方面，其指出寒邪为病有外感与内生之分，外感常见于“风寒以伤形”“生冷以伤脏”，内生则常见于“劳欲以败阳”“禀赋气弱”。辨证方面，《内经》虽有阴阳、表里、寒热、虚实之内容，但作为辨证纲领的确立和完善则首推张景岳，他以“寒”为纲领，指出寒邪为病其症状有表里、上下之分。在表者“为憎寒，为身冷，为浮肿，为容颜青惨，为四肢寒厥”；在里者“为冷咽肠鸣，为恶心呕吐，为心腹疼痛，为恶寒喜热”；在上者“为吞酸，为膈噎，为饮食不化，为嗳腐胀哕”；在下者“为清浊不分，为鹜溏痛泄，为阳痿，为遗尿，为膝寒足冷”。他重视寒热真假的诊断，提出以冷水试探假寒、假热证的独到见解，指出“假热者必不喜水，即有喜者，或服后见呕”“假寒者必多喜水，或服后反快而无所逆者”。体质方面，他认为寒性体质对寒邪有易感性，如“阴脏者，一犯寒凉，则脾肾必伤，此其阳之不足也”。治疗方面，张景岳强于温补，如对寒邪伤于体弱者，反对“伤寒无补”一说，提出“补中”之法，如“夫伤寒之邪，本皆自外而入……亦总由主气之有强弱耳……主弱者，虽轻必重，以中虚不能自固也……补以治虚”。同时，张景岳注重阴阳互济，其扶阳不忘养阴，如用右归丸治疗肾阳不足所致的神疲气怯、畏寒肢冷，方中既有熟地黄、山药、山茱萸、枸杞子滋补肾阴，又有附子、肉桂温阳化气，共奏温补肾阳之功，体现了其善于温补之特点。

（二）《郑钦安医书阐释》

清末著名伤寒学家郑钦安以治病立法，重在扶阳；处方用药，善用姜、附，为四川火神学派（扶阳学派）的始祖。病因方面，郑钦安认为寒邪伤人，四季皆可见，不必拘泥于冬日，“只要见得是太阳经证的面目，即是伤寒也”，体现了“因发知受”的观点。另外，郑钦安首创以图示例来表达寒邪外入与内生。他认为寒邪外入，如“盗贼之入墙垣也，看其何处空虚有隙，便得而成之”。若从阳经入内，则必化热伤阴，治以人参白虎、小柴胡之类以存阴，深重者用大、小承气汤之类以救阴；若从阴经入内，则阴寒混合必伤阳，治以大、小建中以扶阳，深重者以四逆、白通之类以回阳。对于寒邪内生，郑钦安认为其是由正气不足而导致的，其云“以一圈白色，喻人身一团正气。正气旺者，外寒不入，内寒不生。夫内寒之生，由于内之正气不足，正气不足一分，身内之阴寒便生一分”。并根据导致正气不足之途径分而论治，如“用心过度者损心阳，宜桂枝汤；饮食不慎者损脾阳，宜建中、理中汤”。

相比金元时期的医学流派，温补学派及火神学派更为注重阳气在机体中的作用，认为阳气充足是抵抗寒邪侵袭的基础，阳气不足会导致寒邪内生，而产生虚寒之证，故在治疗上偏重于甘温之剂。明清温补学派对阳气的重视可谓是寒邪伤阳学术观点的充分发展和体现。

第四节　寒邪的分类

中医学“寒”的概念内涵丰富，涉及六气之寒、病因之寒、病机之寒、症状之寒、病证之寒、治法之寒和药物之寒等多方面内容。在相当长的历史时期内，寒邪致病是中医外感病研究的主要内容。

一、根据寒的来源划分

寒淫，外感六淫之一，亦称寒邪，是指正常的寒气失其常度，或太过，或早至，或骤然而至等情况下，易成为致病之因。如《素问·气交变大论》云：“岁水太过，寒气流行，邪害心火。”食寒，称水谷之寒，是指食凉饮冷过度，成为致病之因。如《素问·风论》云：“食寒则泄。”水寒，是指温度较低的水，或人体在特殊条件下感受的寒凉水湿成为致病之因。如《素问·疟论》云：“夏伤于大暑，其汗大出，腠理开发，因遇夏气凄沧之水寒，藏于腠理皮肤之中，秋伤于风，则病成矣。”

二、根据寒的程度划分

大寒为外寒之较重状态，多直中为病，见于《素问·奇病论》，“当有所犯大寒，内至骨髓，髓者以脑为主，脑逆故令头痛，齿亦痛，病名曰厥逆”。寒甚，是指寒邪的严重状态，亦指外寒。极寒，即寒甚至极，属外寒。如《金匮要略·脏腑经络先后病脉证》云：“五邪中人，各有法度……极寒伤经，极热伤络。”寒毒，是指为病深重的寒邪。如《伤寒论·伤寒例》云：“其伤于四时之气，皆能为病，以伤寒为毒者，以其最成杀厉之气也。中而即病者，名曰伤寒。不即病者，寒毒藏于肌肤，至春变为温病，至夏变为暑病。”以上概念中，“大”“甚”“极”“毒”都是对“寒”的修饰和补充，因此其表述虽有不同，但本质皆为寒淫。大寒、寒甚是相对于一般外寒的严重状态，其中大寒可直中伤人，寒甚不仅使肌腠闭塞，更可使气血运行障碍，腠理失却开阖，肌表缺乏濡养，表现为麻木不仁等严重状态。

三、根据寒的积留时间划分

新寒是指感而即病之寒，成为致病之因。如《伤寒括要·伤寒总论》云：“冬月感而即病者，为正伤寒。”新寒外感可中而即病，也可与体内宿邪合而为病。如《灵枢·邪气脏腑病形》云“重中于寒”，即为本有寒邪再感于寒，两寒相合而发病。久寒是指寒邪停留日久，成为致病之因。如《素问·举痛论》云：“寒气入经而稽迟，泣而不行，客于脉外则血少，客于脉中则气不通，故卒然而痛。”久寒致病，多积于机体某个部位，如脏腑、经络等，其病程一般较长。此外，还有一种伏寒，指寒伏于体内，成为致病之因。如《伤寒论·伤寒例》云：“从立春节后……壮热为病者，此属春时阳气，发于冬时伏寒，变为温病。”伏寒易于化变，故伏寒致病的疾病性质与其化变的邪气密切相关。

四、根据寒邪兼夹邪气划分

风寒是指寒邪与风邪相合，成为致病之因。如《伤寒指掌》云："风寒客于太阳而身痛，但拘急耳。"寒湿是指寒邪与湿邪相合，成为致病之因。如《温病条辨》云："寒湿者，湿与寒水之气相搏也，盖湿水同类……易于相合，最损人之阳气。"风寒湿是指风、寒、湿三邪相合，成为致病之因。如《素问·痹论》云："风寒湿三气杂至，合而为痹。"寒挟痰饮水湿血是指寒与痰、饮、水、湿、血相合，成为致病之因，包括寒饮、寒痰、血寒等。风、寒同气相求，最易合邪致病，因此风寒所致病证多端。此外，寒为阴邪，也易与其他阴邪（如湿、痰、饮等）相合为病。

五、根据寒的感受方式划分

冒寒，冒，覆也，是指寒邪着附于肌表，而未传经入里。如《时病论·冬伤于寒大意》云："冒寒者，寒邪冒于躯壳之外，则有寒热身疼，不难一汗而愈。"冒寒为寒从外伤之轻微的情况。伤寒，伤，创也，是指寒从外感，成为致病之因。最早见于《素问·热论》，"今夫热病者，皆伤寒之类也"，此处伤寒为广义伤寒，泛指一切外感热病；又如《素问·刺志论》云"气盛身寒，得之伤寒"，此处伤寒为狭义伤寒，专指伤于寒的外感病。中寒，中，内也，是指宿体阳虚，寒从外入，直中于内，如《素问·气交变大论》云"岁水太过，寒气流行……阴厥上下中寒，谵妄心痛"，本义为寒邪直中阴经，属外寒、虚寒。

第五节　寒邪的病因病机

一、寒邪的病因

（一）外寒侵袭

寒邪是寒疾形成的重要原因，也是《内经》重点强调的病因，源于六气之寒。《素问·六元正纪大论》云："寒气数举，则霿雾翳，病生皮腠，内舍于胁，下连少腹而作寒中，地将易也。"寒邪多出现在冬季，北方常见，故《素问·六元正纪大论》云“寒气霜雪冰冬化同”，可见寒为冬令的主气。《素问·气交变大论》云“北方生寒，寒生水，其德凄沧。其化清谧，其政凝肃，其令寒，其变溧冽，其灾冰雪霜雹”，表明在北方更常见寒邪。气候变化不仅有着四时的周期变化，还有着五运六气的复杂变化。在水运太过或火运不及的年份常常出现寒邪。如《素问·气交变大论》云：“岁水太过，寒气流行，邪害心火。民病身热烦心躁悸，阴厥上下中寒，谵妄心痛，寒气早至，上应辰星。”在太阳为司天之气的上半年，或太阳为司泉之气的下半年，也常常出寒邪。如《素问·至真要大论》云：“太阳司天，寒淫所胜，则寒气反至，水且冰，血变于中，发为痈疡，民病厥心痛，呕血血泄鼽衄，善悲时眩仆。”

寒邪虽然有季节气候的变化规律，但由于人们摄养不慎，一年四季皆有可能受寒邪侵袭。如《素问·生气通天论》云：“劳汗当风，寒薄为皶，郁乃痤。”在秋季，天气凉时亦常发生寒邪所致疾病。如《素问·至真要大论》云：“阳明之胜，清发于中，左胠胁痛溏泄，内为嗌塞，外发㿉疝，大凉肃杀，华英改容，毛虫乃殃，胸中不便，嗌塞而咳。”

（二）寒冷饮食

《内经》也论述了内伤致病的病因，即寒冷饮食，如《素问·阴阳应象大论》云“故天之邪气，感则害人五脏；水谷之寒热，感则害于六腑；地之湿气，感则害皮肉筋脉”。寒冷饮食直接作用于胃，因寒盛伤阳，损伤脾胃阳气，导致诸多脾胃病。此外，寒饮还是导致肺系疾病的重要原因，如《灵枢·邪气脏腑病形》云“形寒寒饮则伤肺”。《素问·咳论》云“其寒饮食入胃，从肺脉上至于肺，则肺寒，肺寒则外内合邪，因而客之，则为肺咳”，表明因胃与肺经络相连，当冷饮损伤胃后进而影响于肺，是导致咳嗽咳痰之症的重要原因。

二、寒邪产生的条件

（一）气候因素

气候因素是指在病因之寒产生条件中的季节、年份等时间因素。其中，从四季考虑主要是指冬季，即寒为冬令；从运气学角度，探讨不同岁运对病因之寒产生的影响。寒气太过是指在某一段时间范围内，寒气流行成为致病之因。如《素问·气交变大论》云：“岁水太过，寒气流行，邪害心火。”岁火不及是指运气学说中火热之气不足之年，寒无所制成为致病之因。如《素问·气交变大论》云：“岁火不及，寒乃大行，长政不用，物荣而下，凝惨而甚，则阳气不化，乃折荣美。”

（二）个体因素

因人，是指病因之寒产生条件中的个体因素，主要是指体质因素，如先天伏寒、阳虚阴盛之人多容易感受寒邪为病。阳虚亦称正虚，是指人体阳气不足，抵御寒气能力减弱，寒气成为致病之因。如《素问·调经论》中云：“阳虚则外寒。”

（三）地理环境因素

因地，是指病因之寒产生条件中的地理环境因素，主要是指“高者气寒”而言。其内涵一指北方，二指地势较高。如《素问·六元正纪大论》云：“至高之地，冬气常在，至下之地，春气常在。”此外，在不同地理环境中，寒邪可因经纬度的不同而变化，如北方以燥寒为主。

三、寒邪的病机

（一）阴寒至盛

阴寒至盛，是指因寒邪或过食生冷等寒冷因素遏制机体阳气，致使机体阴偏盛，即《素问·阴阳应象大论》所说“阴盛则寒”，临床表现出寒凉之症。如《素问·刺志论》云：“气盛身寒，得之伤寒。”张景岳注：“盖阴邪中人，则寒集于表，气聚于里，故邪气盛实而身本因寒也。”这种病机在《内经》所论述的寒性疾病中普遍存在。寒冷因素属阴，阴主静，主内收而凝聚，故体内阴寒盛常表现为血气凝滞。《灵枢·刺节真邪》载“寒则地冻水冰”，此言天气寒冷时地面上的水液凝结，水由液态而变成冰。按天人相应理论，那么此时人体内的血气亦如地面之水，遇寒时则凝聚不通，故《素问·离合真邪论》中有“寒则血凝泣”之说。寒性凝滞还表现为沉降体内的浊阴之物，如水饮之类，《素问·阴阳应象大论》中有“寒气生浊，热气生清”之说。一方面，寒性凝滞，使浊阴之物易凝结；另一方面，寒易伤阳，阳气损伤后，体内阴津不能正常运化，进而形成病理产物，如水饮之类。故对于痰饮的治疗，《金匮要略·痰饮咳嗽病脉证并治》就指出“病痰饮者，当以温药和之”。寒邪侵袭还会引起血脉经络关节的收缩挛急之证，诚如《伤寒论》中以“恶寒无汗，项背拘急”为主症的葛根汤证，因寒性坚硬，坚者，刚也，物体常因寒而变得坚硬。在自然中，寒性坚硬很常见，如《灵枢·邪气脏腑病形》言“天寒则裂地凌冰”，《素问病机气宜保命集·病机论》言“故水本寒，寒急则水冰如地而能载物”这一特性常常使某些寒疾表现出坚硬之貌，如《奇症汇·卷五·腹》中记载的“腹中如铁石”之症。寒冷因素易使病证固定不变，《素问·阴阳应象大论》有云“阴静阳躁”，《素问·五运行大论》有“北方生寒……其在天为寒，在地为水，在体为骨，在气为坚，在脏为肾。其性为凛，其德为寒……其化为肃，其虫鳞，其政为静”等之谓，故阴寒盛时病证常常呈静肃状，即固守于一处不发生移动，如《灵枢》中的寒痹，即为痛有定处之痹。在某些寒性疾病中，又表现出病情相对发展缓慢之势，如有关学者在对肿瘤病者的追踪研究中发现，寒证患者病情稳定，发展缓慢。阴寒至盛日久常导致阳气损伤，特别是脾肾阳气损伤。寒为冬令主气，具有阴寒凝滞之性，使冬季产生万物闭藏之象，而肾脏为人体封藏之本，因此二者在五行上同属于水。此外，肾阳为一身元阳的根本，而寒邪为阴邪，易损伤阳气，终致肾阳的损伤。故《素问·至真要大论》言：“诸寒收引，皆属于肾。”肾在体合骨，在《内经》中，寒邪对肾阳的损伤多体现在肢体关节类疾病上，脾以阳气为用，其升清，又为后天之本，气血生化之源的功能都依赖于阳气，因此感受寒邪常常表现为脾阳的损伤而产生呕吐下利之症，如《伤寒论》中的太阴病，出现“腹满而吐，食不下，自利益甚，时腹自痛”诸症。

（二）阳虚寒生

阳虚寒生，即机体阳气虚损，阴阳失衡，阴气偏胜，因而表现出寒象。如《素问·玉机真脏论》云：“脉细，皮寒，气少，泄利前后，饮食不入，此谓五虚。”这里的“虚”为五脏气虚，从原文所论症状可推断其为阳虚，即张景岳谓“气虚者阳虚也”。阳虚可能为先天禀赋，如先天禀赋为阴气盛之体，则可遇邪气而发生寒疾。如《素问·痹论》云：“其寒者，阳气少，阴气多，与病相益，故寒也。”张志聪注：“此言寒热者，由人身之阴阳气化也，人之阳气少而阴气多，则病相益，其阴寒矣。”后天的过度使用也可导致阳虚。如《素问·逆调论》载：“是人者，素肾气胜，以水为事，太阳气衰，肾脂枯不长，一水不能胜两火，肾者水也，而生于骨，肾不生则髓不能满，故寒甚至骨也。”马莳注：“正以是人者，平素肾气颇胜，恃其胜而专以水为事，纵欲忘返，故足太阳膀胱之气衰少。”高士宗注：“寒者，阴气也。是人有寒者，平素肾气胜，肾气胜则以水为事，以水为事故太阳阳气衰，太阳气衰则为孤阴，孤阴不长，故肾脂枯不长。”阳虚主要表现为脾肾阳虚。《素问·至真要大论》载：“诸寒收引，皆属于肾。”张景岳云：“收，敛也。引，急也。肾属水，其化寒，凡阳气不达，则营卫凝聚，形体拘挛，皆收引之谓。如太阳之胜为筋肉拘苛，血脉凝泣。岁水太过为阴厥、为上下中寒，水之实也。岁水不及为足痿清厥，涸流之纪，其病癃闭，水之虚也。水之虚实，皆本于肾。”《素问·灵兰秘典论》云“脾胃者，仓廪之官，五味出焉”，表明脾胃为血气生化之源，脾胃阳虚则产生诸多寒证，如《灵枢·五邪》中所谓“阳气不足，阴气有余，则寒中肠鸣腹痛”。体内阴液（精、血、津液）不足，也会导致阳气虚损，从而出现寒象。《灵枢·阴阳二十五人》论述了血少生寒：“手阳明之下，血气盛则腋下毛美，手鱼肉以温；气血皆少则手瘦以寒……手少阳之下，血气盛则手卷多肉以温；血气皆少则寒以瘦；气少血多则瘦以多脉。”张志聪注：“以上论手足三阳之血气，各循本经之部分，充肤热肉，淡渗皮毛，肥腠理，濡筋骨，以养二十五变之形。”由于血能载气，当机体内血量不足，其载气功能下降，因而气亦不足，从而导致气的温煦功能下降，易于受到寒邪侵袭，表现出寒象。这种病机在《伤寒论》中有了更多的拓展，指出与血同源异名的津液耗散也会发生，如霍乱中四逆汤证、当归四逆汤证也是因肝血不足，外感寒邪而出现血虚寒凝所致的四肢逆冷之证。

第六节　寒邪与他邪的相互作用

六淫之中，寒邪与风邪、湿邪关系极为密切，寒邪常与风邪、湿邪兼夹致病。

风是天地间的一种气，具有轻扬动摇之性，《内经》称之为“风胜则动”。《内经》成书时期的医家特别重视风对人体的影响。《素问·玉机真脏论》言：“风者，百病之长也。”风所致疾病众多，《素问·风论》云：“风之伤人也，或为寒热，或为热中，或为寒中，或为疠风，或为偏枯，或为风也，其病各异，其名不同，或内至五脏六腑。”所以当风侵袭人体时，易开泄腠理，而寒邪伺机损伤卫阳，出现洒淅恶寒之貌，进而产生疾病。《素问·骨空论》言：“风从外入，令人振寒，汗出头痛，身重恶寒。”故风邪常兼夹杂寒邪为患，导致疾病的发生。湿亦作“溼”，或作“濕”。《易》云：“水流湿。”故湿邪属阴，与寒相类。如《黄帝素问宣明论方·伤寒论》云：“风热火为阳，寒湿燥为阴。”《素问·阴阳应象大论》云：“中央生湿，湿生土，土生甘，甘生脾，脾生肉，肉生肺，脾主口。

其在天为湿，在地为土，在体为肉，在脏为脾。”同气相合，故湿邪易于伤脾，如《三因极一病证方论·叙中湿论》言“在天为雨，在地为土，在人脏为脾，故湿喜归脾，脾虚喜中湿”，又因“阴盛则阳病”，故湿邪易损伤脾阳，脾阳不足则产生一系列内生寒邪的疾病。如《素问·气交变大论》云：“岁水不及，湿乃大行，长气反用，其化乃速，暑雨数至，上应镇星，民病腹满身重，濡泄寒疡流水，腰股痛发，腘腨股膝不便，烦冤，足痿，清厥，脚下痛，甚则跗肿。”

一、寒邪与风邪的相互作用

（一）《内经》中的风寒

《内经》中对于“风寒”一词早有记载。《素问·玉机真脏论》云：“今风寒客于人，使人毫毛毕直，皮肤闭而为热。”《灵枢·寒热病》云：“身有所伤，血出多，及中风寒，若有所堕坠，四肢懈惰不收，名曰体惰。”无论是风寒导致的临床症状，还是风寒引起的疾病，都说明了风与寒之间有着密切的联系。而将风寒以阴阳划分的方法也同样起源于《内经》。《素问·疟论》曰：“夫寒者，阴气也；风者，阳气也。”并且阐述了风与寒各自在临床上的生理特征，如风邪具有“轻扬开泄”“善行数变”“易袭阳位”等阳性特征，寒邪具有“寒性收引”“易伤阳气”“寒性凝滞”等阴性特征，单从风与寒各自所引起的临床症状和阴阳属性来看，似乎二者之间并没有一定的相关性，但《素问·生气通天论》所言“故风者，百病之始也”，则表明了自然界的风邪一般并非单独侵袭人体，作为百病之首，风邪常常与他邪相兼为患。

（二）《伤寒论》中的风寒

《伤寒论》对于风寒的认识更加全面，如对伤寒的定义已经分为广义伤寒和狭义伤寒。其中，狭义伤寒就是指外感风寒，感而即发的疾病。正如《伤寒论·伤寒例》所云：“冬时严寒，万类深藏，君子固密，则不伤于寒，触冒之者，乃名伤寒耳。”而在严冬时期绝非只有寒气而无风气，所以此处“伤于寒”应指风寒之气。又如从张仲景对伤寒疾病辨证过程中对脉法的记载也能得出此病的病因是外感风寒，《伤寒论·辨脉法》言：“寸口脉浮而紧，浮则为风，紧则为寒。风则伤卫，寒则伤荣，荣卫俱病，骨节烦疼，当发其汗也。”

综上所述，外感风寒是《伤寒论》成书时期伤寒的主要致病原因，正如柯韵伯所言“风中无寒，即是和风。一夹寒邪，中人而病，故得与伤寒相类，亦得以伤寒名之”。因此，虽然伤寒和中风有着各自特殊的临床症状，但二者起病的原因皆是风、寒二邪相合。

二、寒邪与湿邪的相互作用

肺为娇脏，不耐寒热，容易受六淫邪气侵袭而为病。故六淫邪气易导致上呼吸道感染，而六淫之中尤以寒湿为主。寒湿之邪导致肺系病症有其显著特征。

（一）湿邪的定义

凡致病具有重浊、黏滞、趋下特性的外邪，称为湿邪。湿为长夏的主气。长夏即农历六月，时值夏秋之交，阳热尚盛，雨水且多，热蒸水腾，潮湿充斥，为一年中湿气最盛的季节。若湿气淫胜，伤人致病，则为湿邪。湿邪为病，长夏居多，但四季均可发生。湿邪侵入所致的病证，称为外湿病证，多由气候潮湿、涉水淋雨、居处潮湿、水中作业等感受湿邪所致。

（二）湿邪的性质和致病特征

湿为重浊之邪，属阴，其性黏腻、停滞、弥漫，其伤人多隐缓不觉，易导致多种病变。

1. 湿为阴邪，易损伤阳气，阻遏气机

湿为重浊之邪，与水同类，故属阴邪。阴邪侵入，机体阳气与之抗争，故湿邪侵入，易伤阳气。脾主运化水液，性喜燥而恶湿，故外感湿邪常易困脾，致脾阳不振，运化无权，从而使水湿内生、停聚，发为泄泻、水肿、尿少等症。因湿为重浊有质之邪，侵入最易留滞于脏腑经络，阻遏气机，使脏腑气机升降失常，经络阻滞不畅。如湿阻胸膈，气机不畅，则胸膈满闷；湿阻中焦，脾胃气机升降失常，纳运失司，则脘痞腹胀，食欲减退；湿停下焦，肾与膀胱气机不利，则小腹胀满、小便淋涩不畅。

2. 湿性重浊

重，即沉重、重着，指湿邪致病出现以沉重感为特征的临床表现，如头身困重、四肢酸楚沉重等。若湿邪外袭肌表，困遏清阳，清阳不升，则头重如束布帛，如《素问·生气通天论》说“因于湿，首如裹”。湿邪阻滞经络关节，阳气不得布达，则可见肌肤不仁、关节疼痛重着等，称为湿痹或着痹。浊，即秽浊不清，指湿邪为患易呈现分泌物和排泄物秽浊不清的现象。如湿浊在上则面垢、眵多；湿滞大肠，则大便溏泄、下痢脓血；湿浊下注，则小便浑浊、妇女白带过多；湿

邪浸淫肌肤，则可见湿疹浸淫流水等。

3. 湿性黏滞

黏，即黏腻；滞，即停滞。湿邪致病，其黏腻停滞的特性主要表现在三个方面。一是症状的黏滞性。湿病症状多表现为黏滞不爽，如排泄物和分泌物多滞涩不畅，痢疾大便排泄不爽，淋证小便滞涩不畅，以及口黏口甘和舌苔厚滑黏腻等，皆为湿邪为病的常见症状。二是病程的缠绵性。因湿性黏滞，易阻气机，气不行则湿不化，其体胶着难解，故起病隐缓，病程较长，反复发作，或缠绵难愈。如湿温、湿疹、湿痹（着痹）等，皆因其湿而不易速愈，或反复发作。所以吴瑭《温病条辨·上焦篇》谓："其性氤氲黏腻，非若寒邪之一汗即解，温热之一凉即退，故难速已。"三是易阻气机。因湿为重浊之邪，故伤人最易留滞于脏腑经络，阻遏气机，使脏腑气机升降失常，经络阻滞不畅。

4. 湿性趋下，易袭阴位

湿邪为重浊有质之邪，类水属阴而有趋下之势，人体下部亦属阴，同类相求，故湿邪为病，多易伤及人体下部，如水肿、湿疹等病以下肢较为多见。故《素问·太阴阳明论》说："伤于湿者，下先受之。"另外，寒邪也属阴邪，同气相求，侵入也常伤及下部，如《灵枢·百病始生》说"清湿袭虚，则病起于下"，此处之"清"即为"寒"之意。

（三）寒湿为患易发而病重

六淫之中，寒邪与湿邪关系极为密切，常相互兼夹致病。其性属阴，易伤阳气，病多复杂。寒湿邪气过盛可导致阳气虚弱而为病。《素问·调经论》曰："寒湿之中人也，皮肤不收，肌肉坚紧。荣血泣，卫气去，故曰虚。虚者聂辟气不足，按之则气足以温之。故快然而不痛。"即寒湿合邪侵袭肌表之后，皮肤收，阻遏卫阳，卫阳不能外达，以致体表阳气不足，出现恶寒、肢体厥冷等症状。又如《素问·六元正纪大论》曰："太阳司天之政……寒湿之气，持于气交。民病寒湿，发肌肉萎，足痿不收，濡泻血溢。""太阴司天之政……湿寒合德，黄黑埃昏，流行气交……三之气，天政布，湿气降，地气腾，雨乃时降，寒乃随之。感于寒湿，则民病身重胕肿，胸腹满。"寒湿邪气合而为病，阻于经络则全身关节痿软或冷痛浮肿，屈伸不利。

寒湿为患在致病特征上表现为寒性收引。寒邪致病突然、明显，是"最为杀厉之气"，对阳气可显示直接、明显的损伤作用，也能强烈抑制阳气的温化能力，损伤阳气较重、较急。湿邪致病隐袭、缓慢。湿邪侵入机体，留滞于脏腑经络，干扰、困遏阳气流通，伤阳程度较轻、较缓，多在病情缓慢的发展过程中逐渐耗伤阳气。但寒、湿二邪均属阴邪，同气相求，常相互兼夹致病，一旦寒湿合而为病，将会加重阳气的损伤，使其病情加重，迁延难愈。

综上，寒、湿之邪皆属于六淫邪气，外感多从表受，与肺系疾病关系密切。寒主收引，寒性凝滞，致病多急，常感邪即发；湿性黏滞，湿邪外袭，多内外合邪，病多缠绵。寒、湿外感，多兼夹为患，致病较重，其机制与寒伤阳气，湿阻气机，"湿盛则阳微"，正气受损直接相关，值得进一步探讨。

第七节　肺阳与肺阳虚证

肺阳即肺阳气，是肺气中具有温煦、宣发、推动、兴奋等作用的部分。历代医籍文献中，鲜有提及"肺阳"者。因此对于肺阳是否存在，其生理功能、病理变化始终存在不同看法，近年来医家对于肺阳为病的病因、病机、诊断及治疗也开展了一些研究，但目前尚缺乏关于肺阳理论系统的总结及分析。

肺阳虚是指肺阳不足导致的以温煦不足及功能衰退为表现的一类病证，是肺气虚进一步发展的结果。肺阳虚证是肺阳病证的主要方面，历代虽然有诸多关于肺阳虚证的论述，但医家极少明确指出其为"肺阳虚证"，亦有医家认为其等同于肺气虚。随着诸医家对肺阳虚的日益重视，关于肺阳虚的认识也日趋全面，为肺阳虚证理论的创立奠定了必要的基础。但目前缺乏肺阳虚证系统的诊疗指南。

诸医家对肺阳及肺阳虚展开了研究，梳理文献记载，明确了肺阳的概念及内涵，对古代及现代文献中治疗肺阳虚的方药进行了研究。在此基础上，探讨了肺阳虚证的病因、病机、诊断及治疗，制订相应的规范，以期将肺阳理论系统化，为临床肺阳虚证的诊断和治疗提供理论依据，并为中医"证"的研究拓展思路。

一、肺阳

（一）历代医家对肺阳的论述

1. 汉代以前及汉代

《内经》"五脏阳"的记载中包含"肺阳"之意。《素问·汤液醪醴论》云

“帝曰：其有不从毫毛而生，五脏阳以竭也……五阳已布，疏涤五脏”，“五脏阳以竭”是指五脏阳气郁遏，“五阳已布”是指五脏阳气的输布宣达。这段话说明了包括肺阳在内的五脏阳气之生理。《素问·经脉别论》言“合于四时五脏阴阳，揆度以为常也”，更明确地指出了五脏皆有阴有阳。

《内经》中“肺寒”亦有阳虚之意。《素问·咳论》云“其寒饮食入胃，从肺脉上至于肺，则肺寒，肺寒则外内合邪，因而客之，则为肺咳”，此处“肺寒”也有阳虚之意。《灵枢·邪气脏腑病形》云“形寒寒饮则伤肺，以其两寒相感，中外皆伤”，肺寒及形寒、寒饮均为阴邪而易伤阳气，必导致肺阳不同程度损伤，诚如《景岳全书》所云“寒气在脏者，以阳气虚也”。

《伤寒杂病论》中“肺中冷”已露肺阳虚之端倪。《伤寒论·辨发汗后病脉证并治》曰：“伤寒脉浮，自汗出，小便数，心烦、微恶寒……反与桂枝汤，欲攻其表，此误也。得之便厥，咽中干，烦躁吐逆者，作甘草干姜汤与之，以复其阳。”此系一肺阳虚证，选用桂枝汤攻其表，误也，以甘草干姜汤复阳，使肺阳得以温煦，病证方得以除。《金匮要略·肺痿肺痈咳嗽上气病脉证治》云：“肺痿吐涎沫而不咳者，其人不渴，必遗尿，小便数。所以然者，以上虚不能制下故也。此为肺中冷，必眩，多涎唾，甘草干姜汤以温之。”历代医家大都认为此指肺的阳气不足，对“肺中冷”的原因认为可由寒邪、寒饮伤阳，亦可因肺中阳虚导致。后世医家多奉甘草干姜汤为治疗肺阳虚之祖方。

2. 唐宋元时期

唐宋元时期医家逐渐认识到肺阳的存在。

唐代《大明本草》提出了“肺阳气”这一名词。唐代孙思邈在《备急千金要方》中云：“病苦少气不足以息，嗌干不津液，名曰肺虚冷也。”此处即指肺阳虚。肺脏虚冷，阳气不足，津液不化，不能上承，咽喉失润故少气不足以息，嗌干不津液。

宋代成无已《伤寒明理论》论述了肺寒咳嗽的理法方药，云：“肺之令人咳，何也？皮毛者，肺之合也，皮毛先受寒气，寒气以从其合也。……伤寒表不解，心下有水气，干呕发热而咳，小青龙汤主之。”宋代窦材《扁鹊心书》云：“又有肺寒一证，令人头微痛，多清涕，声哑，恶寒，肩背拘挛，脉微浮紧，当服华盖散，重则姜附汤，忌冷物。此证不可误认作痨证治，故表而出之。”后注释云：“肺寒之证，世医不识，不能用温散，但用桑皮、贝母、麦冬、玉竹等味壅住寒邪，做成弱证者多矣。”又云：“小儿肺寒咳嗽，用华盖散。”宋代《圣济总录·肺虚》云：“肺为华盖，覆与诸脏。若肺虚则生寒，寒则阴气盛，阴气盛则声嘶，语言用力，颤掉缓弱，少气不足，咽中干，无津液，虚寒乏气，恐怖不乐，咳嗽及喘，鼻有清涕，皮毛焦枯，诊其脉沉缓，此是肺虚之候。”宋代严用和《济生方》指出，“肺者……虚则生寒”“温肺汤治肺劳虚寒”。宋代钱乙《小儿药证直诀》认为“肺久病则虚冷”。在这些论述里可见，肺寒、肺虚亦是肺阳虚弱之意。

元代王好古亦有“补肺之阳”的论述，明确指出“人参补五脏之阳”“人参味即甘温，调中益气，即补肺之阳，泄肺之阴也”。朱丹溪《丹溪心法》云：“脾具坤静之德，而有乾健之运，故能使心肺之阳降，肾肝之阴升，而成天地交之泰。”这些论述开始逐渐提及肺阳。

可见，唐宋元时期医家逐渐认识到肺阳的存在并加以理法方药的探讨，虽未明确指明“肺阳”一词，但其针对性比汉以前更进了一步。

3. 明代

到了明代，医家对肺阳的论述逐渐增多。龚信《古今医鉴》云：“治喘之法，当究其原。肺虚肺寒，必有气乏表怯，冷痰如冰之症者。法当温补，如官桂、阿胶之类是也。”又云：“盖肺与大肠为表里，肛者，大肠之门，肺实热则闭结，肺寒虚则肛出。肾主大便，故肺肾虚者，多有此证。”王肯堂《证治准绳·杂病》论述了治疗五脏寒的方剂，其中记载“肺寒，小青龙汤。……通治大寒，四逆汤、大已寒丸、沉香桂附丸”，指明小青龙汤为治疗肺阳虚之方剂。龚廷贤《万病回春》云“肺寒咳嗽，须用麻黄、杏仁为主”，阐述了肺阳虚咳嗽的常用药物。朱棣《普济方》云“少阴病，四逆，其人或咳或悸，或小便不利，或腹中痛，或泄利下重者，四逆散主之……肺寒气逆则咳，五味子之酸，收逆气，干姜之辛，散肺寒”，论述了四逆散方证若咳者，加五味子、干姜温肺散寒止咳。龚廷贤《寿世保元》亦云“辛能温肺以退寒”。张景岳《类经附翼·求正录》指出：“或寒嗽虚喘，身凉自汗者，以金脏之阳虚，不能保肺也。”秦景明《症因脉治》则认为肺阳虚可见于肺虚水肿、肺虚腹胀等病，“肺虚身肿之治……如面色惨白，二便清利，气怯神离，肺之真阳虚也……肺虚腹胀之治，肺阳不足，脉缓濡软，四君子汤、补中益气汤”。可见，明代医家对肺阳的认识更加明确，对肺阳虚的治疗亦有更多心得，诸多医家认为干姜乃治疗肺阳虚之要药，指出小青龙汤乃治疗肺阳虚之方剂。

4. 清代

清代医家论及肺阳虚最多。张锡纯《医学衷中参西录》多次言心肺之阳："周身之热力，借心肺之阳，为之宣通，心肺之阳，尤赖胸中大气，为之保护。大气一陷，则心肺阳分素虚者，至此而益虚，欲助心肺之阳，不知升下陷之大气，虽日服热药无功也。""或问：心脏属火，西人亦谓周身热力皆发于心，其能宣通周身之热宜矣。今论周身热力不足，何以谓心肺之阳皆虚？答曰：肺与心同居膈上，左心房之血脉管，右心房之回血管，皆与肺循环相通，二脏之宣通热力，原有相助为理之妙。然必有大气以斡旋之，其功用始彰耳。"其按语云："喻嘉言《医门法律》最推重心肺之阳，谓心肺阳旺，则阴分之火自然潜伏。至陈修园推广其说，谓心肺之阳下济，大能温暖脾胃消化痰饮。皆确论也。"其又在治痰饮方理饮汤中云："治因心肺阳虚，致脾湿不升，胃郁不降，饮食不能运化精微，亦为饮邪。……清升浊降，痰饮何由而生？惟心肺阳虚，不能如离照当空，脾胃即不能借其宣通之力，以运化传送，于是饮食停滞胃口，若大雨之后，阴雾连旬，遍地污淖，不能干渗，则痰饮生矣。"此条明确指出了肺阳主司水液运化之功能。

高学山《高注金匮要略》认为"肺中阴阳自和，则下降清华以应甘露""肺中之阳金属庚……主提掣运行之用"。魏之琇《续名医类案》说："肺易受寒邪，既病于主气之肺阳，阳气益不得施化，而水中之阳化更微，致湿淫滋患。"王旭高、高学山认为"夫五饮之生，总由肺脾阳虚""夫饮之由来，大概起于肾及脾肺之脏阳衰冷"。石寿棠《医原》云："惟肺阳下归于肾，得肾之含纳，而阳气乃收藏不越，人之阳降，肺之阳气下降于肾，如天之阳气潜藏于地，是即火出地下也"。石寿棠认为："医学云喘，在肾为虚，在肺为实，夫所谓实也，非真实也，乃肺之阳虚不化，致水上溢高源耳。"以上论述均阐述了肺阳气参与水液运化等生理功能。

清代众多医家论述了肺阳虚的治疗方药。唐容川《本草问答》云："外如泽泻、苡仁生于水而利水，二物同而不同，苡仁生于茎上，则化气下行，引肺阳以达于下。泽泻生于根下，则化气上行，引肾阴以达于上。""肺主行水，寒伤肺阳，水不得行，则停胃而为饮，上逆气咳，仲景用细辛以行水，用干姜以散寒，用麻桂以驱寒外出，小青龙汤是也。但温肺而不兼胃治者，则用甘草干姜汤，其姜炮过，则轻而上浮，故但温肺。后人用白芥逐水，陈皮降气，冬花温肺，苏子降气，皆是仿仲景小青龙汤以辛温去肺寒也。”唐容川《中西汇通医经精义》亦云：“小青龙汤治肺寒。”周岩《本草思辨录》云：“肺寒非干姜不温也。”陈修园《时方妙用》论述痨症治法时云：“宣肺阳，则天气清明，地气不能蒸湿而为云，而龙雷之火不作，为退热一大法，计八方：保元汤，补中益气汤，当归补血汤，四君子汤，六君子汤，五味异功散，香砂六君子汤，归脾汤。”唐容川《血证论》云“故又有温补肺阳之法，用保元汤，甘温除大热，使肺阳布濩，阴翳自消”“一切寒怯虚悸之症自除，此为温补肺阳法，与上滋肺阴法，为一寒一热之对子”“若肺阳虚，不能治下，则必有遗溺足冷、水饮喘嗽之证，甘草干姜汤治之”，提出了治疗肺阳虚的具体治法和方药。

许多医家视小青龙汤为治疗肺阳虚之方剂。石寿棠《医原》云：“尝见外感阻遏宗气，肺阳郁于上，不得化阴于下，亦为唇燥口渴。”又云：“肺阳伤则水冷，金寒气不化水，有霾雾蔽空之象……治法以辛淡为主，表轻者六安煎，表重者小青龙汤，有汗小青龙去麻黄，或如苓桂术甘、苓桂术姜、外台茯苓饮之类。其阳虚湿重，及喘满多冷汗者，又非参附汤、真武汤回阳胜湿不克，即前所谓离照当空，阴霾乃退之义。”其在论张仲景《伤寒论》小青龙汤时云：“麻、桂开表，芍、草护营，尤妙在细辛之辛润行水，半夏之辛滑降逆，干姜、五味子并用，温肺阳而固肺阴，无微不到，真神剂也。方下对证加减，亦毫厘不爽。”俞根初《重订通俗伤寒论》论小青龙汤云：“妙在干姜与五味拌捣为臣，一温肺阳而化饮，一收肺气以定喘。”杨云峰《临症验舌法》云：“凡舌见白色而滑润，属肺阳虚气弱者，补中益气合参附汤主之。”钱潢《伤寒溯源集》云：“小青龙乃辛温发散，敛逆之药。故用桂枝全汤，去姜枣而兼麻黄之半，又加干姜细辛者，一以助麻黄桂枝之辛温发散，李时珍谓使寒邪水气，从毛孔中散，一取其暖中去寒，温肺泄肺之功也。”

《伤寒溯源集》云：“张元素云细辛味辛而热，温少阴之经，能散水气，去内寒。李时珍谓辛能泄肺，故风寒咳嗽，上气者宜之，五味芍药，所以收肺气之逆也。李东垣曰酸以收逆气，肺寒气逆，宜与干姜同用，有痰者以半夏为佐，皆本诸此也。愚窃谓肺寒而气逆者，可以酸收，若肺热而气满者，未可概用也。观仲景制方，以大青龙之兴云致雨。”尤怡《伤寒贯珠集》云：“咳者，肺寒而气逆也。经曰：肺苦气上逆，急食酸以收之。又曰：形寒饮冷则伤肺，故加五味之酸，以收逆气，干姜之温，以却肺寒。”唐容川《血证论》云：“肺寒而制节不行者，则宜姜、半以温肺。”吴鞠通《温病条辨》云：“饮家反渴，必重用辛……《内经》所谓辛能润是也。以干姜峻散肺中寒水之气，而补肺金之体，使肺气得宣，而渴止咳定矣。”可见，诸多医家对肺阳虚的用药已有比较明确的认识，重视干姜温补肺阳的作用。

一些医家对于肺阳虚的治疗也提出了自己的认识。王子接《绛雪园古方选注》论述射干麻黄汤时云：“喉中水鸡声者，痰气出入而嗘咯也，由肺中冷，阳气不能宣其液，郁于肺而生声。其治不可同于肺冷而吐涎者，乃复用《本经》主治咳逆上气之品，大泄阴液，宣通肺气。射干、紫菀，以苦泄之也，麻黄、细辛、款冬、半夏、生姜，以温泻之也，五味子酸以收其正气，大枣甘以缓其下行，则射干、细辛、五味子之性，从麻黄外达肺经，内通肺脏，泄肺之所苦，遂肺之所欲，补肺之正，温肺之阳，俾气道平而肺得阳和之致，自无嗘咯之声矣。”程杏轩《医述》云：“盖肺虚不能外卫皮毛，以致伤风咳嗽，宜用温肺汤，固肺气为主。”程钟龄《医学心悟》云：“少阳症兼咳嗽者，以其肺有寒也，仲景用小柴胡去参、枣加干姜者，所以温肺散寒也。”林珮琴《类证治裁》云“肺寒嗽必痰稀面白，畏风多涕，当温肺固卫。款冬、紫菀之属，加入玉屏风散”，指出玉屏风散亦为治疗肺阳虚之方剂。

许多医家从脏腑的关系来认识肺阳。汪汝麟《证因方论集要》指出：“肺阳气旺则清肃下行归于肾阴，是气有所收摄，不复散而上逆。”王邦傅《脉诀乳海》云：“凡亡汗，肺中寒，饮冷水，咳嗽下利，胃中虚冷，此等其脉并紧。”赵术堂《医学指归》云：“金固畏火，而性本寒冷，过用清润，肺气反伤，故曰形寒饮冷则伤肺。……土为金母，金恶燥而土恶湿，清肺太过，脾气先伤，则土不能生金，故温肺必先温脾胃，亦补母之义也。”唐容川《中西汇通医经精义》云：“天之五行，火西流而后能秋；地之五行，火克金而后成器；人之五行，心火温肺，而后胸中阳和，无寒饮咳痹之证。故心火者，乃肺之主也，心火太甚，则肺燥，心火不足，则肺寒。”罗国纲《罗氏会约医镜》已认识到脾肺阳虚的临床表现，并以金匮肾气丸治之，“金匮肾气丸治脾肺阳虚，右尺脉弱，不能行水，小便短涩，以致水停心下而喘”。唐容川《医学见能》论述了肺肾阳虚的临床表现及治疗，“久咳上气，痰涎多而声易者，肺肾之阳虚也，宜加味真武汤”。《血证论》中说：“咳喘之病，多属肺肾之阳俱虚，元气不支，喘息困惫。”《清代名医医案精华》分别记载了马墙之、张千里治疗心肺阳虚及肺胃阳虚的病案，如“先天不足，心肺之阳亦虚，小溲勤短，每于诵读之时则小水如固，游息静坐则否，此乃劳则气提于上，静则气陷于下，当补肺养阴”“肺胃阳虚，饮聚为咳，八九年来，举发无时，去春至今，竟无虚日，痰稠不爽，时或呕酸，口燥稍渴，动辄喘急头晕，耳鸣心悸，便急，脉右虚弦，左沉涩”。

上述可见，清代医家对肺阳的认识已经比较透彻，许多医家不但使用“肺阳”这一概念，而且阐述了其生理功能、病理变化、临床表现等，更各抒己见提出了温补肺阳的治法及方药，同时也从脏腑间关系角度论述了肺阳及脏腑兼证的临床表现及治疗方药。

5. 近现代

近现代，“肺阳”这一概念引起了众多医家的重视。现代名医蒲辅周明确指出，“五脏皆有阳虚、阴虚之别，肺阳虚则易感冒，因卫气虚，抵抗力弱”。《中医基础理论》说：“肺阳的升散作用，概括于肺气的宣发功能，肺的阳气不足，即指肺气虚。”《中医治法探讨》一书指出肺阳虚的症状是肢冷、畏寒、自汗、面白、气短、倦息、舌淡白无华、舌体胖、脉沉迟微弱。《中医脏腑系统内科学》指出，肺阳虚，从肺气亏虚发展到阳虚生内寒的程度。虽然医家对肺阳的认识不统一，但都认识到肺阳的存在，并展开探讨，从而推动了这一理论的发展。

从文献整理中可见，历代医家虽然留下了诸多关于肺阳的论述，但极少有明确提及肺阳者，现代学者对此进行了大量研究，得出了历代少提肺阳的原因，总结如下。肺阳病变不如肺气虚、肺阴虚见证多，因此历代医家多不提肺阳。后世医家碍于经典医著未明确提出肺阳，只好含糊其词。古代缺乏产生肺阳虚证的足够的老年人群基础，这是肺阳（肺阳虚证）在历代典籍中较少被论及的原因所在。明清时期温热病流行，病家多为肺阴不足，医家多用滋阴润燥之品，形成了“肺喜润恶燥”的理论，因而提及肺阳者少见。

脾、肺之间关系密切，肺、脾同属太阴，肺为人体后天之“天”，脾为人体后天之“地”，脾土生肺金，以“脾阳”即可概言“肺阳”，因此历代不提肺阳，且温肺阳药物归经不具有相对的独立性，温肺阳药物除归肺经外，必归脾经。也有医家对此解释提出了质疑，认为《内经》《伤寒论》非独不提“肺阳”二字，同样未提“心阳”“脾阳”“肾阳”，如果脾土生肺金则肺不言阳，那么心火生脾土则脾阳也就不必提了，因此关系再密切，也各是各脏，不能越俎代庖。

肺叶娇嫩，性喜凉润而恶燥热，其气主收敛肃降，不提肺阳虚者，唯恐用药过于温燥，以致肺叶被灼，清肃不行，肺气不宁，气逆作咳，甚则肺络伤损而咯血。

肺处阳位，肺为阳中之少阴，肺为气之本，上述三者均说明古人认为肺的属性是偏阳的，因为阳偏多，所以从理论上讲其阴易亏，阳不易耗，因此论其阴虚者众，而言其阳虚者寡。

有人认为，古代大部分医家对于阴阳理论很难驾轻就熟，因此不喜用抽象的哲学名词来做病机分析，而是习惯运用医学固有的表达方式，如用“虚寒”描述后来盛行的“阳虚”证候等。以“虚寒”命名相对质朴实在，易于把握，以“阴阳”命名则难免给人以高深难测、琢磨不透之感。因此，历代多不提肺阳。

柯新桥认为，之所以很少有“肺阳”之说，除了传统习惯的影响外，更由于肺主一身之气，以气为本，且气属阳，“阳化气”，二者可分不可离，因而即使应当提到肺阳之处，也大多是以肺气取而代之。

历来医家将肺阳虚的各种症状与肾阳虚或卫阳虚的症状相混淆，因而不提肺阳。然而肺阳与肾阳或卫阳，无论是生理功能还是病理表现，均是有一定区别的，不能互相替代。

虽然少提肺阳的原因多种多样，但难以经受仔细推敲，而且从临床来看，肺阳的存在是客观的、不容置疑的。

总之，从古代及近现代文献的梳理可以得知，肺阳是客观存在的，并且发挥着极其重要的生理功能，肺阳为病也是临床常见的病证，只是对其的认识还不够深刻。因此，非常有必要明确肺阳概念及其生理、病理、为病、诊断、治疗等，弥补现代研究中存在的不足，为基础及临床研究提供理论支持。

（二）从肺气、肺阳、肺阴的关系看肺阳

1. 肺气与肺阳气、肺阴气

要谈肺气与肺阳的关系，则首先要明确气与阴阳的关系。在中国古代哲学范畴中，气是存在于宇宙中的运行不息且无形可见的极细微物质，是构成宇宙万物的本原或本体，气自身的运动变化推动着宇宙万物的发生、发展与变化。阴阳学说认为，任何事物都存在阴阳双方的对立统一，二者既相互对立，又相互依存，任何一方都不可能脱离对方而单独存在，这是世界万物的基本规律，人体也是如此。在这一哲学理论的指导下，孙广仁提出了“气分阴阳”理论，并写入七版《中医基础理论》教材。这一理论认为，精所化生并与吸进的自然界清气相结合而形成的一身之气，《内经》称之为“人气”，根据其运动趋势和所起的作用，分为阴气与阳气。阴气是其中具有寒凉、抑制特性的部分，主凉润、宁静、抑制、肃降；阳气是其中具有温热、兴奋特性的部分，主温煦、推动、兴奋、升发。气中的阴阳两部分对立互根，协调共济，则冲和畅达，推动和调控机体的生命进程，阴阳二气的运动有序和谐，平衡稳定，人体则健康无病。一身之气分布于脏腑者，称为脏腑之气，是构成各脏腑的基本物质，又是推动和调控各脏腑进行生理活动的基本物质。脏腑之气也分为阴气与阳气两部分。脏腑之阴气，是指脏腑之气中具有凉润、宁静、沉降、抑制作用的部分；脏腑之阳气，是指脏腑之气中具有温煦、推动、升发、兴奋作用的部分。在正常情况下，脏腑之阴气与阳气维持着协调平衡关系，因而脏腑之气冲和畅达，运行有序，各自发挥其应有的功能。

根据“气分阴阳”理论，一身之气分布于肺脏的为肺气，而肺气可分为肺阴气与肺阳气。肺阳气主温煦宣发，肺阴气主凉润沉降，二者共同完成肺气之推动、调控、温煦、凉润、防御、固摄等作用。肺阴气与肺阳气协调，则宣发与肃降相反而相成，呼吸均匀，水精四布。

肺气分为肺阳气与肺阴气，因此肺气虚可分为肺阴气虚与肺阳气虚，二者为肺气虚进一步发展的不同结果。肺气虚日久，阴阳偏颇，发展为阴偏盛或阳偏盛的病理状态，引导这种结果出现的就是体质因素。阳虚体质之人发展为肺阳气虚，阴虚体质之人发展为肺阴气虚。

2. 肺阳与肺阴，肺阳虚与肺阴虚

肺阳气即为肺阳，肺阳虚即肺阳气虚，是指肺阳气不足而导致肺的卫外、主气功能减退从而表现为功能衰退及一系列温煦失职，它既有咳喘无力、气短喘促、乏力、神疲、息微、自汗易感之气虚症状，又有口不渴、四肢不温、畏寒、面色㿠白、痰白量多或质稀如泡沫状等阳虚不温的表现。唇舌淡暗，甚或发绀，舌多淡胖，苔白滑润，脉沉细无力。

肺阴气虚，是肺气虚日久发展而成的一种结果，是隶属于肺气虚范畴的一个概念。肺阴气虚主要表现为阴不制阳，阳气偏亢、虚热内炽而出现五心烦热、午后潮热、盗汗、两颧发红等症状。

苏新民认为，肺阴即肺的阴气。而在临床上，肺阴虚（也即传统的肺阴虚）是指阴液不足而不能润肺，津亏肺燥，失于滋润清肃，并虚热内扰的病理变化。

主要表现为干咳、痰少，咽干、口燥，手足心热，盗汗，便秘，苔少质红少津，脉细而数，或咳血等。这些症状不能单用肺阴气不足来解释，其中还包括了肺津液亏虚的表现。肺津液亏虚可见干咳痰少而黏、咽干、口燥、便秘；肺阴气不足，不能制约肺阳气，阳气相对亢盛而出现手足心热、盗汗、舌红少苔等症状。临床上，当患者出现干咳无痰或痰少而黏不易咯出，或痰中带血，声音嘶哑，口燥咽干，潮热盗汗等虚热内扰症不明显时，通常称之为阴虚肺燥证，当润肺、化痰、止咳。而出现明显阴不制阳、虚热内扰症状时，当配伍益气、滋阴之品。

可见，传统的肺阴虚包含了肺津液亏虚和肺阴气虚的病理状态。因此，肺阴不能单纯定义为肺的阴气，肺阴虚也不能单纯定义为肺的阴气不足。总之，肺气分肺阴气与肺阳气，肺阴气与肺阳气是“相对等”的一组概念；肺阳即肺阳气，是肺气中具有温煦、宣发、推动、兴奋等作用的部分。而肺阴与肺阴气是有区别的、不能完全等同的。只有搞清楚肺气、肺阳、肺阴的关系，才能更好地指导诊断，指导临床治疗。

阴阳学说是研究阴阳的内涵及其运动变化规律，并用以阐释宇宙间万事万物的发生、发展、变化的一种古代哲学理论。阴阳学说认为，世界是物质性的整体，世界本身是阴阳二气对立统一的结果。阴阳二气的相互作用，促成了事物的发生，并推动着事物的发展和变化。

从这一理论基础来看，肺脏作为人体脏器之一，也存在着对立统一的两个方面，仅有肺阴，而无肺阳，便不符合阴阳对立统一规律。肺脏仅言肺气、肺津、肺阴，而不言肺阳，有失脏腑气阴阳理论体系的完整性。因此，从阴阳学说的角度来看，肺阳是客观存在的。

（三）肺阳的来源

肺阳的生成与父母先天之精气，肺吸入自然界之清气，肺阴所化之气，心阳、脾阳、肾阳的资助等方面有关。它根于肾阳，又靠脾阳不断培育。

1. 肺阳与肾阳

肾为先天之本，肾阳系人体阳气之根，“五脏之阳气非此不能发”。机体任何脏腑组织之阳均赖肾阳的激发、补充和推动方能发挥其正常的温煦作用。肾之阴阳促进肺之阴阳的生成。肺阳根于肾阳，肺阳靠肾阳不断补充、激发，其功能才可正常发挥，蒸腾气化以行上焦之水。肺阳与肾阳，均起着温煦机体的作用，不同的是前者的作用范围较为局限，而后者的功能范围广泛且更为重要。

正因为肾阳、肺阳二者生理关系密切，因而在病理情况下必然会相互影响。如久病咳喘，肺阳受损而累及肾阳，或肾阳虚无以温补肺阳，往往导致肺阳虚与肾阳虚同时存在，表现为形寒肢冷、咳逆倚息、动则尤甚、声低气怯、痰清量多、周身浮肿，甚则张口抬肩不能平卧、冷汗淋漓、脉大无根等。所以温补肺阳时需多配伍附子、肉桂、巴戟天、淫羊藿等温肾纳气之品。

古代医家曾论述二者关系。清代陈念祖《时方歌括》云：“夫呼出为阳，吸入为阴，肺阳气旺，则清肃下行，归于肾阴。是气有所收摄，不复散而上逆。”清代杨时泰《本草述钩元》云：“阳中之阴伤，如唾血热渴，及劳热喘满，此地气不升，而肾阴不至于肺也。阴中之阳伤，如肺中水气，水肿腹胀，此天气不降，而肺阳不归于肾也。”

2. 肺阳与脾阳

脾胃为后天之本，脾为生气之源。脾气健运则水谷精微化生充足，土生金，肺阳才能得到不断充养，肺才能依靠肺阳得以发挥主气、司呼吸的作用。另外，肺阳虚日久也子病及母，影响及脾，导致脾阳虚。肺吸入自然界的清气，并使之与脾胃运化的水谷精气相结合而成宗气，肺阳之足亏是能否合成宗气及其盛衰与否的重要条件。脾阳虚不能运化亦可见水液停留，变生痰饮，肺阳虚亦可致气不化津，水津不归正化则可停聚为痰饮。临床上可见咳嗽、喘息、痰多色白、舌淡、苔白滑、脉滑等症。

徐彦纯在《玉机微义》中这样论述二者之间的关系：“若脾气虚冷，即不能相生。而肺家生气不足，则风邪易感，故患肺寒者，皆脾虚得之。”

3. 肺阳与肝阳

肺主宣发，肝主疏泄。王孟英在《归砚录》中云：“缘人身气贵流行，百病皆由愆滞。”“万物之所为生者，必由气，气者金也……乃知金者，受气居先也，所以金为气母……五行以气为主，是以五行之序以金为首也。”肺为诸气之枢，肺阳充足则肝气疏泄畅达。若肺阳虚则不能宣发阳气于肝，可见面容清瘦、脸色黧黑、口干苦、胸胁满胀、腹胀如鼓、四肢肿胀、冷过肘膝的肝阳虚证。

4. 肺阳与心阳

心、肺同居上焦，心阳与肺阳共为上焦之阳，同主上焦阳气，犹如“离照当空”，历代医家也常常把心阳与肺阳并提。生理情况下，二者“原有相助为理之妙”，病理情况下可以互相累及。心阳虚可累及肺阳，肺阳虚亦可累及心阳，心主血，肺主气，若肺阳虚衰，阳气不足以温运心血，心阳失养，则可致心阳虚。反之，心阳不足，心血亏虚，肺脏阳气失于濡养，亦可致肺阳虚。

（四）肺阳与卫阳

卫阳，亦称卫气，为气的一种，属于机体阳气的一部分，由水谷精微化生，流动迅速，不受脉管的约束，运行于脉外。《素问·痹论》云“卫者，水谷之悍气也”，卫气运行于皮肤、肌肉之间，能温养皮肤、肌肉；卫气熏于肓膜，散于胸膜，五脏六腑得到温养。卫气能温养内外一切脏器组织，而且具有滋养腠理、开阖汗孔、护卫肌表、防御各种外邪入侵的作用。《卫生宝鉴》谓：“盖阳气为卫，卫气者，所以温分肉，充皮毛，肥腠理，司开阖，此皆卫外而为固也。”卫气能护卫肌表，是机体抗御外邪的屏障；能调节汗孔之开阖，保证体温的相对恒定，保证机体内外环境的阴阳平衡；能温养机体，润泽皮毛。相对卫阳为机体阳气的一部分而言，肺阳为肺本脏之阳气，有温煦、宣发、推动等作用，其温煦、蒸腾气化是肺中之津敷布、排泄的动力。其所发挥的抗御作用主要是针对外来寒邪而言的。肺阳、卫阳二者关系密切。卫气依赖肺阳的宣发，由肺阳宣发到达肌表。肺阳充足则宣发卫阳有度，肺阳不足则宣发卫阳不足，肌表抗御外邪能力降低。而卫阳虚可致外邪侵犯肌表，影响肺的宣发、肃降，伤及肺阳。故肺阳、卫阳既有区别，又有联系。二者共同固密腠理，防御外邪入侵。

卫阳虚常导致腠理不固，机体抗病能力减弱，皮毛失煦而见自汗出、易感冒、皮毛枯槁，治疗常用黄芪、党参、白术等健脾之药，使脾气充足，卫阳生化有源，诸症好转。肺阳虚则会出现肺宣降失常，见久病咳喘、痰清量多、肢冷、少气等症状。由于卫气依赖肺阳的宣发，肺阳虚不能使卫阳正常宣发至肌表以起抗御外邪的作用，加之肺阳久虚可影响于脾而使卫阳生化不足，所以肺阳虚时，卫阳也常因之而乏，以致每常兼有易感冒、自汗出等症。治疗上除温肺外，益气之黄芪、党参、白术也是常用之品。

（五）肺阳的生理功能

肺阳是肺气中具有温煦、宣发、推动、兴奋等作用的部分。肺阳的生理功能可归纳为以下几点。

1. 温煦人体

《素问·生气通天论》云“阳气者，若天与日”，阳气应具有温煦之功能。《素问·疟论》云“阳虚则寒”，从病理角度也反证了阳之温煦功能。五脏之阳的温煦作用主要体现在两个方面，一是对内温煦本脏及邻近组织器官，二是对外温煦本脏所属组织器官。如脾阳，在内温暖脾胃，在外温煦肌肉；肾阳在内温暖肾肝，在外温及骨髓。同理可知，肺阳的温煦作用，在内主要在于肺心胸膈，在外则可达于鼻窍皮毛，因此，肺阳能调节由鼻吸入四时之清气的寒温以适应人体功能的需要。

心、肺同属上焦，血液的运行除依赖心气、心阳的作用外，亦依靠肺阳的温煦、推动作用。《素问·经脉别论》有“肺朝百脉”之说，若肺阳虚弱，则运血无力，寒凝血脉，循环瘀阻，从而出现畏寒肢冷、胸闷心悸、气短、唇青舌紫等症。

2. 防御外邪

人身之气按部位划分为营气、卫气、宗气，其中卫气具有护卫人体、避免外邪入侵的作用。卫气由水谷精微所化，依赖肺阳的宣发作用输布全身，起到护卫人体的作用。另外，皮毛位于体表，是人体抗御外邪的屏障。皮毛的润泽、汗孔的开阖、体温的调节，全赖肺阳所输布的卫气与津液温养。肺阳虚弱，化气乏权，不能宣发卫气、津液于皮毛，可使皮毛憔悴枯槁、卫外功能减弱、肌表不固，可见易感冒、畏寒、自汗等症。

肺开窍于鼻，自然之气的一切外邪及致病因素往往经鼻由肺侵袭人体。肺阳功能正常，则呼吸有度，声音洪亮，气机调畅，外邪不易侵袭致病。若肺阳虚弱，可见气短乏力、声音低怯，动则喘息，咳嗽无力，则外邪易乘虚而入。

3. 司肺气之宣发

肺主呼吸，通过肺气之宣发与肃降，体内之浊气由肺呼出，自然之清气由肺吸入，完成人体的气体交换。肺阳是肺气中具有宣发作用的部分，肺阳充足则肺宣发功能正常，人体能正常呼出体内浊气。

4. 推动和调节全身水液的输布和排泄

《素问·经脉别论》说：“饮入于胃，游溢精气，上输于脾，脾气散精，上归于肺，通调水道，下输膀胱。水精四布，五经并行。”人体津液的吸收、输布和排泄主要依靠肺、脾、肾的功能活动来完成。其中，肺主通调水道，是指肺有运行调节水液、滋润濡养全身的作用。此种功能和肺阳是分不开的。

一方面，肺阳的宣发作用使水津四布，将脾所转输来的津液和水谷之精的较轻清部分，向上、向外布散，上至头面诸窍，外达于全身皮毛肌腠，宣发卫气于皮毛肌腠，以温分肉，充皮肤，肥腠理，司开阖；将代谢后的津液化为汗液，并控制和调节其排泄。另一方面，肺阳的温化使水液运行，水为阴，得阳则化，肺阳足则水液得以运化。

5. 遣魄之随神往来

《灵枢·本神》云“生之来，谓之精……并精出入者，谓之魄”，《素问·宣明五气》云“肺藏魄”。魄为精神情志之一，为肺所藏，在生理状态下，依赖肺阳之遣发，随神出入，以行“治节”“相傅”之用。

6. 化生阴血

李浩然对肺阳生理功能的论述颇有新意，他引《医家秘奥》所云“宗气即膻中之阳，此阳属肺……此气降下，即为阴血，所谓金能生水是也”，认为肺阳所衍生的宗气下降于肾，便能化为阴血。

（六）肺阳的病机转换

肺阳病证有虚有实，实则为肺阳实，虚则为肺阳虚。

1. 肺阳实

肺阳实，即为肺阳郁闭。外邪客表或经口鼻入侵犯肺，均可使肺阳郁闭，宣发失职，甚则阳郁不能化水为气，而致水湿泛滥，痰饮内停。肺阳郁闭又可分为两种类型。

（1）外邪束表，肺卫失宣　症见喉痒，咳嗽或喘，鼻塞喷嚏，无汗或少汗，恶寒发热，舌淡红苔薄，脉多浮或稍数。此因外邪客肺，肺阳郁闭，卫阳不达而致。治用轻宣辛散之品，如麻黄、紫苏叶、白芷、生姜、薄荷、桑叶、蝉蜕、桔梗等，以通宣肺之郁阳，疏解外表之邪。方如麻黄汤、杏苏散、桑菊饮等。待邪从外解，肺阳得宣，则诸症自愈。

（2）肺阳郁闭，风水泛滥　症见浮肿，多从颜面开始，晨起为甚，状如卧蚕。伴恶风、发热、咳嗽、小便不利等，舌淡苔薄白滑，脉浮。其因风邪侵袭，肺阳郁闭，宣化通调失职，水津不化，风水泛滥而致。治当通阳宣肺，发汗行水。方如越婢加术汤。若证兼湿热之象者，用麻黄连翘赤小豆汤，以分消表里之邪。

虽临床不以肺阳实具名，但肺阳郁闭常见，因此在这里不再做重点讨论。

2. 肺阳虚

肺阳虚是指由肺阳不足导致的以温煦不足及功能衰退为主要表现的病证。肺阳虚是肺阳病证的主要方面，历代以来虽然有诸多关于肺阳虚病证的论述，但极少有医家明确指出其为肺阳虚证，亦有医家认为，肺的阳气不足，即指肺气虚。

但随着时代的进步和研究的深入，关于肺阳虚的认识也日趋全面。多数医家认同肺阳虚不等同于肺气虚的观点，并且提出了肺阳虚是肺气虚进一步发展的结果，这为肺阳虚证理论的创立奠定了必要的基础。

二、肺阳虚证

（一）肺阳虚证的病因病机

1. 肺阳虚证的病因

（1）气损及阳　凡是引起肺之阳气不足的因素均可导致肺阳虚，总结起来有以下几点：过劳伤气，久损及阳；素体虚弱、病后体虚，或久病咳喘耗伤肺气，气耗日久，则为肺气虚，气虚日久，气损及阳。临床常见过劳之人早年发病以肺气亏虚、大气下陷为主，发病日久则在肺气不足的基础上出现一派肺阳亏虚的征象。

（2）寒邪侵袭，损伤肺阳　《灵枢·邪气脏腑病形》云“形寒饮冷则伤肺”，《素问·宣明五气论》云“重寒伤肺”。肺气通于天，乍寒骤冷，或冬季苦寒，寒邪可以直接侵袭肺系，其为阴邪，易伤阳气，初则阻遏，久则耗伤。寒邪外犯，首先及肺，寒邪侵袭，伤及肺阳。轻则肺阳被遏，肺气壅塞不得宣通，重则阳气受损，津液不得布散，聚液生痰。如魏之琇《续名医类案》云：“肺易受寒邪，既病于主气之肺阳，阳气益不得施化，而水中之阳化更微，致湿淫滋患。”

（3）痰饮伏肺，损伤肺阳　“肺为贮痰之器”，因外感或内伤，痰饮重积于肺。饮为阴邪，易伤阳气，耗伤肺阳，肺阳虚则温化水液乏权，脾虚不运，饮邪留伏，更伤肺阳。

（4）他脏久病，累及肺阳　肺与心、脾、肾关系密切，常互相影响。心、肺同居上焦，肺阳亦赖于心阳之濡养，心阳不足，温煦无能，终必致肺阳衰微而寒。《素问·气厥论》云：“心移寒于肺，肺消，肺消者，饮一溲二。”《类经·疾病》释曰：“心与肺，二阳脏也，心移寒于肺者，君火之衰耳，心火不足则不能温养肺金，肺气不温则不能化行津液，故饮一而溲则倍之。”肺阳根于肾阳，又靠脾阳不断培育，脾肾阳虚更可导致肺阳虚衰。

（5）误汗伤阳　阳虚之体复感寒邪，本当助阳解表，辨证不准，误投麻、桂，汗出伤阳，气随汗泄，阳随汗亡。故张仲景一再告诫：“少阴病，脉微，不可发汗，亡阳故也。”

另外，还有医家认为，目前全球的大气环境改变也可对肺阳产生影响。

在以上因素中，气损及阳、痰饮伏肺、他脏影响是主要因素，寒邪侵袭则是使病情反复发作、加重的诱因。

2. 肺阳虚证的病机

肺阳虚证病机主要有以下几个方面。

（1）温煦不足，肺系虚冷　肺阳在内温煦本脏，在外温暖皮毛鼻窍。肺阳亏虚，在内则肺叶失温，缩而不盈，气道收约，气行受阻，故发为咳嗽、哮喘等；在外则肌表失于温煦，皮毛失温，鼻窍虚冷，表现为背畏寒、感觉迟钝、鼻流清涕等。

（2）肺阳虚弱，卫外不足　肺阳虚而无力鼓动宣发，导致卫阳不足，肌表失去护卫，而见易感冒、畏寒、自汗等症。

（3）肺阳不足，呼吸失司　肺阳虚衰，主气功能失司，可见气短乏力、声低气怯、动则喘息、咳嗽无力等症。

（4）津液不化，聚而为水　若素体肺阳亏虚或阴寒耗伤肺阳，则温化、输布水液乏权，水湿停聚而成痰饮，壅积于肺。另外，痰饮也可损伤肺阳。《叶天士医案精华·痰饮》云“凡饮邪皆阴浊凝聚”，饮为阴邪，易伤阳气。壅积于肺之痰饮耗伤肺阳，更加重了输布的失常，造成恶性循环。肺阳虚弱，水道失调，还可出现遗尿或伴见咳即遗尿等病症。

（5）肺阳虚日久，他脏互相影响，往往形成兼证　心肺阳虚者，往往为肺影响于心，或心影响于肺而发病。心主血，肺主气，若肺阳虚衰，阳气不足以温运心血，心阳失养，则可致心阳虚。反之，心阳不足，心血亏虚，肺脏阳气失于濡养，亦可致肺阳虚。

肺脾阳虚者，二者可互相影响致病。脾气虚或脾胃阳气不足则土不生金，可致肺气虚，久则肺阳必然受损；脾为后天之本，脾阳虚衰，生化不足，则肺阳失养；脾虚运化不健，寒痰内生，久贮于肺，耗伤阳气。以上均可导致肺阳虚。反之，肺阳不足，宣降失常，痰饮内停，困脾伤阳，亦可致脾阳虚。

肺肾阳虚者，发病亦然。盖肺属金、肾属水，金水相生，如果肺阳虚衰，母病及子，可致肾阳不足。肾阳则为一身阳气之本，“五脏之阳气，非此不能发”，肾阳虚衰无以温养肺阳，即子病及母，也可致肺阳虚。

（二）肺阳虚证的临床表现

肺阳虚证的临床表现概括起来可分为以下几类症状。

1. 肺系症状

咳嗽，咳痰，喘息，胸闷等。

2. 气虚症状

自汗，易感，气短喘促，乏力，神疲息微等。

3. 阳虚不温症状

口不渴，四肢不温，畏寒，面色苍白，咳嗽痰白量多或质稀如泡沫状等。

4. 舌脉

唇舌淡胖嫩，苔白滑润，脉紧或沉细无力。

5. 脏腑兼证

肺阳虚累及他脏或他脏阳虚累及肺脏者，尤以心肺阳虚多见，其次还可见到肺脾阳虚、肺肾阳虚等证。心肺阳虚除有肺阳虚见症外，尚有心悸怔忡，尿少，肢肿，口唇、指（趾）端发绀，脉结代无力，脉象出现沉细而数或微弱而数等症。肺脾阳虚除有肺阳虚见症外，还有纳食不振，脘腹胀满，咳痰量多呈泡沫，或泛吐清涎，大便溏，面色萎黄，形瘦气弱等脾阳虚征象。肺肾阳虚除表现肺阳虚见症外，尚有畏寒肢冷明显，呼长吸短，甚则张口抬肩，腰膝酸冷，遗尿或小便清长，或五更泄泻，或男子阳痿，或女子闭经等症。

（三）肺阳虚证的诊断

潘朝曦认为，凡属肺之所在部位胸背和本脏出现失煦不温，涕清痰稀，咳喘，极易感受外邪，有神萎、筋弱无力等症状而无或少外邪见症者，均可认定为肺阳虚。

1986 年，在郑州召开的全国中西医结合虚证与老年病防治学术会议上，拟定了《中医虚证辨证参考标准》，认为证以气血阴阳与五脏相结合而成，如心气虚为心虚加气虚。按此类推，肺阳虚为肺虚加阳虚。而肺虚及阳虚证的辨证参考标准如下。

肺虚：①久咳，痰白；②气短喘促；③易患感冒。具备其中 2 项。

阳虚：主证包括 3 个方面：①全身或局部畏寒或肢冷；②面目虚浮；③舌淡胖苔润。次证也包括 3 个方面：①夜尿频多；②便溏，尿清长；③脉沉微迟。具备主证 3 项（其中①项为必备），次证 1 项。

据此，王鹏等结合临床研究，拟定了如下肺阳虚证的诊断标准。

主证：①久咳，声低气怯，痰涎清稀，日痰量在 100 mL 以上，或夜间及清晨咯痰 50 mL 以上；②喘息，气短；③背畏寒；④舌质淡，舌体胖边有齿痕，或舌质暗淡，苔薄白或白润；⑤脉虚弱无力，或沉迟无力，或迟缓。

次证：①反复感冒，怯寒自汗；②面色㿠白或颜面虚浮；③胸部憋闷。

诊断条件：主证中①③项为必备，加上主证 1 项或次证 2 项即可诊断为肺阳虚证。

笔者团队认为，王鹏的诊断标准太过苛刻，以此为据在临床实践中会漏掉部分病例。肺阳虚证的临床表现概括起来为肺气虚证与寒象或阳虚证共见，因此认为肺阳虚证的诊断标准如下。①肺系病的常见症状如咳嗽，咳痰，喘息，胸闷等。②肺气虚症状如咳喘无力，气短，痰涎清稀，声低，神疲体倦，自汗易感等。③寒象或阳虚表现如畏寒肢冷，颜面虚浮或苍白，唇色淡或暗，舌淡胖或暗淡，苔薄白或白润，脉虚弱无力或沉迟无力。以上 3 条中的①③为必备条件，具备这两条症状即可诊断为肺阳虚。每条中症状不必悉具，至少有 1 项症状即可。

（四）肺阳虚证的鉴别诊断

肺阳虚临证主要需与肺气虚证及外感风寒之证相鉴别。

1. 肺气虚与肺阳虚

梁志清认为，气虚和阳虚在总体上都是指脏腑组织功能活动衰退和抗病能力减退，但气虚是单纯的功能衰退，而阳虚则是在气虚功能衰退的基础上出现了热能减少（包括能量代谢的失调和衰退）的病理状态，以及因阳虚，阳不制阴而产生的阴寒内盛的病理反应，所以说气虚不能包括阳虚，阳虚为气虚之甚，气虚可以发展为阳虚，而阳虚包括了气虚。

肺气虚证与肺阳虚证二者主要从病程长短、病势轻重、有无寒象三个方面鉴别。肺阳虚证由肺气虚证发展而来，病程比较长，病情更严重，除有肺气虚的表现外，还有阳虚的表现，如口不渴、四肢不温、畏寒背冷、面色苍白、咳嗽痰白量多或质稀如泡沫状等。二者同中有异，临证应予以鉴别。

2. 肺阳虚与外感风寒

肺阳虚证除与肺气虚证相鉴别之外，还应与外感风寒之证鉴别。

风寒束肺证临床表现有鼻塞声重，流清涕，喷嚏，咳嗽，痰稀薄色白，头痛，恶寒，微热，无汗，舌苔薄白，脉浮等；寒邪袭肺，水饮内停有恶寒发热，咳嗽气喘多痰，咳吐稀涎沫，身热不高或无热，脉弦紧等症。肺阳虚证与之迥然不同，临证当予以鉴别。

（五）肺阳虚证的治疗

在查阅中国历代医学文献数据库的基础上，笔者团队对历代医家论述的治疗肺阳虚证的方药进行了总结。现将文献中治疗肺阳虚证的单味药总结如下。

1. 黄芪

《本草求真》云“黄芪性温能补肺阳”“气虚肺寒，酒炒”。《本草述钩元》云其“乃治阳不足而阴亦不利之病”。张锡纯也认为黄芪有温肺阳之功，较党参益气之效略胜一筹。

2. 人参

《汤液本草》云：“气温，味甘……《象》云：治脾肺阳气不足，及能补肺……味既甘温，调中益气，即补肺之阳。”《肯堂医论》论人参，“洁古云：治脾、肺阳气不足”。《卫生宝鉴》云：“人参治脾肺阳气不足，及肺气促，短气，非升麻为引用，不能补上升之气。”《本草蒙筌》云：“肺寒用人参，肺热用沙参……肺寒则可服，肺热还伤肺。”《雷公炮制药性解》云：“味甘，性微温，无毒，入肺经，补气活血，止渴生津，肺寒可服，肺热伤肺……肺寒者气虚血滞，故曰可服。”《珍珠囊补遗药性赋》云：“味甘性温无毒，升也，阳也。其用有三：止渴生津液；和中益元气；肺寒则可服，肺热还伤肺。”《药鉴》曰：“肺寒方可服者，何也？盖肺惟寒则脉濡滞而行迟，假参之力而通经活血，则元气遂生发矣。”

3. 佛耳草

《汤液本草》云：“气热，味酸。《象》云：治寒嗽及痰，除肺中寒，大升肺气，少用。款冬花为使。过食损目。”《本草蒙筌》云：“以款冬为使，治寒嗽及痰，尤去肺寒，大升肺气。”

4. 款冬花

《汤液本草》云：“气温，味甘、辛，纯阳，无毒。《珍》云：温肺止嗽。”《本草纲目》云“款冬花为温肺治嗽要药”“肺热劳咳，连连不绝，涕唾稠粘，为温肺治嗽之最。痰嗽带血，同百合丸服。以三两烧烟，筒吸之”。

5. 益智子

《本草经解要》云：“补肝肺阳气之不足也。”

6. 高良姜

《本草辑要》云："子名红豆蔻，温肺散寒，醒脾燥湿，消食解酒。"

7. 白果

《本草备要》云："熟食温肺益气，定痰哮，敛嗽喘。"

8. 胡桃

《本草备要》云："通命门，利三焦，温肺润肠，补气养血。"《药性切用》云："味甘性温，肉润皮涩；入命门而温肺补肾，养血润燥。"《本草求真》云："胡桃肉温肺润肠，补气养血。"《本经逢原》云："胡桃同人参名应梦散，治肺寒喘嗽，以其能敛肺也。"

9. 白石英

《药性切用》云："甘辛微温，温肺润燥，治肺痈溃久不敛，咳逆上气。细研用。"

10. 蛤蚧

《本草求真》云："补命门相火，温肺气喘乏。"

11. 缩砂密

《本草求真》云："功专温肺和中。"

12. 甘草

《本草纲目》云："去肺痿之脓血。久咳肺痿，寒热烦闷，多唾，每以童尿调服一钱。肺痿吐涎沫，头眩，小便数而不咳，肺中冷也，同干姜煎服。"

13. 五味子

《本草衍义》云："今华州之西至秦州皆有之。方红熟时采得，蒸烂，研，滤汁，去子，熬成稀膏。量酸甘入蜜，再火上，待蜜熟，俟冷，器中贮，作汤。肺虚寒人，可化为汤，时时服。"《汤液本草》云："气温，味酸，阴中阳。微苦，味厚气轻，阴中微阳。无毒。入手太阴经，入足少阴经。……《心》云：收肺气，补气不足，升也。酸以收逆气，肺寒气逆，则以此药与干姜同用治之。"《要药分剂》云："东垣曰，酸以收逆气，肺寒气逆，宜此与干姜同治之。"《药鉴》云："冬月咳嗽肺寒，加干姜、肉桂治效。"《本草害利》云："肺寒气逆，与干姜同用。"

14. 糯米

《本草纲目》云："温肺暖脾。"《本草分经》云："甘温，补脾肺虚寒，收汗，涩二便，性甚黏滞而难化。"《冯氏锦囊秘录》云："古名稻米。禀土中之阳气，味甘，气温，无毒，为补脾胃益肺气之谷。但性温而滞，脾肺虚寒者宜之。"

15. 干姜

《本草纲目》云："辛热以散里寒，同五味子用以温肺，同人参用以温胃也。"《汤液本草》云："气热，味大辛。辛，大热，味薄气厚，阳中之阳也。辛、温。无毒……《心》云：发散寒邪，如多用则耗散元气。辛以散之，是壮火食气故也，须以生甘草缓之。辛热，散里寒，散阴寒、肺寒，与五味同用，治嗽，以胜寒蛔。"《神农本草经读》云："胸中者，肺之分也，肺寒则金失下降之性，气壅于胸中而满也，满则气上，所以咳逆上气之症生焉，其主之者，辛散温行也。"

16. 虎须草

《滇南本草》云："味辛、微苦，性温。入肺、脾二经。主治虚劳发热。服之，悦人颜色，身体健胖。服用羊蹄筋，同煨食，但肺有痰火者食之，令人作喘，肺虚寒者良，肺热者忌。"

17. 钟乳石

《滇南本草》云："治肺虚寒嗽。"《本草便读》云："凡肺虚寒嗽，久不愈者，用数分研细冲服神效。"

18. 猪胰

《本草征要》云："《千金方》肺虚寒门用猪胰，注云：无猪胰，以羊胰代。"

19. 诃子

《本草备要》云："得人参，治肺虚寒嗽。"

20. 香橼叶

《滇南本草》云："香橼叶，刮上蜜，火上炙。用根，功甚捷，密炙。味辛、苦，性寒。治咳嗽、消痰肺寒咳嗽，良效。"

21. 丁香叶

《滇南本草》云："丁香叶，即家中盆内栽者是。味苦、辛，性微温。芳香入肺，止肺寒咳嗽或咳血或痰上带血。单剂，蜜炙，煎服。"

22. 麻黄

《滇南本草》云："麻黄，味苦、辛，性温。入肺经。治鼻窍闭塞不通，香臭不闻，寒邪入于太阴肺经，肺寒咳嗽。"《本草经解要》云："同白芍、甘草、炮姜、细辛、苏梗、北味治肺寒而喘。"

23. 生姜

《本草蒙筌》云："表证肺寒咳嗽，仗五味子相助建功；里证脉绝无阳，资黑附子为引取效。”

24. 补骨脂

《本草征要》云：“味辛，性温，无毒。入肾经。恶甘草。忌羊肉、诸血，胡桃拌炒，一名破故纸。兴阳事，止肾泄。固精气，止腰疼。肺寒咳嗽无虞，肾虚喘息宜用。”

25. 杏仁

《本经逢原》云：“入肺寒喘逆发散药，连皮用之。”

26. 橘皮

《本经逢原》云：“橘红专主肺寒咳嗽多痰，虚损方多用之。”

27. 陈皮

《本草经疏》云：“辛能散，苦能泻，温能通行，则逆气下，呕嗽止。”

28. 白豆蔻

《本草经解要》云：“入手太阴肺经、足阳明胃经。气味俱升，阳也。肺主气，积冷气，肺寒也，气温温肺，味辛散积，所以主之。”《杂病广要》云：“白豆蔻能温肺气而使下行，然后阳气得以上达。”

29. 百部

《本草从新》云：“与天门冬形相类而用相仿，故名野天门冬，但天门冬治肺热、此治肺寒为异耳。”《本草便读》云：“治肺寒之咳嗽。”

诸多著作对温补肺阳的药物进行了总结。明代李时珍《本草纲目》认为温肺药物有丁香、藿香、款冬花、檀香、白豆蔻、益智、缩砂、糯米、百部，明代龚居中《痰火点雪》亦引用了此种说法。清代黄宫绣《本草求真》中提及的散肺寒药物有桔梗、麻黄、紫苏、青葱、杏仁、白豆蔻、生姜、薰香、马兜铃、白石英、紫石英、红豆蔻、川椒、款冬花、百部、丁香，还提到燕窝、饴糖、甘菊、胡桃肉为温肺药物。清代江涵暾《笔花医镜》将温肺药物分为猛将及次将，认为麻黄、天南星、北五味为温肺猛将，紫苏梗、款冬花、制半夏、生姜为温肺次将。

以上为文献记载中温补肺阳的药物，许多都沿用至今，疗效颇佳，临床可结合辨证酌情选用。

综合方药数据库的分析结果，治疗肺阳虚证最常用的药物有炙甘草、干姜、桂枝、麻黄、杏仁、半夏、陈皮、细辛、茯苓、五味子，将其组成一方，命名为“补肺阳方”。临床上可将其作为温补肺阳之基础方，再随症加减。方中麻黄、桂枝发汗解表，且可温通肺阳以平喘；炙甘草、干姜温补肺阳；干姜、细辛、五味子三味合用，功专温肺散寒；半夏、陈皮燥湿化痰，下气降逆；杏仁降气平喘；茯苓健脾补中，化生肺阳，还能利水渗湿，截痰饮生成之源。全方合用，使肺阳充足，风寒外散，痰饮内消，咳喘自止。

第二章

寒邪的现代研究

第一节　外感寒邪的现代认识

一、寒的本质

在生活中，寒的本质与物理学中的“温度”这一重要概念密切相关。众所周知，温度越低表示越寒，反之则产生寒的对立面——热，寒与热是相反相成的对立统一体。那么，在物质世界中，温度是怎样形成的呢？

从热力学角度讲，温度的本质是物体内部分子运动剧烈程度的标志，温度越高，表示物体内部分子热运动越剧烈，热量增加；反之，则表现为分子热运动的减慢，热量减少。所以，温度是物体内大量分子热运动的集体表现。可以说，温度是一切物质所具有的属性。换言之，一切物质均具有温度，但物质之间的温度是有差别的。相对而言，温度较低的物质偏寒，反之则偏热。因此在实际生活中，用温度的高低来衡量寒与热。自然界中的空气、水、阳光是所有生命赖以生存的最基本也是最重要的物质。尤其是空气，充斥于整个生存空间。

从气象学的角度来看，寒的本质是气温下降，是空气中的热量减少。气温是指空气的温度，对人类的生活至关重要。气温随四季更替而升降变化，循环往复，周而复始；但总体来说，热量的来源主要是太阳光的辐射。一切物质都会随着气温的高低变化而产生运动变化，表现出不同的物质形态，即物质的物理性质。生命体是自然界中的特殊物质，同样也有温度，这个温度就叫体温。体温与气温之间能否达到热平衡呢？很显然，答案是否定的。因为只有非生物物质之间的能量转移才能达到热平衡，而由于生命的特殊性，则必须保持相对恒定的体温，故不可能与外界气温达到热平衡。于是，外界环境气温低于人体温度时，身体热量就要向外辐射或传导，但同时人体内的温度感受器就会“报警”，使人产生寒的感觉，并传到体温调节中枢，使机体产热增加，以保持恒温。体温是重要的生命体征之一，对维持生命新陈代谢、保持身体健康起着重要作用。体温在小范围内波动，通过自动调节以适应生存环境。以上分析说明，寒的本质除了环境温度的绝对下降之外，更主要是体现在气温（低温）与体温的温度差使人产生寒的主观感觉。

二、寒邪致病的本质

寒邪致病，从某种意义上可理解为环境温度下降对机体的影响和人体对气温变化的适应能力减弱。而环境温度是怎样影响体温，进而导致疾病产生的呢？在四季更替、气温高低起伏的无限循环中，人类已总结出了很多“适寒温”的有效方法，因而即使气候变幻无常，大多数人仍能够维持健康状态，但冬季受寒而致病者相对较多。首先，受寒是导致感冒的主因。仔细观察受寒（寒邪致病）的情形，不难发现受寒并非仅发生于冬季，虽然严冬气温极低，有时可达零下数摄氏度，但人们只要做好防寒保暖措施，同样能安全过冬。相反，即使在炎热的夏季，或温度适中的春秋季节，“伤寒”现象照样出现。对此，笔者分析有几种情况。第一，天气突然转凉，气温骤降，温差很大，人来不及增添衣服时，往往会因寒战而感冒。这是因为环境温度突然降低，由上述热力学原理可知，人体热量通过热辐射（或传导）而使散热增加，身体来不及调节增加产热，不能保持体温相对恒定，因此体温相对降低，而体温偏低时，人体的免疫功能减弱，抵抗力下降，病原微生物（病邪）乘虚而入，导致感冒。有资料表明，体温较正常值下降 1 ℃，机体免疫力会降低 30%。第二，天气炎热时，人因不耐热而脱掉衣服，所谓“汗出当风”，不慎感冒。这是因为虽然环境温度偏高，但机体为了适应环境，已对身体内的产热和散热平衡进行了自动调节，即血管扩张，汗孔大开，汗出增多，使散热增加，同时产热减少；在这样一种平衡状态下，如果突然脱掉衣服，势必加大散热量，破坏已形成的平衡状态，于是体温下降，体内许多生物酶活性降低，细胞功能减弱，同样影响免疫功能，外邪（致病菌）乘虚而入，而致生病。第三，机体免疫功能偏低时，即使外界气温波动不大，但机体基础体温较低，无力抵抗外邪（致病菌）入侵，同样出现受寒而感冒。可见病原微生物的致病条件和致病特点与人体免疫功能强弱关系密切。这与中医学理论“邪之所凑，其气必虚”不谋而合。气，指人体的正气，本质上相当于人体的抗病能力。现代医学已证实的上呼吸道感染，俗称感冒，其初期临床表现大多与中医寒邪所致的表寒证相吻合。临床上运用抗菌、抗病毒等治法治疗感冒也多奏效。这又从另一个侧面体现出寒邪致病的本质。第四，过食冰冷之物，使胃肠突然降温，影响组织细胞及一些消化酶的正常功能，导致胃痛、呕吐、腹泻等消化异常，中医称为“寒邪直中”。

基于上述理解，对寒邪的致病特点还可分析如下。第一，寒邪易伤阳气。寒为阴，热为阳，阳气的本质是人体的热能。在低温环境下，尽管体温调节中枢要尽可能保持体温恒定，但因体温高于气温，体内热量丢失难以抗拒，散热大于产热，导致热能减少，体温降低，因此阳气不足。第二，寒主凝滞，主收引，主痛。在低温环境下，人体的生理反应是血管、肌肉等收缩，血液循环减慢，毛孔关闭，以减少散热；若寒盛使机体超过正常生理反应，则形成病态。如血液循环过缓则形成瘀滞，血管、筋脉、肌肉等过度收缩则发生痉挛而产生疼痛等。

三、寒邪化热的本质

中医学认为，寒邪侵入机体，郁久就会化热。《素问·热论》云：“人之伤于寒也，则为病热。”因此，寒邪致病到一定阶段会出现热证，表现出热象（如《伤寒论》中的白虎汤证）。热象的主症是发热，体温升高，同时伴口渴、面赤、大便干结、小便短赤等。热从何而来？其本质是什么？笔者团队认为，寒邪致病的前提主要是机体体温相对下降，免疫功能低下，病原微生物入侵，此时表现以恶寒为主；而致病菌对人体产生的不良影响是一系列的连锁反应，这就是寒邪化热的根源。现代医学认为，病原微生物对人体而言都是“致热源”，它们进入体内要进行代谢，产生代谢产物，因此菌体及其代谢产物构成外致热源，它们是发热激活物，能刺激机体产生内生致热源（endogenous pyroge，EP），再作用于体温调节中枢，提高体温调定点，重新调整体内产热和散热，即导致产热增加、散热减少而体温升高。这一过程多表现为先出现寒战，继而产生高热。寒战时患者一方面感到寒冷而颤抖，另一方面肌肉强烈收缩又增加产热，为高热提供热量。临床上，诸多感染性疾病均有先寒后热，或寒热并见，再以发热为主症等表现就是明确的证据。此处运用现代医学的发热理论来论证中医寒邪化热的本质，并非是要鼓励“中医西化”，而是要证明“寒邪化热”理论的科学性。因为现代医学充分运用了自然科学知识来剖析人体生理病理，并在临床实践中得到印证。中西医学对人体生理病理的认识在本质上应该是统一的。

四、寒邪易与风邪相兼的本质

中医学认为，风为阳邪，其性开泄，风性主动，风为百病之长。这些描述均与自然界中风的特点极为相似。人感受外邪，大多风寒相兼，导致风寒表证。其本质何在？笔者认为，风寒之所以密不可分，除了前述的气温因素外，还有一个重要的气候现象，即大气运动。大气运动与冷暖空气的温度差密切相关，而冷暖空气的形成主要是地球接受太阳的热辐射不均匀，于是形成空气的垂直运动，热空气上升，冷空气下降；继而产生空气的水平运动，水平运动主要与气压差有关；气压的形成又与温度密切相关，因为温度下降时空气收缩，密度增加，气压升高，温度上升时空气膨胀，密度减小，气压下降。空气从高气压处流向低气压处，因此风的本质就是空气的流动，是冷、暖空气的对流。寒风刺骨实际上是冷空气的入侵，也称寒流，风的来临导致降温，寒气逼人，形成风寒交加。风与寒的本质虽不相同，但二者之间关系密切，它们是温度变化和空气运动的产物。这就是风寒之邪易于相兼的本质。风为阳邪、风性主动是根据风流动的性质而言的，因为中医学阴阳理论认为动属阳，静属阴。风邪致病主要是人在风的刺激下，由于风的对流特性增加了人体的散热，即人体周围的热空气被吹走，同时被冷空气所取代，炎热季节则产生凉爽之感，寒冬季节则寒上加寒，因而易于感冒。在此基础上，风邪的内涵进一步拓展与深化，就形成了“内风”。

中医学认为，内寒属内生五邪之一，内生五邪（即内风、内寒、内湿、内燥、内火）是脏腑功能失调、气血阴阳亏虚所致。“阳虚生内寒”已是经典之论，其基于“阳虚”必“阴盛”（寒为阴邪）；阳气具有温煦机体、维持体温的作用。如《素问·生气通天论》所云“阳气者，若天与日，失其所则折寿而不张”，指人体内阳气如同天上的太阳，太阳给自然界带来热量和温暖，而阳气充足则是生命体热量的来源和保障。因此，阳气虚的本质提示机体产热少，热量不充足，基础代谢率偏低，体温也较低，机体功能活动减弱，免疫功能低下，此时身体的产热和散热处于低水平的平衡状态。有关研究证明，肾阳虚证（虚寒证）与免疫功能密切相关，可表现为从细胞免疫到体液免疫及补体整体水平的下降。

中医学认为，气虚与阳虚只是程度的差别，气虚进一步发展就会导致阳虚。由此可见，气虚与阳虚的本质是相同的，只是发展到阳虚时才产生内寒，内寒的本质是人体内能量不足，热量产出减少，体温低于正常水平。临床上，甲状腺功能减退症的病理表现是基础代谢率低下，而临床表现就属中医的虚寒证。即使环境温度不低甚至偏高时，患者也会出现畏寒怕冷之状，如形寒肢冷、四末不温、面色苍白、口淡不渴、大便清稀等，同时易患体虚感冒。

另外，热量的平衡是人体能量代谢的重要体现。有研究显示，气虚、阳虚均与机体能量代谢密切相关。气虚患者血液红细胞糖降解活力显著低于正常人，气虚患者的尿肌酐、尿酸、尿素氮含量也明显较正常人低，证明气虚患者能量代谢障碍已在体内呈现。虚寒证时，内分泌和交感神经系统的功能均处于低下状态，其脑中去甲肾上腺素和多巴胺的含量降低，5- 羟色胺的含量升高。而温补阳气的中药附子可使脑中去甲肾上腺素、多巴胺和 5- 羟色胺的含量呈反向变化，提示附子可通过对中枢神经递质的影响来调整机体达到平衡状态，在一定程度上从分子水平阐明附子的助阳机制。这些研究结果也从另一侧面揭示了内寒的本质。

综上所述，寒邪的本质从生物热力学原理分析，主要表现在两个方面：一是各种原因导致人体暂时性的散热过多，体温下降，破坏机体生理平衡（外寒）；二是多种因素导致人体热量来源不足（阳虚，能量不足），机体产热减少，能量代谢减少（或障碍），体温长时间处于低水平，机体维持低水平的热平衡，免疫功能低下（内寒）。认清病因的本质，有助于进一步剖析与之相关的证候本质，并能为逐步明确中药的治疗机制奠定良好的基础。

第二节　寒邪与气象因素的关系

一、现代医学对六淫与疾病发病的论述

六淫是中医学最常见的外感病因。现代临床研究发现，六淫并非仅指气候异常，临床多种疾病的发生与治疗均与六淫相关。究其原因是，六淫概念的形成植根于中国传统文化，深受中国传统思维与古代自然科学的影响。

（一）因于生活观察初识气候致病

四季气候循环变化的自然环境，加之以农业为主的自然经济活动，使得先民虽然对气候变化产生了一定的适应能力，但对自然气候仍有很大的依赖性。日常生活观察使其开始意识到通过居处和衣着可以躲避或减轻气候对人体可能造成的伤害。因此，随着生活经验的积累，先民逐渐认识到气候变化可诱发或加重疾病。如《孟子·公孙丑下》记载，孟子准备去觐见齐王时，齐王派人对孟子说，“有寒疾，不可以风”。由此推知，先贤已认识到因寒致病者应避免风寒。

（二）六淫致病的气象特点

六淫致病的特点是既可以单独致病，又可以相合而致病。此前已有相关研究表明，当气温较高或较低时，其波动对人体的舒适度感觉起主要作用，这就提示了温度有时是独立于湿度和风力之外的因素，这为探索六淫致病机制的研究提供了方向。有学者认为，多种气象要素综合作用时，温度 17 ~ 25 ℃，湿度 30% ~ 60%，风速 2 ~ 4 m/s，是人体感觉最舒服的天气，这些数据基本上厘清了人体舒适度计算中温度、湿度和风力相互的影响，为六淫单独致病提供了基准数据。如果说以“人体感觉最舒服”为基准数值，结合其他的研究资料来加以补充，将基准数值上下适度延展，寻求一定的区间来确定“人体感觉舒服”的范围，定性六邪单独致病的属性，具备适度的可操作性。

1. 风邪

气象学研究认为，气流（也就是风）直接决定着人体的对流散热，并通过影响空气的蒸发力而间接影响人体出汗的散热效率。当气温低于皮肤温度时，风速每增加 1 m/s 会使人感到气温下降了 2 ~ 3 ℃，风速越大散热越快。同时阅读文献发现，先前有学者通过实验大致得出，当气温在 0 ℃以上时，风力每增加 2 级，人的寒冷感觉会下降 3 ~ 5 ℃；气温在 0 ℃以下时，风力每增加 2 级，人的寒冷感觉会下降 6 ~ 8 ℃。

2. 寒邪

现代已有研究表明，寒冷刺激会引起血压升高、血管收缩、细胞黏稠度增高、心肌需氧量增高等。先前已有研究结果发现，模拟寒冷刺激组的受试动物会出现血液流变性和凝血功能的异常改变。可见，寒邪可致全身血液循环障碍，导致寒凝血瘀，也体现了“寒性凝滞”的致病特点。同时发现，当气温低于 14 ℃时，人体开始出现甲状腺、肾上腺功能亢进和肌肉活动增加（如寒战），增加产热以对抗寒冷，因此可将 14 ℃作为寒邪致病的阈值。气象部门将 5 ~ 9.9 ℃的寒冷程度以“凉”来形容，5 ℃以下皆以“寒”的程度来区分，故可将 5 ℃视为“凉”与“寒”的分界值，将 5 ~ 13.9 ℃定为寒邪 1 级。当机体局部温度下降至组织冰点（−5 ℃）以下，组织会发生反应，造成不可逆的细胞损伤，故 −5 ℃可作为寒邪分级的又一分界值。有学者对寒邪梯度性变化进行研究，结果发现温差为 10 ℃组的大鼠病变差异不明显。所以，可以将 10 ℃设为寒邪耐宽值。上述数据结合气象部门发布的“寒冷程度等级表”，可再将 −5 ~ 4.9 ℃划分为寒邪 2 级；−15 ~ −5.1 ℃为寒邪 3 级；< −15 ℃为寒邪 4 级。

3. 暑邪

暑为夏季主气。气象学研究显示，人体体感温度与太阳辐射有关，相同温度下不同地域人的体感温度不同。夏季太阳辐射的作用最大，极大地影响着体感温度，所以夏季的体感温度高于预报温度，当机体不能调节时则致病。据气象台数据显示，夏季人体感到舒适的温度是 19 ~ 24 ℃，故可以将 24 ℃定为暑邪致病的阈值；有学者综合世界气象组织及中国气象部门数据，并以季节锚点法进行整合，将 25 ~ 29 ℃定义为热；我国一般把日最高气温≥35 ℃时称为高温；气象部门将 35 ~ 40 ℃称为奇热；> 40 ℃称为极热。所以，从温度方面可以将暑邪分为：0 级（19 ~ 24 ℃）；1 级（24.1 ~ 29 ℃）；2 级（29.1 ~ 35 ℃）；3 级（35.1 ~ 40 ℃）；4 级（> 40 ℃）。在夏季的炎热环境中，相对湿度 > 70% 则有碍机体散热，所以在湿邪方面，可将 70% 作为暑邪致病的阈值；正常情况下，气温为 30 ~ 32 ℃、相对湿度为 85% 左右，或气温为 38 ℃、相对湿度为 50% 左右时，人的体温调节能力就会发生困难以致中暑，也就是说在气温为 30 ~ 32 ℃、湿度 > 85%，或气温为 38 ℃、湿度 > 50%，则机体不能调节而致中暑；而当气温超过 40 ℃时，无论湿度高或低，人体都感觉极热无比。

4. 湿邪

气象学研究显示，湿度对人体的影响主要是热代谢和水盐代谢。大气中的湿邪可阻碍体内汗液的排出和排出后汗液的蒸发。有学者指出，在 15 ~ 27 ℃条件下，人体最适宜的湿度为 30% ~ 60%；有研究发现，当相对湿度升高至 70% ~ 80% 时，病毒的存活率明显增加；当湿度达到 80% 以上时，汗腺不能蒸发汗液，热蓄积于体表，此时人体感觉极度难受并易发生中暑；研究人员在高湿环境对大鼠免疫功能的影响研究中发现，在温度为 26 ℃、湿度为 90% 的高湿环境下，大鼠的免疫功能紊乱。

5. 燥邪

燥为秋季肃杀之气所化，具有干燥、收敛的特性，最易伤肺、耗气伤津。有研究发现，燥邪可改变气管及肺组织中表面活性物质及相关蛋白的表达而导致组织形态改变，为“燥易伤肺”提供了理论依据。有学者以相对湿度 10% 为梯度对西北燥证进行实验室造模，以探索燥邪致病机制。所以，可将 10% 设为燥邪 0 级至 2 级的耐宽值。相对湿度 ＜10% 的天气少见，长江中下游地区几乎没有，多见于干燥的沙漠地区。也有学者在研究湿沙含水率对风沙输移的影响时发现，影响风沙输移的临界湿度值在 4%～6%，取中间数值 5% 作为沙漠地区风沙输移的阈值。只有在极度干旱的沙漠地区，相对湿度可低至 5% 以下，甚至 0%。

6. 火邪

火邪具有燔炎之特性，气象学对应高温变化。在我国，气象上一般以日最高气温达到或者超过 35 ℃作为高温的标准。《内经》常混称暑、火、热，认为它们同一性质，只是暑更具季节性，所以火邪的特点与暑邪相似。

二、寒邪伤肺的现代研究

（一）气温对人体病理生理的影响

人体对气温的反应是非常敏感的。人是恒温动物，人体的生理活动、体内的生物化学反应均要求体温恒定，为了保持体温与外界气温的平衡，人体的散热与产热必须与外界环境相统一。因此，温度的变化往往会引起人体病理生理的改变，这也是温度变化可反映为寒邪外侵的原因所在。下面就温度变化对人体的病理生理影响做简单论述。

1. 影响人体的热代谢

人体为了保持恒温，必须具有一定的组织结构，以保障产热、散热的平衡。

（1）人体产热　产热主要是体内氧化的结果。由于肌肉的总重量占体重最大，因此，肌肉活动产热占人体产热量的比重最大。

（2）人体散热　人体若完全与外界环境隔绝，不受周围气温影响，即使处于休息状态，基础代谢的产热每小时可使人的体温升高 2 ℃，因此，人体必须散热。其散热形式是传导、对流、辐射、蒸发 4 种途径。

①传导　人体内部的热能到达体表，一部分通过传导散热。人体热能到达体

表，其导热能力主要取决于人体内部与体表温差和体表组织的导热能力，以及体表与周围环境的温差和导热能力。当环境气温下降到 15 ℃以下时，皮肤血管以收缩为主，皮肤表面温度降低，减少导热。当环境气温升高到 28 ℃以上时，皮肤血管以舒张为主，皮肤表面温度升高，增加导热。

②对流　对流约占人体全部散热量的 15%。由于大气的比热容较低（1.01 kJ/g），故当气温低于体温时，近皮肤的气温很快升高。暖空气较轻，因而上升，并被干、冷空气替代，空气不断流动，体热就不断向空气中散失。当气温在 34.5 ℃时，对流散热相当于零，若气温在 37 ℃以上，对流的气温将使人体获得热量。

③辐射　辐射是指机体以发射红外线的方式来散热。人体以辐射方式散热的热量是总散热量的 40% ~ 60%。辐射是从温度较高的物体向温度较低的物体散热，直至两物体温度相等为止，并不受两物体间的空气影响。当周围温度高于人体皮肤温度时，热流从周围向人体辐射，使人体受热。当周围温度低于皮肤温度时，热流从人体向周围辐射，使人体散热。辐射能照射于人体，一部分被反射和散射，一部分被人体吸收后发挥生物效应，如果人体的分子吸收了能量小的光线，如红光、红外线，光的能量转变为分子的振动能或转变为动能而产生热，使人体的新陈代谢保持正常增强，即中医的“温煦、生化”作用，《内经》称之为“少火”。

④蒸发　蒸发是人体散热的重要方式。当外界气温等于皮肤温度时，其他几种散热方式均等于零，人体主要靠蒸发散热。蒸发时，体表水分由液体状态转化为气体状态，每 1 g 水蒸发可带走 0.58 kcal（1 kcal = 4.186 kJ）热量。蒸发可分为不感蒸发和出汗。不感蒸发是指组织间液直接透出皮肤和肺泡表面而蒸发，蒸发过程是在蒸发表面上呈弥漫性、持续不断地进行的，人体每日不感蒸发量约为 1 000 mL，其中通过皮肤的为 600 ~ 800 mL，通过呼吸道的为 200 ~ 400 mL。不感蒸发可随着人体的活动状态和外界环境温度的变动而变化。当环境气温升高时，血管扩张，血流量增多，弥散量也稍增加。当环境气温高于 28 ℃时，人体开始出汗。神经紧张时亦会出汗，但仅发生在掌端和腋下。人体最大出汗速率可达 1 ~ 2 L/h，从而增加了散热。

（3）产热与散热平衡　人体所受的热有两种来源：一是机体的代谢产热，二是外界环境的热量。为了保持热平衡，机体通过对流、传导、辐射、蒸发等途径与外界进行着热交换。这一过程可以用“M + C + R − E = S”表示。

上式中 M 为代谢产热量，C 为传导和对流散（吸）热量（以对流为主）。当气温高于皮肤温度时，人体从环境中吸收热量，此时 C 为正值；当气温低于皮肤温度时，人体向周围环境散发热量，则 C 为负值。R 为辐射散热量（或吸热量），当人体周围环境结构的表面温度低于人体皮肤温度时，人体以辐射的方式散发出热量，此时 R 为负值；当周围结构表面温度高于人体皮肤温度时，则人体从外环境中吸收辐射热量，R 为正值；E 为蒸发散热量，即通过皮肤表面汗液的蒸发（包括出汗及不感蒸发）所散发的热量，E 为负值；S 为人体蓄热状态。当人体产热和散热相等时，$S = 0$；若产热多于散热，$S > 0$，可导致体温上升；当散热多于产热时，$S < 0$，可导致体温下降。这仅是一个简单的理论模式，而实际上人体热平衡是在神经系统调节下的非常复杂的过程。

2. 影响人体的气化过程

“气化”含义有二：广义的气化指将水谷精微化生为血及津液，敷布周身，并将代谢废物排出体外的作用；狭义的气化指三焦之气的流行宣化，涉及一切体液的代谢运行。所谓气化，即人体精微物质的化生及转化，为体内物质代谢的同义词。在生理方面，如阴精、阳气的转化，精、气、血、津液的化生和转化（如津化汗，津液化溺、化涕、化唾、化泪等），代谢物的产生和排泄，均属气化。气化贯穿生命过程的始终，气化学说是古人对体内复杂物质代谢过程的朴素认识。下面从气温对人体物质代谢、气机升降出入、气血运行等方面的影响加以讨论。

（1）气温对物质代谢的影响　人体内的物质代谢必须和人体的生理需要同步。当内外环境变化时，人体在中枢神经的控制下，通过神经递质对效应器官发生直接影响，或者改变某些激素的分泌，再通过各种激素的互相协调对整体的代谢进行综合调节，影响代谢的速度。

气温变化时，会伴有一系列神经和体液的变化。当气温下降到 15 ℃以下时，交感神经兴奋，引起去甲肾上腺素、肾上腺素和胰高血糖素分泌增加，它们都可激活肝脏磷酸化酶，促进肝糖原分解，引起血糖升高、胰岛素分泌减少和以上激素增加，通过受体直接激活细胞膜上的腺苷酸环化酶，使三磷酸腺苷（adenosine triphosphate，ATP）转化为环腺苷酸（cyclic adenylic acid，cAMP），从而激活蛋白激酶，使无活性的组织脂肪酶转变为有活性的酶，从而加速脂肪分解。当血液中胰岛素减少和胰高血糖素增加时，肌肉释放氨基酸加速，其大部分转变成丙氨酸和谷氨酰胺。哈佛大学医学院曾玉华团队的研究发现，寒冷条件下脂质的代谢利用率明显提高。当气温高于 33 ℃，机体完全靠出汗来散热，因此，机体加强基础代谢，为排汗提供能量，从而加快上述三大代谢过程。

（2）气温对气机的影响　中医学非常重视观察气机的变化，认为生命活动自始至终都是机体内外环境中气的运动形式。《素问·六微旨大论》曰：“故器者，生化之宇，器散则分之，生化息矣，故无不出入，无不升降。”这种气机的升降出入观点，实质上说的是气的传递、保存、交换过程。

气温可以影响脏腑气机的变化。有实验证明，胃的运动功能受气温的影响，在气温 9 ~ 15 ℃、相对湿度 72% ~ 78% 时，胃每分钟收缩 20 次，并且有固定的收缩波形；当温度增至 32 ~ 34 ℃、相对湿度 32% ~ 40% 时，胃的收缩降为每分钟 1 次，收缩波形减小，收缩的曲线不规则。气温不仅影响胃的运动，而且可以影响心率，当气温低于 15 ℃或高于 33 ℃时，交感神经兴奋会使心率增快。有报道称，气温的变化可以影响肌肉的收缩。孙久荣研究了低温对冬眠动物（刺猬）和非冬眠动物（豚鼠）的皮肌和膈肌离体肌条对单次电刺激的等张收缩反应幅度、收缩期、半舒张期和静息肌张力的影响。结果表明，4 种肌肉标本都有明显的低温耐受性，而冬眠动物的肌肉比非冬眠动物的肌肉具有更大的耐低温性。收缩期和半舒张期反映肌肉活动的速率，4 种肌肉的活动速率均随温度降低而下降，呈明显的温度依赖关系。

（3）气温对气血运行的影响　气为血帅，血为气母，二者相互依存。气血运行的实质就是血液循环尤其是微循环的功能。气温对气血运行的影响主要体现在：当气温低于 15 ℃时，人体皮肤血管特别是微循环血管以收缩为主，其微循环血液流速减慢，久而久之，就会发展成四肢冰冷，寒凝血瘀之象。任传成等在气象因素对微循环影响的研究中发现，低温、高压可致微血管收缩，毛细血管开放减少，甚至使微循环呈秃树枝状，不见毛细血管开放。当气温高于 33 ℃时，人体皮肤血管以舒张为主，其微循环血流增快，以水分蒸发增多散热为主，而内脏血管相对收缩，血流相对减少，功能减低。如胃肠黏膜遇气温升高，血液循环减少，腺体分泌减少，故胃肠功能减退。

3. 影响人体的免疫功能

气温能影响人体的免疫功能，从而使人体的抵抗力发生改变。寒冷时血中红细胞沉降率下降，白蛋白、血红蛋白和球蛋白含量下降，使人体免疫功能减低。温度可以改变黏膜的渗透性和毛细血管阻力。有学者已证实，暖气流到来时毛细血管阻力降低（渗透性增加），冷气流到来时则毛细血管阻力增高，从而影响病原微生物对皮肤黏膜的穿透力。

NK 活性是机体抵抗力的一个标志，它的变化可反映出寒冷环境中机体非特异性细胞免疫功能的变化。白细胞介素（interleukin，IL）−2 是机体最重要的淋巴因子，在机体免疫识别、应答、调节中，尤其在免疫活性细胞活化、增殖、分化及免疫效应细胞功能发挥方面，在细胞因子网络相互调节中起着不可忽视的作用。IL−2 的变化代表机体特异性免疫的重要方面。这两项指标可反映机体的整体免疫功能。周正任等观察到小鼠在 4 ℃冷暴露后 1 周内 NK 活性、IL−2 产生能力两项指标均降低，与对照组差异非常显著（$P < 0.05$），第二个月功能恢复正常水平。这说明寒冷不仅对非特异性细胞免疫功能有影响，而且对特异性细胞免疫功能也有影响，其动态变化结果表明，寒冷对机体免疫有短时间的抑制作用。

4. 影响人体的内分泌系统

人体内分泌腺的功能亦受气温的影响，因此气温变化可影响体液调节，从而使人体生理功能发生改变。气温可影响脑垂体功能。如寒冷可使抗利尿激素分泌减少，故而多尿。寒冷还可增加促甲状腺素分泌，从而影响甲状腺的功能。动物实验证实：寒冷时，甲状腺小泡中胶体消失，小泡间毛细血管明显充血，毛细血管充血剧烈时，小泡中心还可见到出血，说明其功能活跃；温暖时，胶体集中于小泡，小泡间毛细血管关闭，说明其功能不活跃。气温还可影响肾上腺功能。寒冷时，人体为应激环境，肾上腺皮质功能活跃，在冷锋、冷气团到达后，尿中 17− 酮排泄明显增加，降温越剧烈，排泄越多。温暖时，尿中 17− 酮排泄减少。

5. 影响人体的消化系统

冷刺激可显著延长胃肠道的排空时间，影响其动力学功能。刘劲松研究了冷刺激对大鼠胃排空的影响，结果显示，寒冷条件下，大鼠胃排空率增加，胃肠动力显著提升。究其机制，可能与冷刺激引起促肾上腺皮质激素释放素（corticotropin releasing hormone，CRH）、γ− 氨基丁酸（γ−aminobutyric acid，GABA）、缩胆囊素（cholecystokinin，CCK）、脑啡肽（enkephalin，ENK）等物质水平的改变有关。

（二）寒邪致病的临床研究

近年来，随着医学气象学的发展，有关呼吸系统疾病与气象因子相关性的临床研究越来越多，且各有其区域特色。

笔者团队通过对 1997—2000 年 4 年间在山东中医药大学附属医院住院的寒邪

外侵型慢性支气管炎、支气管哮喘、类风湿关节炎患者及4年的气象资料进行统计分析，共调查了其中的6个气象因子——月平均气温、月最低气温、月平均气压、月平均风速、月平均湿度、月平均降水量。从4年的病例总体统计来看，外寒证慢性支气管炎的发病与月平均气温、月最低气温、月平均气压3个气象因子相关（均 $P < 0.05$）。其中，与月平均气温相关性最大，月极端最低气温次之，月平均气压再次之，与其他因子的变化相关性不明显。同时，外寒证支气管哮喘的发病主要与月平均气温和月平均气压有关，其中，与月平均气温相关性较大，与月平均气压相关性次之。综上可见，气温的下降及气压的升高可明显增加外寒证慢性支气管炎和支气管哮喘的发病率。进一步分析得出，月平均温度、月最低气温、月平均气压与寒邪有较大相关性，且相关性依次降低。结果表明，温度在寒邪的形成中所起的作用最大，与疾病的发生呈负相关，月平均气压与之呈正相关。寒邪与月平均气温、月最低气温、月平均气压显著相关，其中与前二者呈负相关，与后者呈正相关，表明寒邪主要与温度气象指标密切相关。气压与寒邪呈正相关是由于气压的变化主要与单位面积上气柱的高度，以及气柱的密度有关，而同一地区能影响其密度变化的因素则只有温度的变化，因此平均气压与寒邪相关性的实质即温度与寒邪的关系。温度的变化始终在寒邪的形成中起主要作用。

杨宏青等对武汉市4家医院1994—1998年间呼吸道、心脑血管疾病的逐日发病人数与同期气象因子（包括日最高气温、日最低气温、平均气温等）进行了相关分析。结果表明，呼吸道及心脑血管疾病的发病与气温、气压、湿度有着密切的关系。在相关分析的基础上，运用逐步回归方法建立了春、夏、秋、冬8种疾病的逐日预报模型，并进行了合理的等级划分，经回代和预报检验，预报模式具有较好的预报能力。

米娜等利用1990—2000年南京市支气管哮喘与感冒逐月就诊人数病例资料和同期国家气象中心资料室的月平均压、温、湿等资料，讨论了2种疾病发病人数的月际和年际变化规律，分别建立了包含气象因子的预报2种疾病逐月就诊人数的条件异方差和动态回归模型。分析结果表明，南京市支气管哮喘就诊人数高峰期出现在春末与秋季，逐年的就诊人数呈现上升趋势，其发病与当月月平均气压、上月月平均温度有关。春季，温度适宜，湿度较高，有利于致敏花粉、螨、毒菌、细菌的生长与繁殖，进而导致发病人数增多；秋季，南京市常常伴有冷空气进入，体弱之人难以适应天气的骤变而发病。感冒就诊人数高峰期出现在夏秋季，其发病与月平均最低温度和月极端最低温度有关。

高少华等利用 2000 年 1 月—2001 年 12 月西安市某医院内科成人呼吸道感染病例资料 712 个和西安市观象台的湿、压、温逐日资料，对西安市呼吸道疾病与气象条件的关系进行分析，得出了西安市呼吸道疾病发病人数的月际变化，分析了气温、气压及空气湿度的变化与呼吸道疾病发病人数的关系，并用逐步回归法建立了逐月呼吸道疾病发病预报方程。结果表明，在西安市的秋冬季节，呼吸道疾病发病人数的多少与日平均气温和日最低气温的下降有着极为密切的关系，几乎每次冷空气活动后的 1 ~ 2 天，呼吸道疾病发病人数都有显著增加。气温日较差大、受冷高压控制时，呼吸道疾病发病人数增多。从用逐步回归方法建立的呼吸道疾病发病人数预报方程来看，呼吸道疾病发病与气温、气温日较差、海平面气压、相对湿度及其日变幅都有密切的关系。

马玉霞等收集银川市某医院 1998—2000 年慢性支气管炎的逐日住院病例及同期气象资料，包括平均温度、最高温度、最低温度、相对湿度、平均气压、平均风速等，进行多元回归分析。结果显示，银川地区慢性支气管炎发病高峰为 1 月和 12 月，发病人数占全年的 23.7%。慢性支气管炎发病与日平均气温、日最高气温、日最低气温呈显著负相关，与平均气压呈显著正相关。1 月和 12 月是银川地区最冷的月份，平均温度分别只有 −3.3 ℃和 −7.7 ℃，而且冷空气活动频繁，降温幅度大，这两个月气温日较差也较大，平均为 12.3 ℃。由此可知，寒冷的确是支气管炎发病的重要原因。慢性支气管炎发病及急性加重常见于冬季，尤其是气温突然变化时，更容易发生。

以上研究虽然都是在特定的地理环境、特定的发病群体、特定的气候条件等情况下进行的，有一定局限性，但是也有一定的规律可循。气温及气温变化、相对湿度、气压、风速等气象因子与呼吸系统疾病之间的相关性研究较多，其中，由于气压的变化主要与单位面积上气柱的高度及气柱的密度有关，而同一地区能影响其密度变化的因素则只有温度的变化，因此，平均气压与呼吸系统疾病相关性的实质还是温度与呼吸系统疾病之间的关系。由此可见，温度在寒邪的形成中起主要作用，与疾病的发生呈负相关。总之，寒邪在肺系疾病的发病过程中起着极为重要的作用。

虽然寒邪与月平均温度、月最低气温、月平均气压等因素有关，但仅有这些因素的存在未必会发病，疾病的发生亦与人的体质因素有关。人类体质是人群及人群中的个体受遗传因素的影响，在生长、发育及衰老过程中，在环境因素的影响下所形成的代谢、功能与结构上的一种特性。这种特性，往往影响人体对某种致病因素的易感性与产生病变类型的倾向性。同时，疾病有时会给机体造成难以恢复的代谢、功能或结构上的损害，或转为隐性疾病。这种损害或隐性疾病改变了机体状态，使机体对致病因素的反应性发生改变，并影响机体对疾病的易感性与疾病发展的倾向性。

早在《内经》成书时代，人们就认识到人体体质之间是有明显差异的。《灵枢·论痛》说："筋骨之强弱，肌肉之坚脆，皮肤之厚薄，腠理之疏密，各不同……肠胃之厚薄坚脆亦不等。"此述指出了人体体质的不同。吴德汉在《医理辑要·锦囊觉后篇》中说："要知易风为病者，表气素虚；易寒为病者，阳气素弱；易热为病者，阴气素衰；易伤食者，脾胃必亏；易劳伤者，中气必损。须知发病之日，即正气不足之时。"此述明确指出不同的体质情况与发病存在着密切的联系，体质因素往往决定个体对某种致病因素的易感性。出现疾病证候的原因，不仅是因为六淫气候的太过、不及或非时之候，并且是由人体虚弱而产生的，即所谓"正气存内，邪不可干"。就是说，在正常气象条件下，人体为了适应环境的变化，必然发生一系列的生理变化。但这种变化如果超越了机体的承受能力，加上正气不足（体质较差）就有可能发生疾病。再者，如果气候异常，即《内经》介绍的太过、不及或非时之候，则正气不足之人易于发病。这就指出了为什么在同一气候条件下有些人会发生疾病，而有些人不发病；为什么天气时刻变化，而只有在气象异常的条件下，疾病的发病率才增高。因此，六淫亦为相对的概念，针对不同的人，不同的疾病而言，其量化的标准亦不同，从而也显示出了中医学的灵活性。因此，针对六淫的研究应当因病而异。

（三）寒邪致病的实验研究

在笔者团队的研究中，将慢性阻塞性肺疾病（chronic obstructive pulmonary disease，COPD）模型大鼠放入 −20 ℃冰箱中，每天冷冻 5 分钟，连续 8 天，进行二次造模而成的寒痰阻肺证大鼠的呼吸道症状较为明显。其他有关低温应激的动物实验研究已表明，较低的温度对动物机体有一定的影响。

张颖等实验证明，大鼠在低温（4 ℃，每天 4 小时，相对湿度 45%）和低温高湿（4 ℃，每天 4 小时，相对湿度 80%）中暴露 14 天后，两组大鼠血压较对照组明显升高，且差异有显著性（$P < 0.05$）；大鼠血浆中血管紧张素Ⅱ（angiotensin Ⅱ，

Ang Ⅱ）水平和下丘脑肾素活性（renin activity，RA）较对照组（25 ℃，相对湿度 45%）有所升高，但差异无显著性（$P > 0.05$），下丘脑 Ang Ⅱ 水平较对照组明显升高（$P < 0.05$）。可见，低温可导致大鼠脑肾素 - 血管紧张素系统（renin-angiotensin system，RAS）活性增强，从而引起大鼠血压升高。低温组与低温高湿组比较，二者各指标变化无显著性差异。因此，从该实验条件来看，湿度对此低温下大鼠血压的影响不明显。

刘光雄等对小鼠寒冷应激（-10 ℃，10 小时），结果提示，神经递质一氧化氮（nitric oxide，NO）及一氧化氮合酶（nitric oxide synthase，NOS）参与了中枢神经寒冷应激反应，且 NO 水平降低、NOS 活性增高，可能对中枢神经细胞主要起保护作用。在寒冷应激后期，吸入适量 NO 可能会增强脑神经元对寒冷应激的耐受性。

朱永进等的实验结果显示，4 ℃寒冷应激 4 小时后，大鼠血浆中促肾上腺皮质激素（adrenocortico-tropic hormone，ACTH）含量明显升高，提示在该种应激形式下，应激系统的主要组分之一的下丘脑 - 垂体 - 肾上腺轴（hypothalamic-pituitary-adrenal axis，HPA）被激活，垂体前叶释放 ACTH 入血，引起血液中 ACTH 含量升高。相反，大鼠反复慢性寒冷应激后，血浆中 ACTH 未见明显变化，说明短期应激时 HPA 轴迅速被激活，血浆中 ACTH 含量升高，引起一系列神经内分泌的改变，包括糖皮质激素的分泌增加；随着应激时间的延长，可能通过皮质激素的负反馈作用，HPA 轴活性恢复正常。

第三节　肺阳虚理论的现代研究

一、“肺阳”的现代研究进展

近年来，医家逐渐重视“肺阳”理论，在临床研究及实验研究方面都做了大量工作，取得了一些成果，现总结如下。

（一）临床研究

1. 咳嗽

赵东凯认为，慢性咳嗽见肺阳虚证的基本病机是肺脏阳虚不能布津，津液凝聚。慢性咳嗽临床可分为肺寒停饮和脾肺虚寒两种类型。宜用桂枝、干姜、胡椒之类振奋阳气，人参、白术、甘草之类益气补虚，再配半夏、茯苓之辈燥湿渗水，治其液结之痰。郑星宇将506例肺阳虚咳嗽与肺气虚咳嗽患者进行了临床对比分析，发现肺阳虚型患者年龄更高，咳嗽发作更频，由下呼吸道和其他疾病引起的咳嗽比肺气虚型多见。实验室检查发现，肺阳虚型比肺气虚型患者的免疫功能低下，心电图检查、胸片检查不正常率更高，血液流变学检查表明肺阳虚型血液循环异常更多见、更严重。

2. 哮喘

柴茂山认为，冷哮病变主要在肺，肺阳虚是其病机关键。急性发作期以寒痰内饮之邪实为主，肺阳不足之正虚为辅。治疗以散寒祛痰化饮为主，温补肺阳为辅。缓解期以肺阳虚为主，寒痰内饮之邪为辅，形成阳虚邪恋的病理状态，治疗以温补肺阳为主，散寒祛痰化饮为辅。本病进一步发展到肺气肿、肺源性心脏病（肺心病）、肺性脑病时，则由肺及脾、肾、心、脑，形成肺脾同病、肺肾同病、肺心同病、肺脑同病。其病机发展顺序依次是肺阳气虚、肺脾阳气虚、肺心肾阳气虚、脏腑功能衰竭。因此，能在早期使本病从根本上缓解，并得到有效控制，温补肺阳是治疗本病的基本大法。以温补肺阳之干姜细辛汤为主治方剂治疗冷哮128例，有效控制率为82.41%，基本缓解率为72.52%。王玲观察临床喘证肺阳虚证患者及肺胀肺阳虚患者，均发现补体C3显著下降，存在一定低氧血症和高碳酸血症，全血黏度、血浆黏度、血细胞比容升高，内皮舒张因子NO含量减少，肿瘤坏死因子（tumor necrosis factor，TNF）-α含量增加，且肺胀组指标异常多较喘证组为甚，因此认为肺阳虚证患者存在免疫球蛋白、血气、血流变、NO、TNF-α等指标的异常，且随着机体伴发其他脏器虚损，这种异常愈加明显。

3. 慢性支气管炎

有学者在对300例喘息型慢性支气管炎进行病因调查中发现，肺阳虚者占71%。陈宝明认为，慢性支气管炎病变主要在肺，肺阳虚是其病机关键，温补肺阳是基本治疗大法。自拟温补肺阳、宣肺化痰、寒热并用的镇咳平喘胶囊治疗慢性支气管炎134例，结果显示，近期总有效率为91.79%，远期有效率为84.82%，动物实验也证实，该方具有良好的镇咳、祛痰、平喘作用。

4. 慢性阻塞性肺疾病

樊亚巍认为，肺阳虚是COPD及其并发症的常见证候，通过对154例COPD及其并发症患者的观察发现，77.65%的患者表现出鼻头青冷、背寒怕冷等肺阳虚症状，因风寒致病者占 74.45%。肺阳不运、痰瘀内停为基本病理，肺阳虚衰，致全身阳损可变生他证。治疗上主张温肺阳，固表防病，祛痰瘀，通鼻窍，治变证。董祥通过对 92 例 COPD 患者监测肺功能及血气分析发现，肺阳虚组及肺气虚组均存在通气功能障碍和换气功能减退，且肺阳虚组较肺气虚组严重，并且机体处于缺氧和二氧化碳潴留状态。又检测 cAMP、环磷酸鸟苷（cyclic guanosine monophosphate，cGMP）及 NO 数据后发现，肺阳虚组 NO、cGMP 含量明显升高，肺气虚组则无显著性差异，因此推测 L- 精氨酸一氧化氮合酶 - 一氧化氮鸟苷酸环化酶 - 环磷酸鸟苷这一生物机制中，一氧化氮和环磷酸鸟苷含量的增高而产生相应的病理可能是 COPD 肺阳虚发病机制之一。刘良倚研究 COPD 患者及社区获得性肺炎（community-acquired pneumonia，CAP）患者发现，COPD 肺阳虚证 CAP 以难治菌为主，无肺部基础疾病的 CAP 以常见菌为主，且 COPD 肺阳虚证组病原体以革兰氏阴性菌为主，铜绿假单胞菌、不动杆菌、肺炎克雷白杆菌、大肠埃希菌为主要致病菌。对照组病原体以肺炎链球菌为主要致病菌。分析原因，考虑为对照组由于其无肺部基础疾病，患者气阳尚盛，肺阳充足，偶有不慎感受外邪，其感邪亦轻，故病原菌以常见菌为主，多为肺炎链球菌。肺阳虚证组由于久咳、久喘、久哮等肺系疾病反复发作，气阳虚衰，肺阳不足，卫表不固，抗邪能力下降，易招致口咽部定植菌（革兰氏阴性菌）下移而引起下呼吸道感染，且本组患者反复发作、反复住院、频繁使用广谱抗生素、间歇使用皮质激素，也易导致革兰氏阴性菌等耐药菌感染。因此认为，气阳虚为 COPD 之本，肺阳虚弱是发病的首要内因，治疗当以温阳益气为主，同时针对革兰氏阴性菌经验性用药。

（二）动物实验研究

王鹏采用烟熏法制作肺气虚大鼠模型，叠加寒冷刺激制作肺阳虚大鼠模型，并对模型大鼠灌服温阳补肺汤观察疗效。结果显示，肺阳虚组大鼠除出现肺气虚组大鼠表现的症状外，还出现畏寒等阳虚表现，且体表温度、体重、日均饮水量均较肺气虚组下降明显，气管、支气管、肺组织损害较肺气虚组严重；肺阳虚组外周血 T 淋巴细胞转化率和呼吸道分泌型乳免疫球蛋白 A 下降较肺气虚组明显，说明其免疫功能更为低下；肺阳虚组大鼠全血黏度、血浆黏度、血细胞比容、红细胞变形指数升高，与肺气虚组有显著性差异，而温阳补肺汤具有良好的预防和改善血液流变性的作用。肺阳虚组 cGMP 含量明显升高，cAMP/cGMP 值明显下降，而药物组大鼠肺组织 cAMP、cGMP 含量及 cAMP/cGMP 值和正常组接近，说明温阳补肺汤温肺阳，从而调节肺内阴阳平衡，起到治病作用。于少泓认为，哮喘病寒饮蕴肺证是因体质偏颇，素体肺阳亏虚，风寒阴邪诱发，导致寒饮蕴积肺中，阻碍肺气宣发肃降而发为哮喘的一种证候，肺阳亏虚的体质是此病证发生的根本。在冬季寒冷环境中，以冰水及寒性饮食饲养大鼠，配以冰水游泳、卵蛋白致敏的方法，建立哮喘病寒饮蕴肺证大鼠模型。用温阳化饮方、小青龙汤、氨茶碱进行干预，观察相关检测指标。结果显示，造模成功，模型大鼠体重减轻，体温下降，饮水量减少，支气管肺泡灌洗液中嗜酸性粒细胞（eosinophil，EOS）增多，IL-4 水平增高，γ 干扰素（interferon-γ，IFN-γ）降低，肺组织出现炎性损伤。而治疗组的 3 种药物对上述各项指标都有不同程度的改善，其中温阳化饮方疗效总体最佳。推测 EOS、IFN-γ、IL-4 分别参与了哮喘病寒饮蕴肺证的形成，温阳化饮方对哮喘病寒饮蕴肺证有较好的治疗效果，其可调控 Th1/Th2 的平衡，抑制 EOS 的浸润及肺组织充血、水肿、炎性渗出，减轻肺组织的损伤，调节气道舒缩，改善肺通气，验证了肺阳具有温化寒饮与行水的功能。

温慧萍采用烟熏（外邪犯肺）、冰水游泳（形寒劳倦）、常温游泳（劳倦）、服用甲巯咪唑冰水溶液（免疫抑制、内饮生冷）多因素复合造模法来制备肺阳虚证大鼠模型，观测大鼠体征，测定血液流变学指标。结果显示：模型大鼠出现喘鸣、呼吸急促、畏寒少动、精神萎靡、毛发凌乱无光泽、饮水量下降等症状；大鼠体重、背部温度、肛温、抓力呈显著性下降；低切变率下的全血黏度、全血还原黏度、红细胞刚性指数、电泳指数均显著性升高。张新芳采用烟熏法制作肺气虚证大鼠模型，叠加寒冷刺激制作肺阳虚证模型，观察发现模型大鼠肺组织中 TNF-α、IL-6 阳性表达显著增加，TNF-α 表达比肺气虚证组更为显著。因此推测，TNF-α 及 IL-6 参与了肺气虚证、肺阳虚证大鼠模型肺组织的病理发展过程，并可能促进肺气虚证向肺阳虚证演变。

二、历代“肺阳虚”方药数据库的建立及数据分析

肺阳虚是指肺阳不足导致的以温煦不足及功能衰退为表现的一类病证。历代以来，医家对肺阳虚证的治疗各有心得，在临证的基础上总结出了许多治疗肺阳虚证的药物及方剂。应用文献研究与现代统计相结合的方法对治疗肺阳虚的方药进行探讨，可以分析其药物使用及配伍规律。

（一）数据收集

将古代医学文献 662 种，涉及理论著作、本草著作、方剂著作、专科著作等各方面，汇总整理做成“中国历代医学文献数据库”。

1. 数据检索

以肺阳虚、肺阳不足、肺中寒、肺中冷、肺虚寒、肺寒、温肺、补肺阳等为检索词检索“中国历代医学文献数据库”，共检索出文献 1 000 余条，将其中涉及肺阳虚治法的条文单独摘录，逐条仔细研读、筛选，再到图书馆医学库及样本书库逐一校对后，筛选出符合研究目的的文献。具体纳入及剔除标准如下。纳入标准：仅收录复方，不收录单方；主治病证中体现“肺阳虚”的方剂；方名中体现治疗“肺阳虚”的方剂；治法中体现“温补肺阳”法的方剂。剔除标准：对各书中重复的方剂，只选择最初来源的方剂进行收录，其余剔除。最终筛得方剂 63 首，涉及药物 79 味。

2. 数据清洗

对收集到的方药进行数据清洗，主要是将药名规范化。如将“芎藭”统一为“川芎”，“钟乳粉”统一为“钟乳石”，“炒牛蒡子”统一为“牛蒡子”，“崖蜜”统一为“蜂蜜”，“地黄”统一为“生地黄”，“赤茯苓”统一为“茯苓”，“桂心”统一为“桂枝”，“甘菊花”统一为“菊花”，“芍药”统一为“白芍”，“栝楼根”统一为“天花粉”，“橘皮”统一为“陈皮”，“好酒”统一为“酒”，“秦椒”统一为“花椒”，“天雄”统一为“川乌”，“薯蓣”统一为“山药”，“石首鱼脑骨”统一为“鱼脑石”，“玉蝴蝶”统一为“木蝴蝶”，“别直参、老东参、吉林参”统一为“人参”，“炙绵芪”统一为“黄芪”，“诃黎勒皮”统一为“诃子”，“丁力”统一为“葶苈子”等。

（二）数据库的建立

为便于下一步统计分析，将收集的 63 首方剂按照编号、方名、药名、参考文献等依次输入 Microsoft Excel 中，有则标记“1”，无则标记“0”，建立相应的数据库。

（三）数据分析

描述性分析由 Excel 2007 及 SPSS 18.0 软件完成，关联规则分析采用 SPSS Clementine 12.0 软件完成，聚类分析由 SPSS 18.0 软件完成。

1. 频数结果

数据库中共有76味药物，共使用439次。按照频次从高到低依次为杏仁（32次）、桂枝（30次）、干姜（28次）、炙甘草（27次）、人参（25次）、陈皮（25次）、五味子（21次）、细辛（20次）、半夏（17次）、麻黄（16次）、生甘草（15次）、茯苓（9次）、紫菀（9次）、生姜（8次）、桑白皮（7次）、大枣（7次）、白术（6次）、款冬花（6次）、黄芪（6次）、紫苏叶（6次）、肉桂（5次）、诃子（5次）、阿胶（5次）、附子（5次）、桔梗（5次）、厚朴（4次）、白芍（4次）、百部（4次）、川贝母（4次）、皂荚（3次）、木香（3次）、前胡（3次）、防风（3次）、当归（3次）、饴糖（3次）、蜂蜜（3次）、糯米（2次）、钟乳石（2次）、天冬（2次）、独活（2次）、麦冬（2次）、川芎（2次）、乌梅（2次）、花椒（2次）、川乌（2次）、罂粟壳（2次）、山茱萸（2次）、秦艽（2次）、山药（2次）、杜仲（2次）、防己（2次）、菊花（2次）、贯众（2次）、葶苈子（1次）、接骨草（1次）、青皮（1次）、荜茇（1次）、吴茱萸（1次）、天花粉（1次）、紫苏子（1次）、胡桃肉（1次）、升麻（1次）、丁香（1次）、白前（1次）、酒（1次）、牛蒡子（1次）、白芷（1次）、鱼脑石（1次）、百合（1次）、荆芥（1次）、白石英（1次）、石菖蒲（1次）、胡椒（1次）、生地黄（1次）、石膏（1次）、马兜铃（1次）。频数在5次及以上的有25味，按照《中药学》结合《中药大辞典》的内容将其分类，并分析其四气五味及归经情况，见表2-1～2-4。

表2-1　古代文献数据中主要药物分类统计

药物	类别	味数	频数/次	累计频数/次	频率/%	累计频率/%
桂枝、细辛、麻黄、生姜、紫苏叶	解表药	5	80	80	23.2	23.2
炙甘草、人参、大枣、白术、黄芪、阿胶	补虚药	6	76	156	22.1	45.3
杏仁、半夏、紫菀、桑白皮、款冬花、桔梗	化痰止咳平喘药	6	76	232	22.1	67.4
干姜、肉桂、附子	温里药	3	38	270	11	78.4
五味子、诃子	收涩药	2	26	296	7.5	85.9

（续表）

药物	类别	味数	频数/次	累计频数/次	频率/%	累计频率/%
陈皮	理气药	1	25	321	7.2	93.1
生甘草	清热药	1	15	336	4.3	97.4
茯苓	利水渗湿药	1	9	345	2.6	100

表 2-2　古代文献数据中主要药物药味情况统计

五味	频数/次	累计频数/次	频率/%	累计频率/%
辛	180	180	35.2	35.2
甘	177	357	34.6	69.8
苦	129	486	25.2	95.0
酸	26	512	5.0	100
咸	0	512	0	100

表 2-3　古代文献数据中主要药物药性情况统计

药性	频数/次	累计频数/次	频率/%	累计频率/%
温	234	234	67.8	67.8
平	66	300	19.1	86.9
热	38	338	11.0	97.9
寒	7	345	2.1	100
凉	0	345	0	100

表 2-4　古代文献数据中主要药物归经情况统计

归经	频数/次	累计频数/次	频率/%	累计频率/%
肺	313	313	32.6	32.6
脾	189	502	19.7	52.3

（续表）

归经	频数 / 次	累计频数 / 次	频率 /%	累计频率 /%
心	185	687	19.3	71.6
胃	114	801	11.9	83.5
肾	65	866	6.8	90.3
膀胱	46	912	4.8	95.1
大肠	37	949	3.9	99.0
肝	10	959	1.0	100

2. 聚类结果

根据数据库聚类树状图，主要药物可以聚为以下几类。C1：紫苏叶、桑白皮、款冬花、紫菀、白术、肉桂、茯苓；诸药搭配，解表散寒，温中补虚，化痰止咳。C2：黄芪、附子、诃子、桔梗、阿胶、生姜、大枣；诸药搭配，补气温中，止咳化痰。C3：五味子、生甘草、麻黄；三药配伍，一宣一敛，止咳平喘。C4：干姜、细辛、桂枝、陈皮、半夏、炙甘草、人参、杏仁；诸药搭配，补气温阳，止咳化痰，发汗解肌。

3. 关联规则结果

当设定支持度≥20% 时，得到药物的关联分析表，见表 2–5。

支持度设定为 20% 时，得到的药对和药组置信度均大于 70%。共得到药对 3 对，分别为半夏、陈皮，麻黄、杏仁，细辛、干姜。得到药组 3 组，分别为五味子、干姜、细辛，细辛、桂枝、干姜，炙甘草、陈皮、干姜。

表 2–5　古代文献数据关联分析

后项	前项	规则 ID	实例	支持度 /%	置信度 /%	规则支持 /%	提升	部署能力
陈皮	半夏	7	17	26.984	82.353	22.222	2.075	4.762
细辛	五味子、干姜	49	13	20.635	76.923	15.873	2.423	4.762
干姜	细辛、桂枝	56	13	20.635	76.923	15.873	1.731	4.762
干姜	炙甘草、陈皮	60	13	20.635	76.923	15.873	1.731	4.762

（续表）

后项	前项	规则ID	实例	支持度/%	置信度/%	规则支持/%	提升	部署能力
杏仁	麻黄	6	16	25.397	75.000	19.048	1.477	6.349
五味子	细辛、干姜	48	14	22.222	71.429	15.873	2.143	6.349
桂枝	细辛、干姜	55	14	22.222	71.429	15.873	1.500	6.349
炙甘草	陈皮、干姜	61	14	22.222	71.429	15.873	1.667	6.349
干姜	细辛	8	20	31.746	70.000	22.222	1.575	9.524

4. 讨论

从频数分析结果可见，古代治疗肺阳虚的主要药物中使用最多的为解表药、补虚药、化痰止咳平喘药及温里药。这说明肺阳虚的治疗应该以补虚为主，补气药、补阳药为常用药物。肺阳虚多由感受外邪引起，因此解表药也常用。因肺阳虚多导致津液输布失常，痰液形成，故又常配伍止咳化痰平喘药。可见，补虚、解表、化痰为肺阳虚病证的三大治疗原则。

从药味分析结果可见，辛、甘、苦味药使用频次最高。辛能散，治疗表证的药物多为辛味，体现了发散寒邪之意。甘能补，补益药物多为甘味，体现了补益肺阳之意。苦的含义较广，有降泄、通泄、清泄等，苦味多与其他五味合并出现，在这些主要药物中，杏仁、人参、陈皮、麻黄、紫菀、白术、款冬花、诃子、桔梗为苦味，也集中在了解表、补益、止咳化痰平喘药物类别中。值得注意的是，辛、甘、苦三类药物合计所占比例为95%，占绝大多数，可见治疗肺阳虚病证用药应以辛、甘、苦三类药物为主。另外，酸味药也有少量使用，主要为五味子和诃子。古代医家认为，酸味可收肺气之逆，如尤怡《伤寒贯珠集》云："咳者，肺寒而气逆也……故加五味之酸，以收逆气。"

从药性分析结果可见，温、平、热性药使用频次最高，三者合计为97.9%，占治疗肺阳虚药物的绝大多数。由此可见，治疗肺阳虚当温补为先，慎用寒凉药物。

从归经分析结果可见，归肺经药物使用最多，其次是归脾经、心经药物。清代赵术堂《医学指归》云："土为金母……故温肺必先温脾胃，亦补母之义也。"唐容川《中西汇通医经精义》云："心火温肺，而后胸中阳和，无寒饮咳痹之证。

故心火者，乃肺之主也，心火太甚，则肺燥，心火不足，则肺寒。”从肺与脾、心的关系看，选择归脾经、心经的药物亦有一定的道理。

聚类分析是研究事物分类的一种统计方法，直接比较样本中各指标之间的性质，将一组数据按照本身的内在规律较合理地分为几类。聚类过程是数据挖掘过程的初始阶段。它作为一种探索性的分类方法，大大缩小了以往全凭主观判断所造成的误差，使数据分析结果更具客观性。由于中医学本身在形成与发展过程中具有规范性较差等特点，因此，聚类分析等现代数理统计方法在中医学中的合理应用将能够极大地推进中医现代化发展。本研究得出了 4 个聚类方，每个方中的药物是常常在一起配伍使用的，每个聚类方虽主治各不相同，但均未脱离补虚、化痰、解表三大治疗原则。虽然聚类分析的方法能够将治疗肺阳虚证的常用药物进行分类，但尚不能发现深层次的配伍规律，还需要借助关联规则等其他数据挖掘方法进行分析。

关联规则分析属于统计学数据挖掘常用方法之一，用于发现隐藏在大型数据中的令人感兴趣的联系。近年来，关联规则开始应用于挖掘古方常见药物组合，分析这些常用药物组合的配伍规律，以及方与证内部关联性的研究。本研究采取关联规则的方法研究古代温补肺阳常用药物组合和配伍规律，最终筛得药对 3 对。半夏、陈皮：半夏辛温燥烈，功擅燥湿化痰，降逆止呕；陈皮辛苦而温，长于理气健脾，燥湿化痰。二药合用，半夏得陈皮之助，则气顺而痰自消，化痰湿之力尤胜；陈皮得半夏之辅，则痰除而气自下，理气和胃之功更著。二者相使相助，共奏燥湿化痰、健脾和胃、理气止呕之功。麻黄、杏仁：麻黄与杏仁同入肺经，二者配伍有宣肺解表之功，可用于外感风寒所致的胸满气逆、咳嗽喘促之症。另外，麻黄擅于宣畅肺气，杏仁长于肃降肺气，二者一宣一降，相辅相成，止咳平喘作用显著。细辛、干姜：细辛性升浮，外能解表散寒、止痛，内则温脏腑、祛内寒、化饮；干姜辛热，能温脾肺之寒，通调水道。二药配伍，相须为用，一表一里，一走一守，温肺散寒、化饮止痛效力增强。

关联规则分析得到药组 3 组。五味子、干姜、细辛：五味子酸温收敛，止咳平喘，以防姜、辛耗散肺气，若单独应用，有碍发散表寒，若与干姜、细辛合用，三者相配，则一散一收，一开一阖，邪去而正不伤。张仲景的小青龙汤、射干麻黄汤、苓甘五味姜辛汤等方中，均巧施了姜、辛、味三品，用之临床，奏效甚捷，为后人所推崇。细辛、桂枝、干姜：桂枝辛散温通，能振奋气血，透达营卫，外行于表，解散肌腠风寒，横走四肢，温通经脉寒滞。桂枝还能通阳化气，治痰饮蓄水之症。细辛、桂枝、干姜相配伍依然发挥温肺散寒、化饮之功。炙甘草、陈皮、干姜：甘草炙用性温，能益气补虚；干姜辛热燥烈，长于祛里寒以温中焦脾胃之阳，为温中散寒之主药，并有回阳通脉、温肺化饮之功；陈皮芳香，入脾、肺经，味辛则散结气，苦温则散寒燥湿，使滞气行则脾胃自健，寒湿去则痰涎自消，为理气健脾、燥湿化痰之要药。三者配伍共奏温里化痰之功效。

综上所述，通过研究古代治疗肺阳虚之方药得知：补虚、解表、化痰为治疗肺阳虚证的三大原则，使用药物的药性以温、平、热为主，药味多辛、甘、苦味，主要归肺经，半夏、陈皮、麻黄、杏仁、细辛、干姜、五味子、桂枝、炙甘草为常用药物。

第三章

致病当量

第一节 “致病当量”概念提出的初衷

现代科学发展日新月异，各学科交叉发展的态势逐步增强，任何一门学科的发展都不是孤立的。相比之下，中医学的发展显得步履维艰。因此，许多中医学者指出，中医学的进一步发展需适应现代科学发展的大潮流，结合和运用现代科学技术及数学理论，才能被更广泛地认同，并获得与其他学科的兼容。“中医现代化”的指导思想必须包含现代科学思想，在具体的实践中充分结合中医学本身固有的特色和价值体系，并引入数学、物理学、化学等自然科学的方法，用基础学科的概念去解读中医学基础理论，让中医学和其他学科有一个交流的平台，这就是我们所要的“中医学语言”。其中，科学的数学（模型）化是当代科学技术发展的主要趋势之一。对于中医学而言，一旦可以用数学模型来模拟，而成立确定的理论形式，就为其向成为可检验而又具有严密逻辑的现代科学理论体系迈出了关键的一步。运用数学方法进行中医药学研究，可以弥补中医药学缺乏定量精确性认识、停留在经验医学层面上的不足，挖掘和发扬中医药学精华。数学方法是指用数学语言来描述和模拟中医药学的一种量化方法，如诊断标准的判定、证候的规范化、临床经验的提炼、中药质量评估体系的建立、中药组方的量化分析、中医计算机专家系统等。

第二节 “致病当量”的概念

“当量”，指与特定或俗成的数值相当的量，科学技术上指与某标准数量相对应的某个数量，如化学当量、热功当量、核装置的 TNT 当量等。TNT 当量为大家所熟悉，常用于核爆炸时所释放能量与 TNT 炸药爆炸所产生能量的比较，如 100 万吨当量的核弹头就是说此核弹爆炸时产生的能量相当于 100 万吨 TNT 炸药爆炸产生的能量。

在流行学当量原理中，植物病害流行因素和流行参数之间存在着一种当量关系，可以将寄主抗病性、病原物致病性和环境条件（温度、湿度等）、人为措施（施药、施肥等）等流行因素，转变成统一的流行学参数的当量值，在病害流行比较研究、模拟模型组建及病害的系统管理中都有较大作用。

“当量”广泛应用于物理、化学等学科领域。在化学领域，“当量”和“当量定律”自 17 世纪以来就一直是十分重要的概念和定律。化学上，当量指相当于改变一个电子的物质的量；克当量（摩尔质量）指相当于改变 1 mol 电子的物质的量。如此，不仅更能反映当量的本质，而且能把元素及化合物的量统一起来，把各种不同类型的反应中的当量统一起来，从而改变了过去那种对元素和化合物分别下定义，酸碱反应和氧化还原反应又有不同定义等的混乱局面。

由此可以看出，“当量”可以综合多种指标，简化了分析过程，是一种相对综合和直观的评价方法。在研究方法上，越来越多的学科开始采用“当量方法”进行研究，即将观察对象用“当量”来表示，并进行分析的方法。“当量”概念的提出，实际上是一种归纳的方法，可以使复杂的、不易观察的指标及较为复杂的运算简单化，使之更直观、更简洁。

近几年，“当量”的概念也逐渐应用于医学领域。如氧通气当量涉及肺通气量和摄氧量两个参数，它是每分钟通气量和每分钟摄氧量的比值。氧通气当量是评价机体呼吸效率的重要指标，能反映机体的氧摄取能力。氧通气当量小说明氧摄取效率高。再如，代谢当量指运动时代谢率对安静时代谢率的倍数，排除了个人基础代谢率的差异，可避免单纯追求固定热量消耗对个体的误差，该概念已经成为国际广泛认可的体力活动强度评价指标。美国运动医学会和疾病控制与预防中心建议，每个美国公民每天至少进行 30 分钟中等强度的体力活动，即每分钟消耗 4 ~ 7 kcal 或 3 ~ 6 代谢当量的运动。另外，有很多概念虽然没有明确提出“当量”，但是已经有“当量方法”的观点。如临床经常使用的体重指数、氧合指数等，可以综合多种因素，从而反映机体的肥胖程度及呼吸功能，具有方便、直观、易于掌握，同时又相对准确的特点。

在病因学研究方面也可以见到“当量”的影子。如吸烟指数，即每天吸烟量（支）与吸烟年数的乘积，可以在一定程度上反映多种疾病，如周围血管病、心血管疾病、糖尿病等的危险程度，已经广泛应用于临床及实验研究。但是相对于临床学科及其他领域，“当量方法”在病因学研究中的应用仍然较少。

对于疾病而言，病因是其始动因素，但是目前仍有许多疾病的病因尚不清楚。有研究者认为，这与对病因的重视不够、研究不足及人类病因谱改变和复杂化有关。尽管人们认为病因极为重要，但是，受到传统医学观念的影响，仍然倾向于把患者看作带病的生命体，重视运用科学技术手段来解释机体内的微观变化，而忽视了宏观的改变，重治病、轻防病，致使许多除了生物性因素（如细菌、病毒、寄生虫等）以外的病因学研究被束之高阁，少有问津，导致病因实质模糊不清。

相对于现代医学而言，中医学在病因学方面有独特的见解。“审因论治”一直是中医学临床应用的原则之一。《素问・征四失论》云：“诊病不问其始……何病能中。”《备急千金要方・论诊候》说：“夫欲理病，先察其源。”特别是复合病因，是中医病因学的一大特色，如《内经》所提出的“风寒湿三气杂至，合而为痹也”“汗出当风”之说，《三因极一病证方论》云“风寒、风温、风湿、寒湿、湿温，五者为并；风寒湿、风湿温，二者为合”，《广瘟疫论》曰“凡此表、里、虚、实、寒、热相兼者，不可枚举”，《灵枢・邪气脏腑病形》云“形寒寒饮则伤肺，以其两寒相感，中外皆伤，故气逆而上行”。笔者团队认为，肺系疾病的复合病因大致可以概括为外感之间、内伤之间、外感与内伤之间复合致病，以及各病理产物兼夹其中。

但是，以上中医观点虽然已广泛应用于临床，但是仍然相对主观化，缺乏客观的评价标准，缺乏现代医学研究的量化与标准化，导致中医学中的病因实质难以解释、推测与评估，更难以被现代医学所接受。所以，如何能准确地描述中医学的观点已成为中医病因学发展的关键所在。

综上所述，“致病当量”概念的内涵可以概括如下：在一定群体中可以引起机体一定程度病理改变的致病因子的量。在不同的群体中，同一个当量所引起的病理改变程度不同。致病当量可理解为一个衡量机体病理改变程度的常数。机体受邪，其大小缺乏衡量的标准。假设病邪就是核弹，核弹的威力大小可以用基础当量去衡量，就是“吨 TNT”，即单位致病当量。相同的致病当量产生同样的致病力，在同样的当量里，可能包含的子单位不尽相同，而由不同的子因素构成的当量可以等效。举例说明，如果实验动物在 X 摄氏度的温度下暴露 A 小时和在 Y 摄氏度下暴露 B 小时，经各项检测发现，两组实验动物的病理损伤、生化指标变化、各种炎症因子的变化是一致的。可以认为，这两组动物受到了相同致病当量的刺激。一个致病因素如果包含了 A、B 两个子因素，由 A、B 各一个单位组成的病因规定为基础当量，就可以由此来衡量由不同的 A、B 构成的病因应该是多少当量。不同病因当量的性质可能不同，但是造成的损害程度或损害结果有可能相同，通过实验分析及临床研究，有可能找出这样一个量的系数，或者称为常数，来衡量或换算其所造成的损害。但是，笔者也发现，“致病当量”必须建立在一定基础上。如《内经》所云：“有人于此，并行并立，其年之长少等也，衣之厚薄均也，卒然遇烈风暴雨，或病或不病，或皆病或皆不病，其何故也？”不同的个体因体质、生活方式等的不同，对相同程度邪气的反应也不同。所以，“致病当量”的概念也是针对群体的量的划分，排除体质、生活方式等个体差异，旨在对群体的发病趋势进行分析和预测。当这种针对健康群体的“致病当量”提出后，各种致病因子对患者的影响将直观地展现在我们面前，从而指导对患者的调护及推测预后。

相对而言，笔者团队关注更多的是群体量的恒定，实验室模拟工作只是发现这种可衡量量变化的前期工作，目的是发现可衡量的指标及可能存在的衡量方式。而具体应用到临床，尚需大规模的调查，涉及循证医学、统计学等学科，从而真正推动中医学现代化、量化、标准化、客观化。虽然这是一个长期艰难的过程，但笔者认为，这种与循证医学、实验医学相结合的医学思维模式值得推广。

第三节 “当量”的临床实践与“致病当量”

笔者团队对肺系病常见病因——风、寒、湿、燥等外感邪气进行了大量实验研究，尤以寒邪研究最多，并形成了一定的研究模式，具有较强的实用性，值得推广。

笔者团队对寒邪的本质进行了研究，并进行了慢性支气管炎寒邪与气象因子的相关性分析。该研究对 1997—2000 年 4 年间在我院住院的慢性支气管炎、支气管哮喘、类风湿关节炎患者资料及 4 年的气象资料进行统计分析，得出了山东济南地区寒邪与气象因子的相关系数及回归方程，发现寒邪与月平均气温、月最低气温、月平均气压显著相关，其中与前二者呈负相关，与后者呈正相关，表明寒邪主要与温度气象指标密切相关。结果显示，因同一区域内的气压变化主要由温度变化导致，所以可以推断与寒邪相关的主要气象因子为温度。

随后，笔者团队又进行了有关寒邪的一系列实验研究。在“不同梯度变化的寒邪对大鼠细胞因子影响之差异的实验研究”中，实验动物被置于由温度骤降、温度缓降及恒定低温造成的寒冷环境中，结果显示，温度骤降各组较相对应的绝对温度各组的 IL-6 水平明显升高。这表明，寒邪的实质更多为温度的骤然变化，并非通常认为的恒定低温。这种与常识所不相符的结论只有通过数量上的分析才能得出。

除此之外，为了探讨复合病因对机体的损害，将上述实验进一步深化，在3种单纯寒邪的基础上，增加了高湿环境和有风环境，以模拟寒湿、风寒、风寒湿之邪，发现复合病因相对于单纯寒邪环境而言，其对机体损伤更大，病理改变更为严重，炎症细胞因子的含量也增加；且不同量复合病因与单纯病因可导致相同的病理损害，如寒湿（恒定低温 10 ℃复合相对湿度大于 90% 的高湿环境）与单纯寒邪（温度骤然从 20 ℃降低至 10 ℃）所造成的 IL-6、IFN-α、IL-4 的改变相同。而这种程度上的比较，也只能通过定量研究才能发现。

基于以上观点，为了能客观地评定致病因素对机体的致病性，笔者团队提出了“致病当量”的概念——在同一群体中可以引起机体一定程度病理生理改变的致病因子的量。在不同群体中，同一个当量所引起的病理改变程度不同。致病当量可理解为一个衡量机体病理改变程度的常数。

任何一种病因，无论是环境因素、心理因素还是行为方式等，均可导致机体产生相应的生理病理改变。通过对这种改变的量化衡量，可以反映出这种致病因素的致病程度。这是笔者团队提出“致病当量”的基础。

在观察指标的选取方面，同一病因所导致的生理病理改变并不局限于一个方面，应该如何选取适当的指标作为评价标准呢？笔者团队认为，指标的选取主要取决于研究的内容。举个简单的例子，如众多的研究已经表明，吸烟可以影响机体的血脂血糖代谢、口腔上皮细胞凋亡及肺组织癌性基因表达等多项病理生理过程，那么，笔者团队研究吸烟所选取的指标要根据研究内容确定，倘若以研究肺部癌性基因表达为主，选择血脂血糖代谢指标作为判定标准则“风马牛不相及”。致病因子的研究也是如此。特别是比较多种病因的致病性，有必要选择相同的观察指标，并在该指标所代表的范围内进行分析和比较。

“致病当量”是总结了现有医学发展模式及病因学研究现状，结合临床需要所提出的一种新的假说，是在理论上对医学研究的创新。这一概念的提出，突破了传统中医主观化、模糊化的局限性，促进了中医达到现代化、量化、标准化、客观化的要求，为中医研究的新模式提供了一种可能性。但是，从理论到实践的道路仍然很漫长。致病因素烦冗众多，各因素之间相互交杂，对于很多病因的研究仍然欠缺，同时生物医学模式的发展缺乏一定的系统性，众多的检测手段之间缺乏比较，而基础医学研究又相对薄弱，等等，都是这一概念走向成熟需要克服的问题。正如前文所述，“致病当量”这一概念真正应用于临床还需要动物实验、统计分析、循证医学等学科的相互借鉴及创新研究，同时也需要不断地自我完善和改良。

第四节 “致病当量”理论在中医学研究中的应用探索

在中医学中，无论是证候、病名、诊断，还是药物等众多方面，都只是粗略地根据外部征象推测疾病的本质，主观因素对其精确性影响大，严重制约了中医药学的发展。许多疾病病因由多因素构成，在诸多病因中何者为主，何者属次？

各因素在发病中各起多大作用？当产生协同作用时对疾病的发生和发展各有多大影响？这些问题只有通过定量分析病因及病变之间的剂量效应关系才能明确。无论内因还是外因作用于人体，都是通过与机体发生一系列反应而表现出相应的外在信息表征，通过取类比象，在临证时可以依据这些表征分析其病位、病性和病理因素所属，从而作为治疗的依据。

随着研究的不断深入，有些研究已包含定量因子。笔者团队在前期对肺系病常见的外感病因（如风、寒、湿、燥等邪气单独及复合作用）对呼吸系统的影响进行了初步定量模拟研究。以寒邪为例，在中医学中，它是单一的病因，然而，我们之前的研究结果表明，六淫中寒邪、风邪、湿邪与气象因子中的风、低温及温差、湿度具有相对应关系。因此，我们为了更进一步明确致病因子与机体损伤之间具体的量的关系以及复合因素对人体的损伤程度，在之前研究的基础上，进一步将六淫中的风邪、寒邪、燥邪细化为不同的子因子，在实验室条件下模拟不同程度的风、寒、燥邪单因子致病因素与二者或三者的复合因素，对大鼠进行刺激。观察大鼠一般情况的变化，采集四诊指标，观察大鼠肺组织病理形态的改变，免疫组化法检测大鼠肺组织匀浆中相关细胞因子的含量，聚合酶链式反应法检测大鼠肺组织匀浆中相关基因的表达。统计分析得出刺激程度与呼吸系统损伤之间的相关性，最终在此基础上总结提炼出“致病当量”的概念。实验结果初步说明寒邪其实是复合性的，其相关的因素主要有：绝对温度；温差变化；与受体接触时间；受体周围空气流速；受体周围空气湿度。导致疾病产生的诸多因素之中，必有主要因素及次要因素，具体到寒邪，以温度和时间为主，以空气流速和空气湿度为辅，后二者可以加大寒邪致病力度。

从中医病因学的角度出发，后二者分别是风寒之邪和寒湿之邪。随后，笔者以寒邪为突破口，在实验室先后模拟了单纯寒邪，以及风寒之邪、寒湿之邪等复合致病因子。研究发现，寒邪对实验大鼠可以造成损伤，而且损伤的程度与寒邪的程度呈正相关。如寒挟风湿比单纯寒邪组大鼠肺脏组织病理改变更为严重，炎症细胞因子的含量也有增加。不同温差组大鼠的趋化因子 Fractalkine（FK）有显著差异，而且温差挟湿各组FK水平及炎症细胞因子明显高于相应的温差组，表明复合致病因子造成损伤更为严重。分析实验结果，笔者团队考虑这种程度上的差异是否可以以数学模型或者“当量”的形式被衡量，进而对致病因素进行进一步细化分解及量化分析，并对其作用进行估计与预测，通过评定所受外邪的程度来评价患者的病理状态及预后等方面，并指导临床用药，以进一步总结提炼出“致病当量”概念理论及临床意义。笔者认为，定量研究方法是中医学量化的一种探索。

主观性大、不精确已经成为影响中医学发展的瓶颈之一。运用数学方法进行中医药学的研究，可以弥补其缺乏定量精确性认识、停留在经验医学层面上的不足，挖掘和发扬中医药学精华。

第五节 “致病当量”在治疗中的应用

在治疗方面，中医学治疗疾病的基础在于辨证施治，其用药剂量是因人、因时、因证而定。要根据患者的病情特点使用不同的药物进行治疗，而且，药量不同，其功效也不一样。如薄荷在逍遥散中只用 6 g，能疏肝理气，而治风热感冒时可用到 10 g，以发散风热；桂枝在桂枝汤中用 9 g，取其温经散寒、解肌发表之功效，以祛除在表之风邪，而在五苓散中桂枝用量不到 6 g，则取其温通阳气，增加膀胱气化功能之作用。

由此可见，中药的用量非常灵活，必须根据各种不同的情况分别对待，具体确定。不同的配伍，需要不同的剂量；剂量不同，则治疗的效果不一样。

中药用量也有一定的原则。凡有毒的、峻烈的药物，用量宜小。如前人就有“细辛不过钱”的告诫，特别是有毒之品，使用更要慎重，以免中毒或耗伤正气。凡属花、叶等轻宣发散、芳香走窜的药物，用量亦不宜过大。而有些药物则非用重剂不可，如药力平缓的玉竹，质重的石膏，以及金、石、贝类之属的药剂都使用重剂。一般一味药单用，用量宜重，而复方配伍，用量宜轻。汤剂用量宜重，丸剂、散剂用量宜轻。老年人用药量应低于成年人，体弱患者用药量可低于体质壮实者，女性用药量应低于男性。同样是风寒感冒，在寒冷的季节或北方，要用发散重剂才有效；而在炎热的夏季或南方，则不宜过于发散，以防汗出过多，变生他证。

第四章

寒邪与肺脏

第一节　肺脏的生理功能

肺位于胸腔，左右各一，吸之则满，呼之则虚，为脏腑之华盖，百脉之朝会。《素问·痿论》云："肺者，脏之长也，为心之盖也。"《医贯·内经十二官论》说："喉下为肺，两叶白莹，谓为华盖，以覆诸脏，虚如蜂窠，下无透窍，故吸之则满，呼之则虚，一吸一呼，本之有源，无有穷也，乃清浊之交运。"肺是一个呼吸器官，除了主气、司呼吸外，还具有宣发肃降、主行水、主治节、朝百脉、卫外等功能。

一、主气，司呼吸

《素问·五脏生成论》曰："诸气者，皆属于肺。"肺主气包括肺主呼吸之气和主一身之气。肺主呼吸之气，肺通过一呼一吸，吐故纳新，使得体内外气体不断交换，保证了人体新陈代谢的正常运行，《素问·阴阳应象大论》云"天气通于肺"。肺主一身之气，肺有主司一身之气的生成和运行的作用，《素问·六节脏象论》云"肺者，气之本，魄之处也"。肺主一身之气的生成，主要体现在宗气的生成，宗气由肺吸入的清气和脾胃运化的水谷之精所化生的谷气相结合而生成。宗气在肺中产生，上出喉咙，以促进肺的呼吸；贯通心脉，行气血而布散周身，下行丹田以资先天之气。同时肺的一呼一吸，调节全身气机。肺主气功能正常，则宗气充足，气机通畅，呼吸调和，反之，则会影响宗气的生成和全身气机的运行，出现气虚、气滞、气逆、气结等异常。

二、主宣发肃降

肺主宣发，是指肺气具有向上升发和向外布散的作用，通过宣发，呼出浊气，将脾转输来的津液和部分水谷精微上输头面、外达皮毛，宣发卫气于皮毛肌腠。《灵枢·决气》云：“上焦开发，宣五谷味，熏肤，充身，泽毛，若雾露之溉。”《灵枢·痈疽》说：“上焦出气，以温分肉，而养骨节，通腠理。”肺主肃降，是指肺气通过肃降，向内、向下布散气和津液，资助元气并濡润其他脏腑。肺的宣发与肃降，相互制约，相互为用，宣发与肃降协调，则呼吸均匀通畅，水液得以正常输布代谢，反之，则呼吸失常，水液代谢障碍。一般外邪侵袭，主要影响肺气的宣发，导致以肺气不宣为主的病变，如外感风寒可引起肺宣发功能障碍，出现胸闷、鼻塞、恶寒发热、无汗等症，也可影响肃降功能，出现咳嗽、喘息等症。

三、主行水

肺主行水，是指肺气的宣发肃降对体内水液的输布、运行和排泄起着疏通和调节作用，又被称作“通调水道”。《素问·经脉别论》曰：“饮入于胃，游溢精气，上输于脾，脾气散精，上归于肺，通调水道，下输膀胱。水精四布，五经并行。”肺气通过宣发，可将脾气运输至肺的水液和水谷精微中较轻清的部分，向外、向上输布至皮毛和头面诸窍以濡养之；通过肃降，可将脾气运输至肺的水液和水谷精微中较稠厚的部分运输到其他脏腑以濡养之，并将代谢产生的浊液下输至肾，经膀胱气化为尿液。由于肺居高位，能将人体的水液外达于肌表，下输于肾和膀胱，故清代汪昂《医方集解》称“肺为水之上源”。外邪袭肺，肺失宣发，可致肺行水功能失常，水液不能正常输布，聚而为痰饮水湿，水饮蕴积肺中，影响肺的气体交换，表现为咳喘痰多等症状。

肺的行水功能，主要依赖于肺阳的宣发、温煦和推动作用。肺阳是肺气中具有温煦、推动、宣发、兴奋等作用的部分。纵观历代文献，虽然很少明确提出“肺阳”，但在有关论述中已经蕴含了肺阳的概念。明代王肯堂指出：“一气之中而有阴阳、寒热、升降、动静备于其间。”明代张介宾云“为喘促，为痞满，为痰涎呕恶，为泄泻畏寒。凡脉见细弱，证见虚寒而咳嗽不已者……但补其阳而嗽自止”“寒嗽虚喘，身凉自汗者，以金脏之阳虚，不能保肺也”，指出肺阳虚的病理变化及证候表现。元代王好古提出“人参补五脏之阳气”“味既甘温，调中益气，即补肺之阳，泄肺之阴也”，明确提出肺阳及肺阳虚的证治。张锡纯在《医学衷中参西录》中云“周身之热力，借心肺之阳，为之宣通”“心肺之阳下济，大能温暖脾胃消化痰饮”，说明了肺阳温煦、输布津液的生理作用。蒲辅周指出，“五脏皆有阳虚阴虚之别：肺阳虚，则易感冒”，常用温肺法治疗肺阳虚。

肺阳的温煦、推动、宣发、兴奋等作用，是肺行水的动力源泉。肺生理功能的基础——宣发肃降，是肺阴、肺阳相互协调、相互作用的结果，肺阴主肃降，肺阳主宣发。在肺通调水道这一生理活动中，肺阳主要起着温化、布散水液的作用。经脾胃转输至肺的水谷精微，在肺阳的温化作用下，“阳化气”，其中较轻清部分升散至头面诸窍、肌腠、皮毛，形成“上焦如雾”之势。较重浊部分则向下输布，濡养其他脏腑，并经脏腑利用后转为浊液下输膀胱，气化成尿液。因为水津属阴，非阳不运，遇寒则凝，人体水液的运行布散需要阳气的推动温化，气行则水行，气虚则水停，肺阳健旺，温煦鼓动之力强劲，则呼吸有力，宗气生成充足，水液代谢也正常。诚如张介宾在《类经・脏象类》中云：“水因气生，气为水母，凡肺气所及，则水精布焉。”若肺阳虚衰，则无力行水，肺部水液潴留化为痰饮，肺阳输送之津液外渗，溢于肌腠，亦可发为水肿。外寒损伤肺阳可致肺行水障碍。肺气通于天，冬季寒冷或乍寒骤冷，外寒可以直接侵袭肺系。寒为阴邪，易伤阳气。外寒客于肺，可致肺阳受损。肺阳主通调水道，故而外寒伤肺可导致肺行水功能障碍，脾上输于肺的津液不能向外宣发，水液停骤化为水湿痰饮。且寒性凝滞，“热则流通，寒则凝滞”，寒邪可使经脉气血阻滞，津液运行、输布失常，变生气滞、瘀血、痰浊等，加重水液停聚。

四、主卫外

肺在体合皮，其华在毛。皮毛是一身之表，是抵御外邪的天然屏障，其作用类似于现代免疫学中的固有免疫。《素问・痿论》曰：“肺主身之皮毛。”《素问・五脏生成》曰：“肺之合皮也，其荣毛也，其主心也。”皮毛是机体的第一道防御屏障，依赖于卫气的温养与润泽，实现抵御外邪的功能。《医旨绪余・宗气营气卫气》说：“卫气者，为言护卫周身，温分肉，肥腠理，不使外邪侵犯也。”卫气由脾胃运化的水谷精微之中剽悍滑利部分化生而成，《素问・痹论》说“卫者，水谷之悍气也。其气慓疾滑利，不能入于脉也。故循皮肤之中，分肉之间，熏于肓膜，散于胸腹”。卫气功能的发挥，又依赖于肺阳的宣发，通过肺阳的宣发作用布散全身，叶天士明确指出“肺主气，属卫”，皮毛是卫气运行的场所与载体，而卫气又通过肺气的宣发温养皮毛，实现卫外功能。《灵枢·本脏》所谓“卫气者，所以温分肉，充皮肤，肥腠理，司关阖者也”，明代皇甫中所云“夫肺居至高之上，主持诸气……外主皮毛，司腠理开阖，卫护一身，如天之覆物”，即是对肺主卫外功能的形象概括。

五、肺恶寒

《内经》记载“肺恶寒”“形寒寒饮则伤肺”“重寒伤肺”。肺恶寒与肺的生理特性密切相关。肺开窍于鼻，通过鼻和外界直接相连，“天气通于肺”，在吸气末几乎所有的肺泡都直接与外界相通，从某种意义上说，肺是直接暴露于外界环境中的，是机体最容易受到病原微生物攻击的开放体系，且缺乏像皮肤的鳞状上皮这样的屏障，而寒邪惨厉凶悍，故肺非常容易被寒邪袭击。肺外合皮毛，寒邪外袭，皮毛受邪，又可内合于肺。肺本身为清虚之脏，喜清恶浊，喜润恶燥，喜温恶寒，不耐邪气侵袭。肺在中医学上被称为“娇脏”，娇嫩之脏，不耐寒袭。明代张景岳在《景岳全书》中说：“外感之嗽，无论四时，必皆因于寒邪，盖寒随时气入客肺中。”寒邪犯肺，途径主要有三。一是皮毛受邪，内合入肺。宋代《太平圣惠方》云：“夫五脏六腑皆有嗽，而肺最多。然肺居四脏之上，外合皮毛，皮毛喜受风冷，故肺独易为嗽也。”二是由口鼻入肺。肺在窍为鼻，鼻为呼吸之气的通道，肺通过鼻窍和外界相通，外寒可通过口鼻直接犯肺。三是先入于胃，再上至于肺。《素问·咳论》曰：“其寒饮食入胃，从肺脉上至于肺，则肺寒，肺寒则外内合，邪因而客之，则为肺咳。”

第二节　外寒对肺的影响

一、肺主皮毛

肺在体合皮，其华在毛。有学者统计，《内经》中论及肺与皮毛的生理、病理联系的篇章共计有 12 篇、15 处，并指出“肺主皮毛”实质上包括三个方面的内容——“肺合皮毛”“肺生皮毛”及“肺应皮毛”。“肺合皮毛”源自《素问·咳论》，指肺与皮毛共同完成呼吸、水液代谢等生理功能，在生理上相互配合。“肺生皮毛”源自《素问·阴阳应象大论》，指皮毛由肺的精气所生养，突出肺对皮毛的主宰作用。“肺应皮毛”源自《灵枢·本脏》，皮毛在肺的统领下，呼应肺的功能，反馈肺的信息，皮毛为肺之应。“肺主皮毛”是对上述三者的总体概括。综上所述，在肺与皮毛的关系中，肺主宰皮毛的生理功能起着决定性作用，因此现在以“肺主皮毛”统一来概括了肺与皮毛的关系。

二、肺宣发卫气于皮毛

《素问·五脏生成》曰：“诸气者，皆属于肺。”《难经·八难》则指出：“气者，人之根本也。”在中医学中，气是构成人体和维持人体生命活动的基本物质。气是人之根本，诸气皆属于肺，而肺的各种生理功能亦通过气来完成，前面论述到肺气中的肺阳是肺行水的动力，肺主皮毛的生理功能也是以气为媒介来实现的，具体而论，是通过卫气来实现的。卫气由脾胃运化的水谷精微之剽悍滑利部分化生而成，卫气在肺脏中通过肺阳的宣发布散于体表，虽不入经脉，但循借经脉之道，散行于经脉之外，不断传递信息和营养物质于皮毛，使肺与皮毛相互协调，实现“温分肉，充皮肤，肥腠理，司关阖”的作用。

三、肺主皮毛的实质是卫外御邪

皮毛位于体表，包括皮肤、汗腺、毫毛等组织，是人体抵抗外邪的第一道屏障。皮毛之所以成为抵御外邪的屏障，实则依赖于卫气的功能。肺宣发卫气于皮毛，皮毛通过肺气输布的卫气温养，保持腠理固密，邪不可干。卫气属阳，又被称为“卫阳”，《素问·生气通天论》有“阳者，卫外而为固也”“凡阴阳之要，阳密乃固”之说，卫阳分布于体表，可使“分肉解利，皮肤调柔，腠理致密”，机体不会遭受外来六淫之邪的侵袭，故《医宗金鉴·辨太阳病脉证并治上篇》曰“凡外因百病之袭人，必先于表，表气壮，则卫固守营，邪由何入”，《灵枢·口问》曰“邪之所在，皆为不足”，《灵枢·禁服》曰“审察卫气，为百病母”。只有肺气亏虚，卫气不能输布于体表皮毛，卫气功能失常，外邪才会乘虚而入。实验发现，肺气虚的动物模型常常出现黏膜部位的细胞和体液免疫功能低下，Th细胞数目减少。笔者团队通过肺气虚证大鼠气道病变和免疫复合物相关性的研究发现，卫气与现代免疫学中的3种免疫功能（防御、监督、自稳）相似。其作用类似于非特异性免疫防御功能。

现代很多学者认为，肺主皮毛的实质就是肺护卫肌表、抗御外邪。从多个角度论证肺主皮毛的“皮毛”并不是特指皮肤毛发，还包括肺系的抗邪屏障，相当于呼吸道的免疫防御机制。近年来的研究结果表明，气道上皮细胞也是一种免疫效应细胞，能够分泌前炎症因子、氧化剂和细胞因子。胡作为等认为，呼吸道黏膜的免疫功能和皮肤的免疫功能是一致的、协同的。综上所述，肺主皮毛，皮毛为一身之表，具有抵御外邪的作用。皮毛的这种作用，是由敷布在皮毛表面的卫气实现的。皮毛、卫气协同肺组织内的免疫细胞、炎症因子、细胞因子等，共同构成肺脏的卫外体系。

四、外寒对肺卫外功能的影响

《素问·阴阳应象大论》云“阴盛则阳病”，寒邪性阴，易伤阳气。寒邪客于肺，可使肺阳受损，肺宣发失司，卫气不能布于体表皮毛，使抵御外邪的固有屏障受到损伤，卫外不固，致“六气所感，怯弱难御，动辄受邪”。现代免疫学认为，机体的免疫作用包括两种类型，即固有免疫和获得性免疫。固有免疫又叫天然免疫、先天性免疫，主要由屏障系统（如皮肤黏膜等物理屏障）、非特异性的免疫细胞及体液中存在的多种抑菌、杀菌成分组成，是机体抵御外邪的第一道防线。肺脏的卫外功能是机体固有免疫的一部分，当机体的固有免疫受到抑制或者去除后，极易发生严重的感染。外寒对肺脏免疫功能的影响包括两个方面。一方面，寒邪损伤肺阳，肺阳受损使肺宣发失司，卫气不能布于体表皮毛，使抵御外邪的固有屏障受到损伤，机体的固有免疫受到抑制。另一方面，外寒伤肺，肺脏卫外功能受损，卫外不固，外邪入侵肺部，又使机体的获得性免疫受损。

五、由“形寒饮冷则伤肺”看中医学关于寒邪伤肺的机制论述

《难经·四十九难》云：“有正经自病，有五邪所伤，何以别之？然：经言忧愁思虑则伤心；形寒饮冷则伤肺；恚怒气逆，上而不下则伤肝；饮食劳倦则伤脾；久坐湿地，强力入水则伤肾。是正经之自病也。”《素问·咳论》云“肺之令人咳”，即咳为肺之本病，其他脏腑的病变亦可影响到肺而发生咳嗽。因肺为脏之长，心之盖，受百脉之朝会，“诸气者，皆属于肺”“诸气膹郁，皆属于肺”“咳嗽不离于肺，亦不止于肺”。咳病的成因虽多，但是，肺自身疾病在病因、病

理变化上是有特异性的,《素问·咳论》指出,“外内合邪,因而客之,则为肺咳”。《灵枢·百病始生》也提出“重寒伤肺”的概念,是指寒邪侵犯机体则肺先受病,若再饮冷,脾胃受寒,母病传子,则致肺病,内外合邪,故为“重寒”。在《灵枢·邪气脏腑病形》中也有相关论述,“形寒寒饮则伤肺,以其两寒相感,中外皆伤,故气逆上行”。这里主要论述肺咳的病因病机。一是外感寒邪,皮毛为肺之合,皮毛受邪则从其合内传于肺。二是内有寒饮停聚,因肺脉起于中焦,寒饮食入胃,则循肺脉上至于肺,内外之寒合并伤肺,致使肺气失调,宣降失职,上逆而为咳。

“形寒”指以寒为代表的外感性病因,其对肺气的束缚不得宣发而发病。因为肺外合皮毛,人之皮毛最易感受外邪。《素问·咳论》云:“人与天地相参,故五脏各以治时,感于寒则受病,微则为咳,甚者为泄、为痛。”外感寒邪致肺气上逆是导致咳病的主要原因之一。张景岳亦指出:“外感之嗽,无论四时,必皆因于寒邪。”

“饮冷”则指过度生冷的饮食,因为肺脉起于中焦脾胃,生冷过度,寒气循经脉使肺气受寒凝滞,必然影响宗气和卫气的升发而引发咳嗽。丹波元坚在《杂病广要》中言:“岐伯虽言五脏六腑皆令人咳,其所重全在肺胃。”所以,一方面受风寒之邪,自外而入,另一方面饮食寒气,自内从肺脉上入于肺,感受两方面的“寒”,内外皆伤,气逆上升而为咳。诚如喻昌《医门法律》所言:“夫形寒者,外感风寒也;饮冷者,内伤饮食也。风寒无形之邪入内,与饮食有形之邪相合,必留恋不舍。”

《灵枢·九针论》曰:“肺者,五脏六腑之华盖也。”《素问·六节脏象论》曰:“肺者,气之本。”肺主气,司呼吸,清气由肺吸入,浊气由肺呼出。呼吸运动本身是人体生命活动的主要标志之一。肺为娇脏,肺体清虚。《理虚元鉴》曰:“以清虚之脏,纤芥不容,难护易伤故也。”肺叶娇嫩,通过口鼻直接与外界相通,外合皮毛,不耐寒热,易受邪侵为病。

“形寒饮冷”在《素问·咳论》的原义为外感寒邪,寒饮内停,邪气以从其合,“形寒寒饮则伤肺”,内外合邪致肺咳。临床上,肺系疾病的发病常因感寒而发,即使在炎热的夏季也常因纳凉感寒、冒雨涉水而发病,正是因为寒邪最易郁闭肺气,导致肺气上逆而咳之故。故肺系疾病的预防应外避虚邪贼风,避免形寒伤肺,内调饮食,忌食生冷寒凉,顺应自然,从而减少疾病的发生。

在“形寒饮冷则伤肺”的理论指导下，后世各家在临床遣方用药方面对其有所创新与发展，医圣张仲景《伤寒论·辨太阳病脉证并治》曰“发汗后，饮水多，必喘；以水灌之，亦喘”，指出发汗后，伤津液，津伤求救于水，若饮水过多，水停不化，水寒射肺必喘；以冷水浇灌其身，则寒遇卫阳，肺气闭郁不宣，也喘。后创小青龙汤而治肺胃寒饮，成无己概括其病机为“两寒相感，中外皆伤”，而《金匮要略·肺痿肺痈咳嗽上气病脉证治》中，治表邪夹寒饮咳喘气逆的射干麻黄汤，治寒饮内停的苓甘五味姜辛汤，均为后世沿用治疗咳嗽与哮喘的著名方剂。

清代医家赵术堂在《医学指归》中提出“本寒温之”的治疗法则，“金固畏火，而性本寒冷，过用清润，肺气反伤，故曰形寒饮冷则伤肺……土为金母，金恶燥而土恶湿，清肺太过，脾气先伤，则土不能生金，故温肺必先温脾胃，亦补母之义也”。

在治疗小儿疾病上，“形寒饮冷则伤肺”也起到了指导作用。田美欣等认为，小儿生理特点是脏腑娇嫩，形气未充，五脏六腑成而未全，全而未壮，卫外之气不固，易为外邪所侵，肺为娇脏，更易受邪。另外，小儿饮食不知饥饱寒热，过食生冷可伤及脾胃阳气，而致寒饮痰湿内生，引发咳喘。对于单纯的外感风寒型咳喘者，可用辛温宣表法，常用杏苏散加减；如属于外寒内饮合邪者，用小青龙汤加减；由于小儿为阳盛之体，寒邪易于化热，若已化热，则宜用清化法，用泻白散加减。在恢复期防治小儿咳喘，除服药外，还应注意勿再受寒，咳喘期间忌食生冷，这样不但能使咳喘痊愈快，而且不易反复发作。

第三节　治寒方法

一、内治法

（一）发汗散寒

寒邪在表者，必须“汗而发之”。如寒邪束表的太阳伤寒，张仲景用麻黄汤、葛根汤、大青龙汤、小青龙汤等，以及桂枝汤类方，发散在表的寒气。外邪侵袭，正气抗邪于表，病势向上、向外，则治宜顺其病势，汗而发之。六经伤寒，病势均向上、向外，故皆可使用汗法，因势利导之。张仲景习惯于用麻黄、桂枝相配伍。如麻黄汤，发汗解表，宣肺平喘，主治外感风寒表实证，症见恶寒发热，头痛身疼，无汗而喘，舌苔薄白，脉浮紧者。风寒散，肺气宣，毛窍开，营卫畅，自然汗出表解而寒热、头痛、喘逆诸症悉除。如果寒邪较重，则加重麻黄的用量，如大青龙汤之用麻黄六两，如果寒邪轻微，则少用麻黄、桂枝，如桂枝麻黄各半汤、桂枝二麻黄一汤，甚至如桂枝二越婢一汤麻黄用量之微。张仲景发寒、散寒，往往要求通过温覆、啜粥等辅助方法促进出汗。如果寒邪在表而兼有湿邪，张仲景则用附子与白术、桂枝相伍，散寒燥湿。如果少阴伤寒，或表里皆寒者，张仲景往往将麻黄与附子，或桂枝与干姜配合使用，如桂枝人参汤、麻黄附子细辛汤、麻黄附子甘草汤就是这种治法的代表。

（二）温里散寒

温里散寒法主要针对寒邪在里的病证。在《伤寒杂病论》中，温里散寒的方法很多，包括温脾散寒、温胃散寒、温肺散寒、温心散寒（通脉）、暖肝散寒、温肾散寒（回阳救逆）等。

1. 温脾散寒

温脾散寒的主方是理中汤。理中汤是温脾散寒第一方。凡脾胃虚寒，皆可用理中汤温之。其中甘草、干姜是最基本的药物构成，加人参甘温健脾益气，白术健脾燥湿，则温阳散寒之力更强。脾家寒气重者，遵张仲景旨意，用理中汤与四逆汤合方，则具附子理中汤之意。

2. 温胃散寒

胃中之寒既可以来源于天地之寒气，也可以来源于饮食。胃有寒者，则见不能食、呕吐或胃痛。治当温胃散寒。张仲景温胃散寒，多用干姜、生姜、半夏、桂枝、吴茱萸、附子等。代表方剂为甘草干姜汤、吴茱萸汤等。

3. 温肺散寒

在《伤寒杂病论》中，温肺散寒的主方也是甘草干姜汤。方用干姜辛温，炙甘草甘温，二物相伍，能辛甘化阳，壮阳气而消阴寒。肺有寒则咳吐涎沫清稀、不渴、遗尿等。舌象多见舌质淡，苔白而润；脉象多为沉弱迟涩。甘草干姜汤既可以温脾胃，也可以温胸肺。

4. 温心散寒

寒邪侵犯心脏，轻者胸闷、心悸，重则心胸疼痛。治之当温心脉而散寒气。张仲景常用桂枝、炙甘草、生姜、薤白、附子、乌头等。代表方剂为瓜蒌薤白白酒汤、桂枝去芍药汤、桂枝甘草汤、桂枝去芍药加附子汤等。

5. 暖肝散寒

暖肝即温肝。寒犯肝脏、寒凝肝脉者，见干呕、吐涎沫、巅顶疼痛，或胁痛、少腹疼痛、经行疼痛等。治之当用暖肝之法。吴茱萸汤、当归四逆汤、当归四逆加吴茱萸生姜汤是其代表方剂。

6. 温肾散寒

此法针对寒邪侵入肾脏的病变。肾脏为先天之本，肾脏之阳气为先天元阳。故寒邪侵入肾脏，必然导致肾阳损伤，阴寒内盛。其临床表现比较复杂，总之应温肾散寒。张仲景温肾散寒主要用附子、细辛等药。其代表方剂有四逆汤、通脉四逆汤、茯苓四逆汤、白通汤、真武汤、干姜附子汤等。四逆汤是温肾散寒、回阳救逆法中的主要方剂。方中大辛大热之附子，通行十二经，温阳祛寒，回阳以救逆，为主药；干姜亦为辛热之品，长于温中祛寒，与主药协同，温阳祛寒之力甚强，为辅药；以炙甘草为佐使者，一则补脾胃，二则能缓附子、干姜辛烈之性。

（三）攻下寒结

此法用于寒邪与宿食等有形实邪阻结于肠道，壅而不通的寒实内结证。症见胁下偏痛，发热，脉紧弦，还可见腹痛便秘，手足厥逆，舌苔白腻等。治之宜攻下寒结，用大黄附子汤。该方是治疗冷积便秘、正气未虚的代表方剂，具有温阳散寒、攻下冷结的作用。张仲景在治疗寒邪深伏阴分的病症时，附子与细辛配伍应用，如麻黄附子细辛汤。大黄附子汤所治之积，非泻不能去，而积之属寒者，又非温不能化，于是张仲景用大黄与附子、细辛相配，变寒下为温下，该方附子用至三枚，远比麻黄附子细辛汤为大，而大黄仅三两，大约仅及附子剂量的五分之一，意在以散寒为主。

（四）涌吐寒实

寒邪侵入胸膈，其与痰实相结者，每见汗出、寒热、寸脉浮等，状如桂枝汤证，同时见胸中痞硬、气上冲咽喉不得息等症。此外，还可见痰塞喉中、不能言语、懊恼不安、欲吐不能等症。治之当涌吐寒实，用瓜蒂散。张仲景说此证为“胸有寒也”。一般将此“寒”字解释为“痰”或“邪”，指痰饮实邪而言。然笔者认为，此“寒”字就是指寒邪而言。

（五）温散寒结

此法用于寒与痰结，阻滞胸膈之寒实结胸证。症见胸中或心下硬满疼痛而拒按，呼吸困难，大便不通；或咳而胸满，振寒脉数，咽干不渴，时出浊唾腥臭，久久吐脓如米粥；或痰涎壅盛，呆滞不语，其舌苔白滑，脉沉弦或沉迟有力。治之用三物白散。方中巴豆辛热峻泻，以下沉寒冷饮结聚；贝母清金化痰，开结解郁；桔梗开提肺气，排吐痰涎。三药合用，可使寒痰积冷经吐下而去。

二、外治法

（一）熏法

熏为外治之大法，可分为火熏、汤熏、烟熏、醋熏和香熏五法，可以散寒、温阳、祛湿、除秽、通经活络等，临床多用于寒证的治疗。《伤寒论》用熏法取汗，治疗太阳表邪未罢，部分邪气又涉及阳明经之太阳阳明并病。《伤寒论》第48条云："二阳并病……设面色缘缘正赤者，阳气怫郁在表，当解之熏之。"面色缘缘正赤，这是阳明经在表之邪怫郁不散，为表邪独盛，不得发越之故，因此治疗"当解之熏之"，即用发汗解表或外熏取汗的方法治疗。仲景未具体言熏法的操作。据《外台秘要·伤寒门》引崔氏方疗伤寒阮何南蒸法（即火熏）介绍："薪火烧地良久，扫除去火，可以水小洒，取蚕沙、若桃叶、桑柏叶、诸禾糠……以此等物著火处，令厚二三寸，布席卧上温覆，用此发汗，汗皆出。"即在地上掘一坑，用薪火烧地良久，扫除去火，可用水小洒，然后用桃叶铺地（桑叶、柏叶、蚕沙、诸禾糠及麦麸等亦可用），厚2～3 cm，上布席，患者卧席上，温覆，汗出周身而止。仲景所言熏法亦可理解为汤熏法，即用大剂量药物（如葱、姜、防风等，根据病情决定）煎汤，以汤气蒸熏患者。《医方考》所载的"接汗法"，即用"葱、姜各半斤，煎汤一斛"蒸熏全身，"姜葱能通腠理，作汤以蒸之。则表疏而汗易泄"。以上二法可补仲景熏法取汗之未详。但需注意，温病里热，误用本法，以火攻热，两阳相劫，伤津劫液，也会产生许多变症。仲景对此曾明示："太阳病，以火熏之，不得汗，其人必躁。伤寒脉浮，医以火逼劫之，亡阳，必惊狂。"这说明阳盛阴虚应作为火熏之禁忌证，否则"熏之则身发黄""熏之则喘"等误治变症，即难避免。

（二）熨法

熨法是中医传统疗法之一，是采用药物和适当辅料经过加热处理敷于患部或腧穴，并时加移动的一种外治疗法。熨法借助温热之力，将药性由表达里，通过皮毛、腠理、经络运行，内达脏腑，可起到疏通经络、温中散寒、镇痛消肿等作用。

张仲景在《伤寒论》中有“熨背汗出”的记载，第110条云“太阳病二日，反躁，凡熨其背，而大汗出，大热入胃，胃中水竭”。太阳病二日，言邪尚在表，不应烦躁而见烦躁，故曰“反躁”，表明里热已盛，治当辛凉，忌用火法发汗。若医者误用火法熨其背取汗，以致汗出津伤，则里热更盛，烦躁更甚，又并发谵语等。此虽为误用熨法之例，但熨法确能发汗则可见一斑。

在古代，熨法是一种外治以驱散寒凝的治疗方法。《灵枢·刺节真邪》中有“治厥者，必先熨调和其经，掌与腋，肘与脚，项与脊，以调之。火气已通，血脉乃行”的记载。熨法可以通血脉，治寒厥，可以驱寒邪，治疗痹痛不仁之证。仲景未述及熨法的具体操作，后世医家有较为详尽的描述。如王好古在《阴证略例》中曾引韩祗和“灰包熨法”，治疗下焦积寒冷，上焦阳盛，而难投温下焦药的病例。方法为：“炭灰或桑柴灰二三升许，入好醋拌和，干湿得所，铫内炒令灰热，以帛包裹，置脐下熨之，频换灰包令常热，以腹不满痛为度。或初熨时，病人不受者，勿听，但令极熨之，不住灰包可也。如灰包熨后，得下利一两行，或小便二三升，或微似有汗，此是阴气外出，或下泄也，勿疑之，病轻者乃得愈也，后出余气而解。”

（三）灸法

灸法，是用艾绒或其他药物放置在体表的穴位上烧灼、温熨，借灸火的温和热力及药物的作用，通过经络的传导，起到温通气血、扶正祛邪的作用，达到治病和保健目的的一种外治方法。灸法治寒，《伤寒论》中有7条论述，《金匮要略》中有2条（与《伤寒论》重复），实共7条。根据仲景施用艾灸的主治病证及其作用机制，分述如下。

1. 温阳散寒

《伤寒论》第117条云：“烧针令其汗，针处被寒，核起而赤者，必发奔豚，气从少腹上冲心者，灸其核上各一壮，与桂枝加桂汤，更加桂二两也。”此处用灸法治疗心阳虚致发奔豚证。用烧针的方法迫使发汗，然外邪不解，针刺的部位被风寒所袭，导致寒闭阳郁，卫气不行，故局部红肿如核状。烧针迫汗，损伤心阳，阳虚阴乘，下焦之寒气乘虚上逆，故发奔豚。治疗先以艾炷灸针处之赤核各一壮，以温阳散寒；再内服桂枝加桂汤平冲降逆，扶心阳之虚。如此灸法与药物并用，而疾病可愈。本条在《金匮要略·奔豚气病脉证治》中复出。

2. 温阳复脉

《伤寒论》第 292 条云：“少阴病，吐利，手足不逆冷，反发热者，不死。脉不至者，灸少阴七壮。”此处用灸法治疗少阴病阳回与吐利脉不至之证。少阴脉不至，是由吐利交作，正气暴虚，气血一时不相续接所致。脉不至，故手足必然逆冷，此证若得恰当治疗，正气可恢复，故可用灸法，灸少阴经穴，以温阳复脉。若久病垂危而脉不至者，则需求他法而治。

3. 温经散寒

《伤寒论》第 304 条云：“少阴病，得之一二日，口中和，其背恶寒者，当灸之，附子汤主之。”本条论述灸法治疗阳虚寒湿证。一二日，表示疾病初起；口中和，是少阴阳虚寒湿内阻的反映。因内无邪热，且阳虚寒湿内阻，故口中不苦、不燥、不渴，此为少阴阳虚寒湿证的审证要点。督脉循行于背部，统督诸阳，今少阴阳衰，寒湿不化，故恶寒以背部为甚。因此，治疗上，除用附子汤外，尚需兼用灸法，以增强其温经散寒除湿之功。如同成无己所言“灸之，助阳消阴”，黄元御谓“当灸之以温外寒，附子汤以温内寒也”。对于所灸穴位，后世常器之云“当灸膈俞、关元穴”，张璐认为当“更灸关元以协助之”。

4. 温阳举陷

《伤寒论》第 325 条云：“少阴病，下利，脉微涩，呕而汗出，必数更衣，反少者，当温其上，灸之。”本条论述用灸法治疗少阴下利，阳虚气陷，阴血不足证。少阴下利，脉见微涩，微主阳气虚，涩主阴血少，故本证属阳虚阴血不足之下利。因阳虚气陷，故大便次数多；阴血虚损，故大便量反少。阳虚而阴寒气逆，胃失和降则呕；阳虚不能固表则汗出。本证阴血不足，缘于阳虚气陷，下利过多，故治以灸法，温阳举陷。阳回利止，则阴血不复受损；阳气充足，则阴血尚可化生，故本条回阳，具温阳举陷，以复阴液之功。对于所灸穴位，后世注家多认为是巅顶百会穴。

5. 温经回阳

《伤寒论》第 343 条云：“伤寒六七日，脉微，手足厥冷，烦躁，灸厥阴，厥不还者，死。”本条论述灸法治疗阴盛阳竭重证。伤寒六七日，出现脉微、手足厥冷，是阳气衰微、阴寒独盛之证。更见烦躁不宁，乃虚阳上扰，心神无主所致。病情虽重，然无大汗、面赤、反不恶寒等症，故可艾灸以温经回阳。若灸后阳气得以恢复，手足转温，则疾病有转愈之机；若厥冷依然，则示阳气衰竭，预后不良，故曰“死”。对于所灸穴位，后世常器之主张灸太冲穴，张令韶则主张灸行间和章门穴，取回阳之功，若配合关元、气海等穴，当可增强疗效。

6. 温阳散寒通脉

《伤寒论》第349条云：“伤寒脉促，手足厥逆，可灸之。”本条论述灸法治疗阳衰厥逆脉促者。伤寒病入厥阴，出现手足厥逆，脉促，当为阳衰阴盛所致。阳衰不能温暖四末，故手足厥逆。脉促非阳盛劲急之促，乃阳衰心气无力主持，气血运行反常，故脉虽数而无力，且有间歇现象，即后世注家成无己谓“脉促……为阳虚不相续”、方有执谓“短促”、卢之颐谓“势将堕”之促，此为阳衰，可用灸法，以温阳散寒通脉。对于所灸穴位，后世陈修园认为“可于厥阴之井、荥、经俞等穴灸之”。

7. 回阳救逆

《伤寒论》第362条云：“下利，手足厥冷，无脉者，灸之不温，若脉不还，反微喘者，死。”本条论述灸法治疗厥阴危证。下利、手足厥冷、无脉，乃阴寒邪盛，阳气极度衰微，病情十分危险之候，若用汤药救治，尤恐缓不济急，故用灸法急救。灸后手足能温，脉能自还，病尚可治。若灸后手足依然不温，脉搏仍然不起，反而出现微喘症状，是肾气竭于下，肺气脱于上之危候。本条在《金匮要略·呕吐哕下利病脉证治》中复出。对于所灸之穴，后世常器之认为“当灸关元、气海”，可供参考。

值得注意的是，使用灸法可以助阳消阴，对于阴寒阳虚诸证，疗效确著，但对实热证、阴虚阳盛者，则不适宜。如《伤寒论》第116条曰：“微数之脉，慎不可灸，因火为邪，则为烦逆，追虚逐实，血散脉中，火气虽微，内攻有力，焦骨伤筋，血难复也。”“微数之脉”即数而无力之脉，多主阴虚火旺。阴虚火旺之证，本应“慎不可灸”，若误用灸法，伤阴助热，使阴血更虚，火热愈焚，“追虚逐实”，使血液散乱于脉中，阴血难复，肌肤筋骨失却濡养，形成肌肤枯燥、焦骨伤筋的严重后果。所以临床运用时，一定要明辨寒热，慎防变证。

（四）烧针（温针）

烧针，又称“温针”，为针刺方法的一种，待针刺入穴位以后烧灼针柄（如将艾绒或艾条段置于针柄上），使热气透入。一般认为正式提出“温针”的是张仲景。近代著名针灸学家陆瘦燕认为，“温针”与《灵枢》中的“燔针”基本相同。张仲景在《伤寒论》和《金匮要略》中提及烧针和温针的条文如《伤寒论》第16条、29条、117条（此条在《金匮要略·奔豚气病脉证治》中复出）、118条、119条、153条、221条、223条，虽均未说明用法，但从中可以看出发汗是最主要的用途。另外，烧针疗法在汉代是很盛行的。烧针虽可用于发汗，但由于其发汗作用峻猛，所以用不得法，可导致变证丛生，如仲景所言“火气虽微，内攻有力”（《伤寒论》第116条）。一般不适用于太阳病（尤其是太阳伤寒），尤其对体内素有郁热或素有滓伤者不适合，这也是仲景在其著作中反复强调的。所以，一般认为温针适用于阴寒之邪侵袭所致的疾病，如冷麻不仁、走注酸痛、关节不利。对于经络壅滞，肿胀腹满，以及瘫、痪、痿、痹四大奇疾，特别是一切慢性疾病属阴寒者，此法更为相宜。

（五）坐药法

坐药法是外治法之一，即用药物直接进行局部应用的一种方法。张仲景应用此法治疗妇人阴寒之证。《金匮要略·妇人杂病脉证并治》云：“蛇床子散方，温阴中坐药。”此为阴冷寒湿带下的治法。从“温阴中”三字可推知，患者自觉阴中寒冷，甚至连及后阴、股腋。本证应还有带下，腰困重，阴瘙痒等症状。病由阴寒湿浊之邪凝着下焦所致。具体治疗方法为：“蛇床子仁，上一味，末之，以白粉少许，和令相得，如枣大，绵裹内之，自然温。”阴冷寒湿带下，用蛇床子和白粉少许散作为坐药，直接温其受邪之处以暖宫除湿，杀虫止痒。后世医家尤怡认为：“此病在阴中而不关脏腑，故但纳药阴中自愈。”吴谦在《医宗金鉴·妇科心法》中主张本病可在内服桂附地黄丸的同时，外用蛇床子、吴茱萸、远志、干姜等分末，棉裹纳阴中，可收卓效。此法为妇人阴寒的外治法，寒湿为患，关乎子脏，外治亦需辨证施治，认为“不关脏腑”的说法是不恰当的，若内外兼治，取效更捷。现代医学常用它来治疗生殖器官病变，如霉菌性阴道炎、阴道滴虫病、龟头包皮念珠菌病等。

（六）散摩法

散摩法，是用药散涂搽外敷局部病患之处以取效的一种外治方法。附子和盐为散可治疗外感风寒引起的头风病。头风病是一种发作性头痛，头眩或头重之病，由感受风寒引起，病在头部经络，故治疗可用外搽或外敷法，更为便捷。方用附子辛、大热，温经散寒止痛之力更胜，与盐同用，取盐能软坚走血，引附子入经络而达血脉，祛风通络，使外邪解而痛自愈。附子为散外搽，可避免内用助火。

故陈修园在《金匮要略浅注》中说："外摩之法，法捷而无他弊。"现代用于治疗肌肤顽麻疼痛、股外侧皮神经炎。

第四节　温法

一、温法的文献回顾

春秋战国及秦汉时期，《内经》作为中医理论专著，对临床各科发挥了重要的指导作用，首次提出"肺寒"之名。《素问·咳论》有"肺寒则外内合邪，因而客之，则为肺咳"之记载。对肺寒的治疗，《内经》提出"寒者热之""劳者温之"之法。《素问·至真要大论》指出"形不足者，温之以气"。《内经》为"温肺法"理论的初步形成奠定了坚实的基础。《金匮要略·痰饮咳嗽病脉证并治》提出了"病痰饮者，当以温药和之"的痰饮治疗原则，并确立了具体的方药，如以甘草干姜汤治肺中虚冷的"肺痿"，其症状为"吐涎沫而不咳者，其人不渴，必遗尿，小便数"，其原因为"以上虚不能制下故也"，并说明此为"肺中冷，必眩，多涎唾，甘草干姜汤以温之"。另外，《伤寒论》中提及小青龙汤用于"伤寒表不解，心下有水气"以咳嗽痰稀为主的肺寒停饮，并以细辛、干姜、桂枝等温肺化饮。宋代《圣济总录》云："今肺中冷，则肺之真气不足，而其人上虚矣，虚则无以制下，故上为肺痿，下为小便数，以至吐涎沫而欲咳不能者，皆其证也，治法当以温药和之。"《备急千金要方·少小婴孺方》中记载了大量的温肺方剂，如紫菀汤治小儿中冷及伤寒暴嗽；以五味子汤治风冷入肺，上气气逆；另立射干汤、八味生姜煎、四物款冬丸、菖蒲丸等治小儿肺中寒所致嗽病等，这些方剂临床运用广泛，可以治疗咳、喘等多种疾病，从而为后世所推崇。王焘的《外台秘要》为唐代集大成的方书著作，其中大量运用温肺法用以治疗肺痿、咳嗽、痰饮、失声等疾病，此时温肺的理论、方剂、治疗病种等较之秦汉之际已有了较大的发展和提高，温肺法理论初步形成。以南宋医家陈文中为代表的温补派，主张以《素问·生气通天论》"阳气者，若天与日，失其所，则折寿而不彰，故天运当以日光明""阴阳之要，阳密乃固"之说为指导，结合自己的临证经验，提出"小儿以阳气为本"的思想，另外，陈文中针对当时治病辄投寒凉攻下、金石峻厉之剂的时弊，力倡“阳气虚损”的观点，主“温补”之说。如《陈氏小儿病源方论》以惺芎散治“小儿变蒸发热，或咳嗽痰涎，鼻塞声重”，该方运用人参、细辛等温肺化饮。《小儿卫生总微论方》首创生姜煎、款冬花丸、五味子汤治风冷入肺之咳嗽；用百部丸、露蜂房丸、木香半夏丸治肺寒咳嗽或肺胃虚寒咳喘等，充分说明在宋代已经认识到肺脏咳喘许多由肺寒引起，从而运用大量温肺的方药进行治疗，较之以前，无论从方剂数量或组方特点上都有了新的突破。另外，宋代的大型方书《太平惠民和剂局方》首次记载温肺汤治肺虚，久客寒饮，发则喘咳，不能久卧，呕吐痰沫，不思饮食，以白芍、五味子、干姜、肉桂、半夏、陈皮、杏仁、甘草、细辛组方，温肺化饮。

明代医家对“温肺法”的论述逐渐增多。聂尚恒《医学汇函》云：“治喘之法，当究其原。肺虚肺寒，必有气乏表怯，冷痰如冰之症者，法当温补，如官桂、阿胶之类是也。”又云：“盖肺与大肠为表里，肛者，大肠之门，肺实热则闭结，肺寒虚则肛出。肾主大便，故肺肾虚者，多有此证。”明代朱棣《普济方》云“少阴病，四逆，其人或咳或悸，或小便不利，或腹中痛，或泄利下重者，四逆散主之……肺寒气逆则咳，五味子之酸，收逆气，干姜之辛，散肺寒”，论述了四逆散方证，若咳者，加五味子、干姜温肺散寒止咳。明代龚廷贤《寿世保元》云：“辛能温肺以退寒。”明代张景岳《类经附翼·求阴论》指出：“或寒嗽虚喘，身凉自汗者，以金脏之阳虚，不能保肺也。”明代秦景明《症因脉治》则认为，肺阳虚可见于肺虚水肿、肺虚腹胀等病中，“肺虚身肿之治……如面色惨白，二便清利，气怯神离，肺之真阳虚也……肺虚腹胀之治，肺阳不足，脉缓濡软，四君子汤、补中益气汤”。可见，明代医家对温肺的认识更加明确，对肺阳虚的治疗亦有更多心得，诸多医家认为干姜乃治疗肺阳虚之要药，指出小青龙汤乃治疗肺阳虚之方剂。

清代医家论及肺阳虚的最多。张锡纯《医学衷中参西录》多次提及心肺之阳：“周身之热力，借心肺之阳，为之宣通，心肺之阳，尤赖胸中大气，为之保护。大气一陷，则心肺阳分素虚者，至此而益虚，欲助心肺之阳，不知升下陷之大气，虽日服热药无功也。”“或问：心脏属火，西人亦谓周身热力皆发于心，其能宣通周身之热宜矣。今论周身热力不足，何以谓心肺之阳皆虚？答曰：肺与心同居膈上，左心房之血脉管，右心房之回血管，皆与肺循环相通，二脏之宣通热力，原有相助为理之妙。然必有大气以斡旋之，其功用始彰耳。”并按语云：“喻嘉言《医门法律》最推重心肺之阳，谓心肺阳旺，则阴分之火自然潜伏。至陈修园推广其说，谓心肺之阳下济，大能温暖脾胃消化痰饮。皆确论也。”清代众多医家论述了肺阳虚的治疗方药。唐容川《本草问答》云：“外如泽泻、苡仁生于水而利水，二物同而不同，苡仁生于茎上，则化气下行，引肺阳以达于下。泽泻生于根下，则化气上行，引肾阴以达于上。”“肺主行水，寒伤肺阳，水不得行，则停胃而为饮，上逆气咳，仲景用细辛以行水，用干姜以散寒，用麻桂以驱寒外出，小青龙汤是也。但温肺而不兼胃治者，则用甘草干姜汤，其姜炮过，则轻而上浮，故但温肺。后人用白芥逐水，陈皮降气，冬花温肺，苏子降气，皆是仿仲景小青龙汤以辛温去肺寒也。”《中西汇通医经精义》云：“小青龙汤治肺寒。”周岩《本草思辨录》云：“肺寒非干姜不温也。”陈修园《时方妙用》论述痨症治法时云：“宣肺阳，则天气清明，地气不能蒸湿而为云，而龙雷之火不作。为退热一大法，计八方：保元汤，补中益气汤，当归补血汤，四君子汤，六君子汤，五味异功散，香砂六君子汤，归脾汤。”《女科证治准绳》云：“妇人产后尿不禁，面微浮……前证若脾肺阳虚，用补中益气汤。”唐容川《血证论》指出：“心肺之阳一宣，如日月一出，炉火无光，诸般邪热俱除，血自不扰，而循经矣。故又有温补肺阳之法，用保元汤，甘温除大热，使肺阳布濩，阴翳自消。”“一切寒怯虚悸之症自除，此为温补肺阳法，与上滋肺阴法，为一寒一热之对子。”“若肺阳虚，不能治下，则必有遗溺足冷、水饮喘嗽之证，甘草干姜汤治之。”

二、常用具体治法及方药

温肺法所治疗疾病皆以肺阳虚为本，痰饮、瘀血等为主要病理产物，故在临床治疗中，温养肺中阳气为治本之法，其次，则结合八纲辨证、脏腑辨证等，配合应用宣肺解表、益气固表、祛痰化饮、止咳平喘、补肾纳气、健脾行气、活血养心等治法。

目前，肺阳虚证的常见治疗原则为补虚、解表、化痰。补虚，即温补肺阳，具体的治法为辛甘复阳、补土生金、温水暖金、强心补肺等；解表，即解除导致肺阳虚加重的因素，具体治法为温肺散寒等；化痰，即祛除肺阳虚产生的病理产物，具体治法可用温宣行水、温肺化饮等。三大治疗原则中，温补肺阳为基本治法，但必须与其他治法相互结合，不可孤立视之。下文根据主要临床辨证分型，根于上述原则，将温肺法又细分为六法，并将所对应证型的症状、病机、方剂及常用药物分析列举于下。

（一）温肺散寒

1. 方法概述

温肺散寒，助阳解表。本法主要适用于素体肺阳虚，复感风寒之邪之人。症见平素自汗怕冷，易感冒，天寒尤甚。患者恶风寒，不发热或低热，头身疼痛，甚则骨节酸楚，或头晕目胀，无汗或自汗，面色㿠白，语声低微，倦怠嗜卧，喷嚏流涕，咳嗽痰稀而白，舌淡胖，苔薄，脉沉细弱。

阳气有防御卫外的功能，故阳虚之人常易感受外邪，且常缠绵难愈，反复不已。而肺阳虚者，若感受外邪，易从寒而化，且易于感受风寒之邪，而产生虚寒证。而寒为阴邪，易伤阳气，且易导致经脉阻滞不通，产生身痛等症状。如《素问·痹论》言“痛者，寒气多也，有寒故痛也”。而寒性凝滞，寒遏阳气，肺温煦蒸化失司，则津液凝结而为痰饮。

2. 常用方剂分析

（1）再造散　再造散出自《伤寒六书》，由人参、黄芪、桂枝、附子、羌活、防风、川芎、赤芍、细辛、甘草、煨生姜组成。水二盅，枣二枚，煎至一盅，他法再加芍药一撮，煎三沸，温服。

本方为温肺解表的代表方剂。本证是由素体肺阳虚，外感风寒，邪在肌表所致。常表现为热轻寒重，肢冷嗜卧，自言低微，舌淡苔白，脉沉无力，属阳气虚衰的表现。治法以助阳益气，散寒解表为主。方中用黄芪、人参、附子应脏之阳，以治阳气虚弱。桂枝、细辛、羌活、川芎、防风疏风散寒，以解表逐邪，芍药和甘，利用其寒凉之性以制约附、桂、羌、辛等药的温燥之性。煨姜温胃，大枣滋脾，合用益脾胃、调营卫、助汗源。甘草甘缓，缓和辛温之药发汗之力，并有调和诸药之功能。解表药与益气助阳药同用，则汗中有补，标本兼顾。发散药与收敛药配伍，则散中有收，散不伤正。若表寒不甚，可以荆芥、葱白易羌活、防风，以减轻解表之力；兼见鼻塞流涕，咳白痰，可加前胡、桔梗、紫苏叶以宣肺化痰止咳。

（2）麻黄细辛附子汤　麻黄细辛附子汤出自《伤寒论》，由麻黄（去节）、细辛、附子（炮，去皮，破八片）组成。上三味，以水一斗，先煮麻黄，减二升，去上沫，内诸药，煮取三升，去滓。温服一升，日三服。

本方既是主治少阴阳虚、外感风寒的代表方、基础方，又是治疗大寒客犯肺肾所致咽痛声哑的常用方。而肺阳虚外感亦涌盖于内。症见发热，恶寒甚剧，虽厚衣重被，其寒不解，神疲欲寐，脉沉微；或暴哑，即突发声音嘶哑，甚至失音不语，或咽喉疼痛，恶寒发热，神疲欲寐，舌淡苔白，脉沉无力。阳虚之体，应不发热，今反发热，并见恶寒甚剧，虽厚衣重被，其寒不解，是外受风寒，邪正相争所致。表证脉当浮，今脉反沉微，兼见神疲欲寐，是知阳气已虚。此阳虚外感，表里俱寒之证，若纯以辛温发散，则因阳虚而无力作汗，或虽得汗必致阳随液脱，治当助阳与解表并行。方中麻黄辛温，宣肺发汗解表，为君药。附子辛热，温肾助阳，为臣药。麻黄行表以开泄皮毛，逐邪于外；附子温里以振奋阳气，鼓邪达外。二药配合，相辅相成，为助阳解表的常用组合。细辛归肺、肾二经，芳香气浓，性善走窜，通彻表里，既能祛风散寒，温肺化饮，助麻黄解表，又可鼓动肾中真阳之气，协助附子温里，为佐药。三药并用，补散兼施，使外感风寒之邪得以表散，在里之阳气得以维护，则阳虚外感可愈。喉为肺系之门户，少阴肾经亦循喉咙至舌根。若为暴哑，乃大寒直犯肺肾，上窒窍隧，下闭肾气所致。方中诸药合用则具宣上温下，开窍启闭之功。

（二）温肺益气

1. 方法概述

温肺益气，固表止汗。本法主要适用于肺中阳气虚弱，卫表不固之证。症见时常感邪，汗多，初出恶风，微发热，头痛，鼻塞，或见汗漏不止，汗出恶风，小便量少不畅，声低懒倦，乏力，苔薄白，舌正常或偏淡，脉浮缓无力。外邪多以风邪为先导侵袭人体。肺阳、卫阳二者关系密切。卫气依赖肺阳的宣发，由肺阳宣发到达肌表。肺阳充足则宣发卫阳有度，肺阳不足则宣发卫阳不足，肌表抗御外邪能力降低。而卫阳虚可致外邪侵犯肌表，影响到肺的宣发、肃降，伤及肺阳，肺阳、卫气既有区别又有联系。二者共同固密腠理，防御外邪入侵。肺阳虚患者由于肺阳不足，化气乏权，不能宣发卫气，卫外功能明显减弱，肌表不固，风邪易夹他邪乘虚而入。表气虚弱，卫外不固，风寒时常乘虚侵袭。表虚则肌腠疏松，故自汗量多，汗出恶风。风邪外杂，卫气被遏，故见微热、头痛，鼻塞，若因表证发汗太过，则过汗伤损表阳，表阳虚弱，卫外失司，则汗漏不止。汗出过多，耗伤津液，故小便量少而不畅。大多伴有肺气虚，故肢体倦怠乏力。病邪在表，故苔薄白，舌淡、脉浮缓无力均为肺阳气虚弱之征。治疗主要应用温补肺阳之品，加之固表止汗之剂，代表方为玉屏风散加减等。

2. 常用方剂分析

玉屏风散出自《医方类聚》，由防风、黄芪、白术组成。大枣煎汤送服；亦可作汤剂，水煎服，用量按原方比例酌减。

本方具有益气固表止汗之功效，主治表虚自汗证，汗出恶风，面色㿠白，舌淡、苔薄白，脉浮虚。亦治虚人腠理不固，易感风邪。在中医学理论中，气中具有温养作用的部分即阳。临床上，气虚可以发展为阳虚，阳虚基本上都是气虚在严重阶段的必然反应，故本方通过益肺气以温肺阳。方中黄芪甘温，内补脾肺之气，外可固表止汗，为君药。白术健脾益气，助黄芪以加强益气固表之功，为臣药。风为百病之长，易导致内环境紊乱。因此，温肺之时应不忘祛风邪，故佐以防风走表而散风邪，合黄芪、白术以益气祛邪。且黄芪得防风，固表而不致留邪；防风得黄芪，祛邪而不伤正，有补中寓疏、散中寓补之意。黄芪配白术，汗不外泄，外邪易难内侵。《古今名医方论》云："防风遍行周身，称治风之仙药，上清头面七窍，内除骨节疼痹，外解四肢挛急，为风药中之润剂，治风独取此味，任重专矣。然卫气者，所以温分肉而充皮肤，肥腠理而司开阖。惟黄芪能补三焦而实卫，为玄府御风之关键，且无汗能发，有汗能止，功同桂枝，故又能除头目风热、大风癞疾、肠风下血、妇人子脏风，是补剂中之风药也。所以防风得黄芪，其功愈大耳。白术健脾胃，温分肉，培土即以宁风也。夫以防风之善驱风，得黄芪以固表，则外有所卫，得白术以固里，则内有所据，风邪去而不复来。此欲散风邪者，当倚如屏，珍如玉也。"本方以补气固表药为主，配合祛风解表之品，自汗较多者，加浮小麦、煅牡蛎、麻黄根以固表止汗。

（三）温肺化饮

1. 方法概述

温肺化饮，止咳平喘。本法主要用于肺阳虚，内有痰饮之证，症见咯吐涎沫，质清稀量多。合并外寒可出现外寒内饮等证，症见恶寒发热，头身疼痛，无汗，喘咳，痰涎清稀，多胸痞，或干呕，或痰饮喘咳，不得平卧，或身体痛重，头面四肢浮肿，舌苔白滑，脉浮。

温肺化饮法最早体现于张仲景《金匮要略·痰饮咳嗽病脉证并治》"病痰饮者，当以温药和之"，认为痰饮有水停也，为阴邪，得寒则聚，得温则行，治疗痰饮，当以温药为主。痰饮是人体水液代谢障碍所形成的病理产物，痰饮的形成与多脏腑相关，尤其以肺、脾、肾功能的失常为主。如肺失宣降，津液不布，水道不利，则水聚而生痰饮；脾失健运，痰湿内生；肾阳不足，水停生痰。其中，“肺为贮痰之器”，故痰饮形成最易停滞于肺，而肺一旦发生病变，亦可形成痰饮内停。《内经》有“肺恶寒”“形寒饮冷则伤肺”之论。外界寒邪及脾胃虚寒都易伤及肺，致肺寒之证。故温肺化饮法是治疗肺系疾病的常用方法，以温药振奋肺阳，开发腠理，通调水道，扶正以祛邪，助阳以化饮。治病必用温药，既可温化饮邪，又可调节水液代谢，杜绝痰饮生成之源。本法由温阳药与温化寒痰药组方，适用于阳虚寒痰内阻之证。代表方为小青龙汤、苓甘五味姜辛汤、冷哮丸、三子养亲汤等。

2. 常用方剂分析

（1）小青龙汤　小青龙汤出自《伤寒论》，由麻黄、芍药、细辛、炙甘草、干姜、桂枝、五味子、半夏组成。上八味，以水一斗，先煮麻黄，减二升，去上沫，内诸药，煮取三升，去滓，温服一升。

本方主治外寒里饮证。表现为恶寒发热，头身疼痛，无汗，喘咳，痰涎清稀而量多，或干呕，或后饮喘咳，不得平卧，或身体痛重，头面四肢浮肿，舌苔白滑，脉浮。本证为风寒束表，卫阳被遏，表寒引动内饮所致。治疗以解表散寒，温肺化饮为主。水寒相搏，内外动不居，水寒射肺，肺失宣降，故咳喘痰多而稀；水停心下，阻滞气机，故胸痞；伏动则骨气上逆，故干呕；水饮溢于肌肤，故浮肿身重；舌苔白滑、脉浮为外寒里饮之佐证。对外寒内饮之证，若不疏表而徒治其饮，则表邪难解；不化饮而专散表邪，则水饮不除。故治宜解表与化饮配合，一举而表里双解。方中麻黄、桂枝相须为君，发汗散寒以解表邪，且麻黄又能宣发肺气而平喘咳，桂枝化气行水以利里饮之化。干姜、细辛为臣，温肺化饮，兼助麻、桂解表祛邪。然而，素有痰饮，脾肺本虚，若纯用辛温发散，恐耗伤肺气，故佐以五味子敛肺止咳，芍药和营养血。半夏燥湿化痰，和胃降逆，亦为佐药。炙甘草兼为佐使之药，既可益气和中，又能调和辛散酸收之品。五味子与芍药配伍，一散一收，既可增强止咳平喘之功，又可制约诸药辛散温燥太过之弊，散中有收，开中有合，使风寒解，水伏去，宣降复，则诸症自平。

（2）苓甘五味姜辛汤　苓甘五味姜辛汤出自《伤寒论》，由茯苓、甘草、干姜、细辛、五味子组成。上五味，以水八升，煮取三升，去滓，温服半升，日三服。

本方证多由脾阳不足，寒从中生，聚湿成饮，寒饮犯肺所致，此即“形寒饮冷则伤肺”之意。寒饮停肺，宣降失和，故咳嗽痰多、清稀色白；饮阻气机，故胸满不舒；饮邪犯胃，则喜唾涎沫，治当温阳化饮。方以干姜为君，既温肺散寒以化饮，又温运脾阳以化湿。臣以细辛，取其辛散之性，温肺散寒，助干姜温肺散寒化饮之力；复以茯苓健脾渗湿，化饮利水，一以导水饮之邪从小便而去，一以杜绝生饮之源，合干姜温化渗利，健脾助运。为防干姜、细辛耗伤肺气，又佐以五味子敛肺止咳，与干姜、细辛相伍，一温一散一敛，使散不伤正，敛不留邪，且能调节肺司开阖之职，为仲景用以温肺化饮的常用组合。使以甘草和中调药。综观全方，具有温散并行、开阖相济、肺脾同治、标本兼顾的配伍特点，堪称温化寒饮之良剂。

（四）温肺暖脾

1. 方法概述

温肺暖脾，培土生金。本法主要用于肺阳虚兼脾阳虚之证。临床除有肺阳虚见症外，还有纳食不振，脘腹胀满，咳痰量多呈泡沫，或面目浮肿，泛吐清涎，大便溏，面色萎黄，形瘦气弱等脾阳虚征象。

肺脾阳虚者，二者可互相影响致病。脾气虚或脾胃阳气不足则土不生金，可致肺气虚，久则肺阳必然受损；脾为后天之本，阳虚衰，生化不足，则肺阳失养；脾虚运化不健，寒气内生，久贮于肺，耗伤阳气，均可导致肺阳虚。反之，肺阳不足，宣降失常，痰饮内停，困脾伤阳，亦可致脾阳虚。肺为华盖而属金，脾胃为中土而化生万物。肺阳虚日久也可子病及母，影响及脾，导致脾阳虚。肺吸入自然界的清气，并使之与脾胃运化的水谷精气相结合而成宗气，肺阳足亏是能否合成宗气及其盛衰的重要条件。脾阳虚不能运化亦可见水液停留，变生痰饮，肺阳虚亦可致气不化津，水津不归正化则可停聚为痰饮，可见咳嗽、喘息、痰多色白、舌淡、苔白滑、脉滑等症。按五行相生规律则土能生金，脾胃中土阳气虚衰，土不生金而致肺阳虚，为临床所常见。治病求本，脾为肺之母，欲生金者应先补脾，土健则金自生。因此，但凡脾胃虚弱，“子令母虚”或“子盗母气”，大多先影响肺，使肺气不足。临证时尤应注重脾，寓意有三：一是培土生金之意；二是健脾化痰、健脾渗湿之意；三是调理脾经气机之意，气行则血行，气行则水行。本法由温肺阳药与健脾药组方，适用于肺脾阳虚之证。代表方为参苓白术散加干姜、桂枝、附子等。

2. 常用方剂分析

参苓白术散出自《太平惠民和剂局方》，由白扁豆、白术、茯苓、甘草、桔梗、莲子、人参、砂仁、山药、薏苡仁组成。上为细末，每服二钱，枣汤调下，小儿按岁数加减服。

本方证由脾气虚不得化湿所致。脾胃虚弱，纳运乏力，故饮食不化；水谷不化，清浊不分，故见肠鸣泄泻；湿滞中焦，气机被阻，而见胸腹痞闷；脾失健运，则气血生化不足；肢体肌肤失于濡养，故四肢无力，形体消瘦，面色萎黄；舌淡，苔白腻，脉虚缓皆为脾虚湿盛之象。治宜补益脾胃，兼以渗湿止泻。方中人参、白术、茯苓益气健脾渗湿，为君。山药、莲子助君药以健脾益气，兼能止泻，并用白扁豆助白术、茯苓以健脾渗湿，均为臣药。更用砂仁醒脾和胃，行气化滞，是为佐药。桔梗宣肺利气，通调水道，又能载药上行，培土生金；甘草健脾和中，调和诸药，共为佐使。综观全方，补中气，渗湿浊，行气滞，使脾气健运，湿邪得去，则诸症自除。本方是在四君子汤基础上加山药、莲子、白扁豆、薏苡仁、砂仁、桔梗而成。二方均有益气健脾之功，但四君子汤以补气为主，为治脾胃气虚的基础方。参苓白术散兼有渗湿行气的作用，并有保肺之效，是治疗脾虚湿盛证及体现“培土生金”治法的常用方剂。

（五）温肺益肾

1. 方法概述

温肺益肾，补火纳气。本法主要用于肺肾阳虚之证。肺肾阳虚除表现肺阳虚见症外，尚有畏寒肢冷明显，呼长吸短，甚则张口抬肩，腰膝酸冷，遗尿或小便清，或五更泄泻，或男子阳痿，或女子闭经等症。

肺主气，司呼吸；肾藏精，主纳气。肺气下降，有利于肾的纳气；肾气充足，摄纳有权，有利于肺气肃降。“肺为气之主，肾为气之根”，若肺气久虚，肃降失司，或肾气不足，摄纳无权，往往互为影响，以致出现气短喘促，呼吸表浅等症。肺阳虚者，发病亦然。盖肺属金，肾属水，金水相生，如果肺阳虚衰，母病及子，可致肾阳不足。肾阳则为一身阳气之本，“五脏之阳气，非此不能发”，肾阳虚衰无以温养肺阳，即子病及母，也可致肺阳虚。患者可表现为形寒肢冷，咳逆倚息、动则尤甚，声低气怯，痰清量多，周身浮肿，甚则张口抬肩、不能平卧，冷汗淋漓，脉大无根等。温补阳气为其基本治疗大法。本法即温热药与补益药相配伍，适用于久病阴阳气血虚损之人，张景岳尤善此法，代表方右归丸。

2. 常用方剂分析

右归丸出自《景岳全书》，由熟地黄、附子、肉桂、山药、山茱萸（酒炙）、菟丝子、鹿角胶、枸杞子、当归、杜仲（盐炒）组成。

右归丸最早载于《景岳全书》，在新方八阵中，张景岳说：“治元阳不足，或先天禀衰，或劳伤过度，以致命门火衰，不能生土，而为脾胃虚寒，饮食少进，或呕恶膨胀，或反胃噎膈，或怯寒畏冷，或脐腹多痛，或大便不实，泻痢频作，或小水自遗，虚淋寒疝，或寒侵溪谷而肢节痹痛，或寒在下焦而水邪浮肿。总之，真阳不足者，必神疲气怯……或阳衰无子等证，俱速宜益火之源，以培右肾之元阳，而神气自强矣，此方主之。”方中附子、肉桂辛热入肾，温壮元阳，补命门之火；鹿角胶甘、咸、微温，补肾温阳，益精养血，三药相辅相成，以培肾中元阳，共为君药。熟地黄、山茱萸、枸杞子、山药皆甘润滋补之品，可滋阴益肾，养肝补脾，填精补髓，与肉桂、附子、鹿角胶相配伍有阴中求阳之功，同为臣药。菟丝子、杜仲补肝肾，强腰膝；当归养血和血，助鹿角胶补养精血，使精血互化，俱为佐药。诸药合用，补肾兼顾养肝。右归丸是以“纯补无泻”“峻补真阳”而开温补肾阳的又一法门。右归丸浸补肾阳，可恢复肾的藏精功能。用法有二：一是阳虚有寒象者，用右归丸温补肾阳；二是肾虚影响了肾的生理功能，用其补肾来恢复肾藏精、主生殖的功能。在生理情况下，肺、脾、肾相辅相成，共同维系人体正常生命活动，肺阳虚衰时，必将影响脾、肾的正常功能，因此，温肺要取得满意疗效，脾肾同温是关键。

（六）温肺养心

1. 方法概述

温肺养心，化瘀利水。本法主要用于心肺阳虚之证。心肺阳虚除有肺阳虚见症外，尚有心悸怔忡，尿少肢肿，口唇指（趾）端发绀，脉结代无力，脉象出现沉细而数或微弱而数等症。而心主血，阳虚血凝，可见胸痛咳嗽，气促，甚者喘息不能平卧，胸闷如塞，心悸不宁，舌质紫暗或有瘀斑、瘀点，脉弦涩。

《素问·灵兰秘典论》曰“心者，君主之官也，神明出焉。肺者，相傅之官，治节出焉”，说明心肺之间的“君相”关系，心与人的精神活动相关，调节五脏六腑的功能。肺则治理调节周身之气，辅助心脏调节周身气血。心肺功能的协调平衡又赖宗气的调控，宗气运行失常则可导致血行瘀滞，如《灵枢·刺节真邪》云：“宗气不下，脉中之血，凝而留止。”而血瘀则水停，常出现下肢水肿等症。

本法由温阳药与活血药组方，适用于阳虚血瘀证。代表方为苓桂术甘汤与血府逐瘀汤。

2. 常用方剂分析

（1）苓桂术甘汤 苓桂术甘汤出自《伤寒论》，由茯苓、桂枝、白术、炙甘草组成。上四味，以水六升，煮取三升，去滓，分温三服。

本方所治痰饮乃中阳素虚，脾失健运，气化不利，水湿内停所致。盖脾主中州，职司气化，为气机升降之枢纽，若脾阳不足，健运失职，则湿滞而为痰为饮。而痰饮随气升降，无处不到，停于胸胁，则见胸胁支满；阻滞中焦，清阳不升，则见头晕目眩；上凌心肺，则致心悸、短气而咳；舌苔白滑，脉沉滑或沉紧皆为痰饮内停之征。仲景云“病痰饮者，当以温药和之”，故治当温阳化饮，健脾利水。本方重用甘淡之茯苓为君，健脾利水，渗湿化饮，既能消除已聚之痰饮，又善平饮邪之上逆。桂枝为臣，功能为温阳化气，平冲降逆。苓、桂相合为温阳化气，利水平冲之常用组合。白术为佐，功能健脾燥湿，苓、术相须，为健脾祛湿的常用组合，在此体现了生痰之源以治本之意。桂、术同用，也是温阳健脾的常用组合。炙甘草用于本方，其用有三：一可合桂枝以辛甘化阳，以襄助温补中阳之力；二可合白术益气健脾，崇土以利制水；三可调和诸药，功兼佐使之用。四药合用，温阳健脾以助化饮，淡渗利湿以平冲降逆，全方温而不燥，利而不峻，标本兼顾，配伍严谨，为治疗痰饮病之和剂。咳嗽痰多者，加半夏、陈皮以燥湿化痰。心下痞或腹中有水声者，可加枳实、生姜以消痰散水。

（2）血府逐瘀汤 血府逐瘀汤出自《医林改错》，由桃仁、红花、当归、生地黄、牛膝、川芎、桔梗、赤芍、枳壳、甘草、柴胡组成。

本方主治诸症皆为瘀血内阻胸部，气机郁滞所致，即王清任所称“胸中血府血瘀”之证。胸中为气之所宗、血之所聚，肝经循行之分野。血瘀胸中，气机阻滞，清阳郁遏不升，则胸痛、头痛日久不愈，痛如针刺，且有定处；胸中血瘀，影响及胃，胃气上逆，故呃逆干呕，甚则水入即呛；瘀久化热，则内热瞀闷，入暮潮热；瘀热扰心，则心悸怔忡，失眠多梦；郁滞日久，肝失条达，故急躁易怒；至于唇、目、舌、脉所见，皆为瘀血征象。治宜活血化瘀，兼以行气止痛。方中桃仁破血行滞而润燥，红花活血祛瘀以止痛，共为君药。赤芍、川芎助君药活血祛瘀；牛膝活血通经，祛瘀止痛，引血下行，共为臣药。生地黄、当归养血益阴，清热活血；桔梗、枳壳，一升一降，宽胸行气；柴胡疏肝解郁，升达清阳，与桔梗、枳壳同用，尤善理气行滞，使气行则血行，以上均为佐药。桔梗并能载药上行，兼有使药之用；甘草调和诸药，亦为使药。合而用之，使血活瘀化气行，则诸症可愈，为治胸中血瘀证之良方。本方配伍：一为活血与行气相伍，既行血分瘀滞，又解气分郁结；二是祛瘀与养血同施，则活血而无耗血之虑，行气又无伤阴之弊；三为升降兼顾，既能升达清阳，又可降泄下行，使气血和调。

三、温肺法在肺系病中的应用

近年来，随着对“肺阳”理论的认识逐渐深入，温肺法在临床研究亦取得了较大进展，现将温肺法运用于常见呼吸系统疾病的相关成果，总结如下。

（一）过敏性鼻炎

过敏性鼻炎是机体对某些变应原敏感性增高而发生在鼻腔黏膜的变态反应性疾病，是临床的常见病、多发病，以鼻痒、喷嚏、大量清水样鼻涕和鼻塞为主要症状，也可有眼痒、流泪、咽痒等症状。本病有遗传倾向，严重影响患者生活质量，到疾病晚期往往发展为哮喘，因此，对本病的研究很有紧迫性和临床意义。过敏性鼻炎属于中医学“鼻鼽”“鼽嚏”“脑漏”等范畴。鼻为肺之上窍，饮食不节、情志不和等伤及脾气，导致脾气虚弱，损及肺气，同时肺气虚弱，卫阳不固，风寒乘机而入，导致肺失宣降，则鼻窍不利。因此，中医学认为，脾胃虚弱、肺气虚寒为过敏性鼻炎的主要病机。中国古代医家对本病的治疗以辛温走窜药物为主，温肺化饮、宣通鼻窍、祛风解表、开宣肺气，诸药合用，具有益气温肺、散寒通窍之功。

张胜利通过采用经验方温肺通窍汤（苍耳子、辛夷、白芷、细辛、防风、桂枝、黄芪、白术、甘草）雾化吸入治疗常年性变应性鼻炎，发现治疗组总有效率为 90.0%，显效率为 33.3%，且进行治疗后 1 个月、3 个月有效率的比较，表明温肺通窍汤雾化吸入的远期疗效优于单纯使用西药。张颖通过观察温肺止流丸（人参、诃子肉、荆芥、辛夷、桔梗、鱼腥草、甘草）治疗常年性变应性鼻炎肺气虚寒型的临床疗效发现，治疗组总有效率为 86.67%，对照组总有效率为 83.33%，结论为温肺止流丸治疗常年性变应性鼻炎肺气虚寒型疗效较好，且对鼻分泌物和血液中嗜酸性粒细胞的水平具有调节作用。高军等用麻附细辛汤合干姜甘草汤加减治疗过敏性鼻炎 80 例，显效 61 例，好转 15 例，总有效率为 95%。

（二）慢性咳嗽

咳嗽是临床中常见的一种病症，发病原因较多，部分咳嗽迁延难愈，则发展为慢性咳嗽。慢性咳嗽是指以咳嗽为唯一或主要症状，时间超过 8 周，胸部 X 线检查无明显异常的一类病症。严重者病情缠绵，影响工作效率及生活质量。慢性咳嗽属于中医学“久咳”“顽咳”范畴。寒饮内停型慢性咳嗽，多由痰湿蕴肺型咳嗽治疗不当、迁延不愈发展而来。本病多因感受寒湿，或素体偏寒湿，或部分老年患者由于反复发病、病久，或过用寒凉药，伤及肺脾。寒湿犯肺，寒性收引，肺气壅阻，凝津为痰，另外，肺宣降失司，化生寒饮，湿困中焦；寒湿伤脾阳，脾阳不足，脾气亏虚，运化功能失司，水湿不能运化，水谷不能化为精微上输以养肺，反而聚生痰浊，痰从寒化为饮，上凌于肺，表现为“寒饮伏肺”或“肺气虚寒”证候。本病病位在肺、脾，二者相因为病，寒痰湿饮为病理因素，亦为病理产物。故在治疗本病时，应以温肺化饮、健脾运湿、止咳化痰为治则。

吴峰妹等应用温肺祛风法治疗风寒型感染后咳嗽，治疗组愈显率为 82.11%，总有效率为 94.74%；临床疗效比较，治疗组明显优于对照组。现代药理学研究表明，小青龙汤具有抗菌、消炎、抗过敏、增强机体免疫功能和改善微循环、增加血流量、促进局部炎症吸收等作用。王士军观察了温肺止咳汤（干姜、细辛、炙麻黄、防风、杏仁、生黄芪、茯苓、生白术、桔梗、五味子、甘草）治疗亚急性咳嗽的临床疗效，结果显示，对照组有效率为 68.9%，治疗组有效率为 91.1%，治疗组优于对照组，治疗组咳嗽症状评分优于对照组。赵东凯认为，慢性咳嗽见肺阳虚证的基本病机是肺脏阳虚不能布津，津液凝聚。临床可分为肺寒停饮和脾肺虚寒两种类型，宜用桂枝、干姜、胡椒之类振奋阳气，人参、白术、甘草之类益气补虚，再配半夏、茯苓之辈燥湿渗水，治津液燥结之痰。蒋诗媛等发现温肺化饮方（干姜、桂枝、细辛、茯苓、栀子、炙甘草）配合药线点灸法治疗寒饮内停型慢性咳嗽疗效显著，对照组总有效率为 73.33%，治疗组总有效率为 93.33%，治疗组疗效优于对照组。

（三）慢性支气管炎

慢性支气管炎，简称“慢支”，是气管、支气管黏膜及其周围组织的慢性非特异性炎症。临床上以咳嗽、咳痰为主症，或伴有喘息，每年发病持续 3 个月或更长时间，连续 2 年或 2 年以上，并排除具有咳嗽、咳痰、喘息症状的其他疾病。本病起病缓慢，病程长，反复急性发作而病情加重。若不能及时采取有效的治疗，可进一步发展为肺动脉高压和肺源性心脏病，且预后不容乐观。中医学对慢性支气管炎并没有明确的命名，但根据其出现的临床症状，中医学有与此病相类似的病名，如“咳嗽”“喘病”“痰饮”等。温性药不仅可宣散表里寒邪，理气止咳，还可助阳化饮，温补肺肾。因肺卫之阳气充足，不仅可抵御外邪侵袭，还可驱邪外出，肾为后天之本，肾阳为人体阳气之根本，温肾则可使全身阳气振奋，阳气渐充，则机体抗御病邪能力增强，符合治病求本、标本同治的中医学思想。

张胜利观察温肺化痰类中药（法半夏、桔梗、僵蚕、川贝母、白芥子、五味子、茯苓、紫苏子、莱菔子、地龙、陈皮、干姜、甘草、细辛）配伍治疗慢性支气管炎急性发作期发现，治疗组总有效率高于对照组。张晓霞等通过观察自拟方温肺化饮汤（炙麻黄、桂枝、浙贝母、远志、白芍、细辛、干姜、甘草）治疗慢性支气管炎加重期的临床疗效发现，治疗组患者临床总有效率明显高于对照组，治疗组患者临床症状和体征评分及实验室检查方面均较对照组有明显改善。沈广礼观察自制组方温肺肃金汤（桑叶、桑白皮、紫苏子、陈皮、紫苏叶、五味子等）对于慢性支气管炎急性发作患者的疗效发现，实验组有效率为89.2%，对于慢性支气管炎急性发作治疗效果良好，可明显减少患者的再住院次数，改善患者预后，降低死亡率。

（四）支气管哮喘

支气管哮喘是由多种细胞及细胞组分参与的慢性气道炎症，此种炎症常可引起气道反应性增高，导致反复发作的喘息、气促、胸闷和（或）咳嗽等症状，多在夜间和（或）凌晨发生，此类症状常伴有广泛而多变的气流阻塞，可以自行或通过治疗而逆转。近年来，支气管哮喘的发病率不断增加，由此所致的负担亦在全世界有增加的趋势，在世界许多地区，支气管哮喘的发病率和死亡率都在增加，使之成为一个全球性的问题。肺阳主推动、温煦、宣发，是肺气的重要组成部分，在人体许多生理功能中，肺阳都发挥着重要的作用。若肺阳不足，必然引起肺主气、司呼吸及水液代谢方面的病理反应，久之，除肺不能布散津液外，脾亦不能运输精微，肾亦不能蒸化水液，以致津液凝聚成痰，可形成肺中伏藏之痰饮，成为发病的“夙根”，外邪引动则发为哮喘。又因痰饮乃津液所化，其性属阴，易为同类之阴邪所引，故风寒、寒湿、寒饮等阴寒邪气在哮喘发病中占有主要地位，这也是临床上冷哮证比热哮证常见的重要原因。哮喘寒饮蕴肺证由素体肺阳亏虚，风寒阴邪诱发，导致寒饮蕴积于肺，阻碍肺气宣发肃降。肺阳虚弱的体质是哮喘寒饮蕴肺证的病机关键。故温肺化饮是治疗寒哮证的重要大法，合理地在缓解期辨证运用穴位贴敷是提高寒哮证疗效的重要手段。

李威君从临床方面观察温肺化痰祛瘀法治疗支气管哮喘急性发作期的疗效，将符合纳入标准的60例支气管哮喘急性发作期中医证属寒痰夹瘀型患者随机分成对照组和治疗组，每组30例，结果发现，两组症状改善程度、呼气流量峰值及其变异率相比，治疗组改善更明显，差别有统计学意义，证明中西医结合治法与单纯运用西医治疗相比，可以更好地改善患者临床症状，提高临床疗效。柴茂山认为，冷哮病变主要在肺，肺阳虚是其病机关键。急性发作期以寒痰内饮之邪实为主，肺阳不足之正虚为辅，治疗以散寒祛痰化饮为主，温补肺阳为辅。缓解期以肺阳虚为主，寒痰内饮之邪为辅，形成阳虚邪恋的病理状态，治疗以温补肺阳为主，散寒祛痰化饮为辅。本病进一步发展到肺气肿、肺心病、肺性脑病时，则由肺及脾、肾、心、脑，形成肺脾同病、肺肾同病、肺心同病、肺脑同病。其病机发展顺序依次是肺阳气虚、肺脾阳气虚、肺心肾阳气虚。因此，能在早期使本病从根本上缓解，并得到有效控制，温补肺阳是治疗本病的基本大法。以温补肺阳之干姜细辛汤为主治方剂治疗冷哮128例，有效控制率为82.41%，基本缓解率为72.52%。徐志灯认为，支气管哮喘的病理因素以痰为主，痰的产生责之于肺不能布散津液，脾不能运输精微，肾不能蒸化水液，以致津液凝聚成痰，伏藏于肺，成为发病的“夙根”。有学者采用临床随机分组对照试验方法，治疗组选择射干麻黄汤加味合穴位贴敷治疗，统计发现，在总体疗效上，治疗组的总有效率为90.0%，临床控制率为70.0%，证明在临床正确辨证基础上，适当选用穴位贴敷能够增强祛寒平喘效应。临床上，穴位贴敷可作为支气管哮喘的过渡及联合用药治疗方法，以减轻药物的不良反应及可能产生的药物依赖，提高对哮喘的控制。

（五）慢性阻塞性肺疾病

慢性阻塞性肺疾病（COPD）的发病率、死亡率较高，其主要特征为气流受限且不完全可逆，疾病常呈进行性发展，可以预防及治疗。COPD及其并发症，临床不仅见到咳痰无力、气短难续、喘促声低等肺气虚的症状，而且常出现四肢不温、背寒怕冷、鼻头青冷、咳痰色白质稀等肺阳虚症状，甚至可见由肺阳虚导致心肾阳虚的心悸嗜睡、面浮肢肿等症。COPD在中医学上多归于“肺胀”“喘证”范畴，肺司呼吸的功能主要依赖于肺阳，肺阳功能充沛，则呼吸有度，使机体能吸入自然界之清气，又可鼓动出体内之浊气排出。若肺阳不足，呼吸失司，则清气不能入，浊气不能出，形成肺气壅塞，发为肺胀。COPD 患者因病情反复发作，耗伤肺气，日久及阳，而肺阳不足又常易招致外感侵袭。在诸多外邪中，寒邪较其他因素更易诱发、加重 COPD 患者病情。如魏之琇《续名医类案》云："肺易受寒邪，既病于主气之肺阳，阳气益不得施化，而水中之阳化更微，致湿淫滋患。"痰饮作为一种病理产物形成于 COPD 患者体内，内伏于肺，阻塞气道，更加重了肺气壅塞的病机。故对于外寒内饮型 COPD，临床治疗主要以温肺散寒、行水化饮、平喘降气、活血化瘀为主要治疗原则。

陈炜等观察温肺化痰方药对痰湿阻肺证 COPD 急性加重期患者外周血中性粒细胞弹性蛋白酶（neutrophil elastase，NE）和表皮生长因子受体（epidermal growth factor receptor，EGFR）表达的影响发现，温肺化饮方药可能通过调节 NE、EGFR 的表达，改善 COPD 急性加重期患者的气道黏液高分泌状态。马民凯等通过观察温肺活血方治疗 COPD 急性发作的临床疗效。将 80 例 COPD 急性发作患者分为治疗组和对照组，对照组采用西医常规治疗，治疗组在西医常规治疗基础上加用温肺活血方，结果显示，治疗组总有效率为 87.50%，高于对照组的 72.50%（$P < 0.05$），治疗后治疗组 TNF-α、IL-6、二氧化碳分压均低于对照组，第 1 秒用力呼气容积（forced expiratory volume in one second，FEV_1）/ 用力呼气肺活量（forced expiratory vital capacity，FEVC）、FEV_1 高于对照组（$P < 0.05$）。结论为：温肺活血方能够改善患者临床症状，明显降低患者 TNF-α、IL-6 水平，临床疗效确切。

（六）间质性肺疾病

间质性肺疾病（interstitial lung disease，ILD）致病因素非常多，通常是由综合因素导致的。ILD 在发病时，多伴有呼吸不畅。现阶段，临床治疗本病以糖皮质激素为主，并且中西医结合的治疗方法受到了广泛关注。ILD 病程时间较长，肺叶痿弱不用，络虚不荣，气血不充，属于中医学"肺痹""肺痿"范畴。

赵竞秀将 16 例肺纤维化患者随机分为两组，对照组应用糖皮质激素治疗，治疗组服用温肺化纤饮治疗，观察两组的临床疗效，结果发现温肺化纤饮组与糖皮质激素疗效相似，而不良反应较小。郭烽发现，ILD 患者给予环磷酰胺联合温肺通痹汤治疗，可以显著降低患者血浆中 IL-6、TNF-α 的含量，提高临床疗效，降低不良反应发生率，提高患者的生活质量，值得临床推广。仕丽等发现，温肺通痹颗粒治疗 ILD，能降低患者血清 TNF-α 水平，其疗效与醋酸泼尼松片相当。

刘良倚认为，本病以阳虚、痰凝、血瘀为病理基础，并遵洪广祥教授“治肺不远温”之学术观点，以温阳、化痰、行瘀为法，予自拟方温肺化纤汤（熟地黄、鹿角胶、肉桂、炮姜、白芥子、麻黄、甘草）为主方进行辨治，获得了较好的临床疗效。袁成波等认为，小青龙汤的病机特点为表寒外束，水饮内停，内外合邪，两寒相感，而致发病。外感多因风寒，内因多为寒饮，与脾、肺、肾相关，肺间质纤维化病机关键为肺中虚冷，肺络痹阻为其主要病理特点，其形成根本原因在于阳气不足，阳虚体质是寒饮的主要内因，临床以温肺化饮为基本治则，恰合小青龙汤解表散寒、温肺化饮之意。

（七）肺癌

目前，恶性肿瘤的治疗虽以现代医学为主，中医为辅，但仍有相当数量的患者因无法应对手术及放、化疗或术后出现转移而选择中医治疗。中医治疗的明显优势就在于缓解患者局部和全身症状及减轻手术及放、化疗的不良反应，改善患者生活质量并延长生存期。近年来，“扶正抗癌”疗法已成为一项重要原则，被众医家认可。所述“扶正”，不仅要益气、滋阴、养血，在很大程度上是指补充和恢复人体的阳气，即用温阳来达到扶正的目的。中医对肿瘤的形成多从热、毒、痰、瘀、气虚、阴虚几个方面进行阐述，治疗上采用相应的滋阴降火、清热解毒、化痰散结、活血化瘀、益气养阴等方法。“阳虚毒结”亦为肿瘤发生的重要病机之一。阳气乃生命之根基，肿瘤的形成与阳气的虚衰密不可分，故温阳法在肿瘤的治疗中颇具意义。中医治疗肿瘤需标本兼顾，应用温阳法辨证施治，同时结合辨病论治，尤其对于中、晚期患者，切不可仅重寒凉药而轻温阳药。

何春霞等观察了温肺化饮法治疗非小细胞肺癌（non-small cell lung carcinoma，NSCLC）恶性胸腔积液（malignant pleural effusion，MPE）的临床疗效，将63例NSCLC合并MPE患者随机分为试验组和治疗组，试验组36例，对照组27例。试验组给予温肺化饮法中药联合顺铂（DDP）胸腔灌注治疗，对照组给予单纯DDP胸腔灌注治疗。首要观察指标为两组MPE的疾病控制率（disease control rate，DCR），次要观察指标包括Karnofsky（KPS）评分、临床证候疗效、不良反应、中位生存期（median survival time，MST）。结果：全部63例随机患者参与评价。首要观察指标MPE的DCR，试验组是94.44%（34例），对照组是77.78%（21例），具有统计学差异（$P < 0.05$）。次要观察指标，两组患者KPS评分、临床证候疗效，试验组均优于对照组，不良反应均不明显。MST试验组是11个月，

对照组是7.5个月。结论：温肺化饮法联合DDP胸腔灌注可有效治疗NSCLC合并MPE。王叙煌通过实验发现，细胞因子诱导的杀伤（cytokine-induced killer，CIK）细胞胸腔灌注联合温肺化饮法治疗恶性胸腔积液能有效地控制病情进展，提高治疗效果；CIK细胞胸腔灌注联合温肺化饮法的$CD3^+$及$CD8^+$细胞升高，较对照组明显；CIK细胞胸腔灌注联合温肺化饮法能够更加有效地提高患者KPS评分，提高生活质量，改善整体症状及气短状况，且效果较对照组稳定；CIK细胞胸腔灌注联合温肺化饮法尚未发现明显的不良反应，多可耐受，安全性良好。

四、临证经验

（一）补肺阳法治疗肺系病

根据历代文献、临床用药观察等，笔者团队总结出治疗肺阳虚证最常用的药物为炙甘草、干姜、桂枝、麻黄、杏仁、半夏、陈皮、细辛、茯苓、五味子。临床上可将其作为温补肺阳之基础方，再随证加减。麻黄、桂枝发汗解表，且可温通肺阳以平喘；炙甘草、干姜温补肺阳；干姜、细辛、五味子三味合用，功专温肺散寒；半夏、陈皮燥湿，下气降逆；杏仁降气平喘；茯苓健脾补中，化生肺阳，还能利水渗湿，截痰饮生成之源。诸药合用，使肺阳充足，风寒外散，痰饮内消，咳喘自止。现将临床常见相关肺系疾病见肺阳虚证治则总结如下，以期对临床治疗有所启发。

1. 肺阳虚感冒

症状：反复感冒，咳嗽、痰白、咳痰无力，恶风怕冷，神疲乏力，气短懒言，或自汗外泄，或见遗尿，舌淡苔白，脉沉细无力。

治法：温补肺阳，益气固表。

2. 肺阳虚咳嗽

症状：咳嗽、痰涎清稀，头眩，心悸，畏寒，肢体沉重，或兼小便不利，脉沉滑。

治法：补益肺阳，化痰止咳。

3. 肺阳虚喘证

症状：喘息、咳嗽，痰多稀薄如水状，恶寒，无汗，形寒肢冷，背凉，面色青晦，口不渴或渴喜热饮，舌苔白滑，脉弦紧。

治法：温补肺阳，化痰平喘。

4. 肺阳虚哮病

症状：呼吸紧迫，喉中痰鸣如水鸡声，咳吐稀痰，不得平卧，胸膈满闷如窒，面色苍白或青灰，背冷，口不渴，或渴喜热饮，舌淡苔白滑，脉弦紧。

治法：温补肺阳，降气平喘。

5. 肺阳虚肺痿

症状：咳吐涎沫，质稀量多，短气，头眩，神疲乏力，口不渴，小便数，或遗尿，舌淡，脉虚弱。

治法：温补肺阳，益气生津。

6. 肺阳虚肺胀

症状：虚满而喘咳，痰清稀，尿少，口唇青紫，舌紫暗，苔白滑，脉沉细。

治法：温补肺肾，化痰利水平喘。

（二）穴位贴敷治疗肺系病

1. 冬病夏治“三伏贴”

冬病夏治是中医学的特色疗法之一，根据传统中医理论“春夏养阳”的原则，盛夏伏天之时，采用穴位贴敷的治疗方法，可起到疏通经络、健脾益肺、温阳补肾的作用，扶正固本，从而减少和减轻一些冬天发病、夏天缓解的慢性疾病。

所谓“冬病”一般指病情迁延，反复发作，遇寒加重，得温则缓，同时伴有阳气虚弱表现的病症。阳气虚弱之人，一般会出现畏寒、自汗、面色苍白、反复感冒等症状。肺阳虚则会呼吸不畅，咯吐白痰；脾阳虚则会消化不良，容易泄泻；肾阳虚则腰膝酸痛，小便清长，小腿水肿等。“三伏贴”是在人体的特定腧穴上进行药物贴敷的一种治疗方法，可鼓舞正气，增加机体抗病能力，从而达到防治疾病的目的。一则夏天人体气血旺盛，腠理开泄，此时在穴位上贴敷中药，药力更易直达脏腑；二则人体阳气得天阳相助，有助于辛香、逐痰、通经之药与经络共同作用，而达到扶正祛、邪治疗疾病的目的。

三伏贴可以治疗多种反复发作的疾病及过敏性病症，如慢性支气管炎、支气管哮喘、过敏性鼻炎、体虚感冒咳嗽。除此之外，三伏贴还可以治疗慢性胃肠炎、溃疡病、慢性腹泻、小儿厌食、遗尿、虚寒头痛、颈肩腰腿痛、胸腹痛、痛经等。

众所周知，慢性呼吸系统疾病患者大多在冬季或气候突然转凉时发作或加重。咳喘反复发作，耗伤肺气，肺病及脾，脾失健运，聚湿生痰，日久肾阳虚损，命门火衰，此时更容易引起风寒等邪气外侵，如此恶性循环，最终导致反复咳喘，逐年加重，终年不愈。“冬病夏治”是指对于一些在冬季寒冷的天气中容易发作或加重的疾病，特别是慢性疾病，在炎热的夏季里进行治疗，以减少其在冬季里发作的频率，减轻其发作的严重程度，提高机体的抗病能力，亦称“反季节疗法”。这是中医学“天人合一”的整体观和“未病先防”的疾病预防观的具体运用。《内经》云“正气存内，邪不可干”“圣人春夏养阳，秋冬养阴，以从其根”。人体处于长期与自然环境相统一的动态变化调控中，故阳虚者，尽管四季阳气均不足，但因受夏季自然界阳气旺盛的影响，人体阳气处于年节律的峰值。阳虚有趋于好转之势，体内凝寒之气也因此有剔除的可能，趁其势而治之，可以得到较好的效果。冬病夏治，一方面，借助夏季阳气升发，人体阳气有随之旺盛之趋势，体内凝寒之气易解的状态，对阳虚者用补虚助阳药或阴寒内盛者用温里祛寒药，以达到扶阳祛寒的目的；另一方面，可以为秋冬储备阳气，等到了冬季阳气充足，阴精敛藏而不外泄，从而达到调整阴阳、提高抗病能力的目的。

穴位贴敷疗法是冬病夏治的具体方法之一，是选用一些温阳补肾的药物在特定的时间（三伏天）对人体特定穴位进行贴敷，从而达到预防、治疗“冬病”的目的。“三伏”为人体皮肤温湿度最大、毛孔最为开放之季，有利于药物的吸收。许多支气管哮喘、慢性支气管炎和慢性咳嗽患者通过穴位贴敷治疗，病情得到了缓解，有的患者发病次数减少，或发作程度减轻，生活质量得到了明显提高。临床研究报告已证实，接受穴位贴敷治疗的患者，实验室指标与对照组有明显差异。治疗组巨噬细胞的吞噬能力和淋巴细胞转化率上升，细胞免疫与体液免疫增强，灸贴起疱的皮胞液中IgA、IgG含量升高，血浆皮质醇含量增加，血中嗜酸性粒细胞数降低，说明经过冬病夏治，机体的细胞免疫和体液免疫功能均得到改善，下丘脑－垂体－肾上腺皮质系统功能加强。由上可知，三伏贴疗法的基本原理可概括为，在一年中最热的时候，也就是阳气最充盛之时，即三伏天，引入“天阳”消除体内之阴霾，以治疗身体虚寒性病证。这是中医学的一种外治疗法，也是中医学“天人合一”观的体现，正所谓“益火之源，以消阴翳”。在特定的时间，通过特定的穴位，利用特定的药物辅助，使引“天阳”之效达到最大化，这是该疗法追求的目标。

2. 冬病冬治“三九贴”

冬至，又名“一阳生”，是二十四节气中被最早制定出的一个节气。早在春秋时期，我国已经用土圭通过观测太阳测定出了冬至。冬至习俗源于汉代，盛于唐宋，相沿至今。冬至俗称“冬节”“长至节”“亚岁”等，是二十四节气中的第二十二个节气，每年公历12月21日至23日太阳到达黄经270°（冬至点）时，太阳直射南回归线，北半球昼最短、夜最长。中国古代对冬至很重视，冬至被当作一个较大的节日，甚至有“冬至大如年”之说，而且有庆贺冬至的习俗。《汉书》中说：“冬至阳气起，君道长，故贺。”人们认为过了冬至，白昼一天比一天长，阳气回升，是一个节气循环的开始，也是一个吉日，应该庆贺。从冬至起，每九天为“一九”，至“九九”为止。冬至后第十九天至第二十七天为“三九天”，是一年中最冷的时段。

三九贴是一种穴位贴敷疗法，穴位贴敷可以通过激发经络气血，起到温阳散寒、调和气血、消痰除痞、温通经络、祛风除湿等全身治疗作用。《内经》认为“天人相应”，人与自然是和谐统一的整体。“三九天”是一年中最冷的时候，此时阳气敛藏，气血不畅，皮肤干燥、毛孔闭塞，此时利用药物渗透皮肤，贴敷穴位，能起到温阳益气、健脾补肾、益肺止咳、祛风散寒、通经活络的功效。三九贴在疾病的调治过程中，将平衡人体阴阳与四季气候的特点有机结合，可取得事半功倍之效。因此选在“三九”时节进行穴位贴敷，扶正祛邪，调补阴阳，不仅能够帮助人体抵抗外邪，预防疾病，而且也会对夏天三伏贴的疗效起到加强和巩固的作用。因此，夏贴“三伏”，冬贴“三九”对呼吸系统疾病治疗效果最好。三九贴除了贴药时间不同之外，其他选穴、选药、操作方法与三伏贴是一样的，但此方法并非“引阴制阳”，而是“格阴护阳”，格拒严寒，保护体内仅存的一丝真阳，以待来年星火燎原之势。另外，三九自冬至日起，为一阳生之时，又称“一阳来复”，是自然界和人体的阳气初动之时，此时贴药亦有激发阳气和承上启下之作用，因此，三九贴与三伏贴相比，虽然选穴、选药相同，但选时不同，故其治疗机制亦有不同。

第五章

寒邪与肺系病

第一节　寒邪与感冒

一、中医学对感冒的认识

（一）历代医家对感冒的论述

感冒，中医又称伤风，是因感受触冒风邪或时行病毒，邪犯卫表，导致肺卫功能失调，出现以鼻塞、流涕、喷嚏、咳嗽、全身不适、脉浮等为主要特征的一种外感疾病。感，即感受；冒，即触冒。感冒即感受、触冒外界风邪而致的疾病。一般病程为 3 ~ 7 天。病情有轻重之分，病情轻者多为感受当令之气，称为伤风、冒风、冒寒；病情重者多为感受非时之邪，称为重伤风。如果病情较重，并在一个时期内广泛流行，病情、证候多相似者，称为时行感冒。感冒为常见病，其发病之广，个体重复发病率之高，是其他任何疾病都无法与之相比的。

早在《内经》中已有外感风邪引起感冒的论述。如《素问·骨空论》曰："风者百病之始也……风从外入，令人振寒，汗出头痛，身重恶寒。"《素问·风论》亦说："风之伤人也，或为寒热。"汉代张仲景在《金匮要略·腹满寒疝宿食病脉证治》中记载："夫中寒家，喜欠，其人清涕出，发热色和者，善嚏。"《伤寒论·辨太阳病脉证并治》论述太阳病时以桂枝汤治表虚证，以麻黄汤治表实证，提示感冒风寒有轻重的不同，并为后世治疗感冒辨别表虚、表实奠定了坚实的理论基础。隋代《诸病源候论·风热候》指出："风热之气，先从皮毛入于肺也……其状使人恶风寒战，目欲脱，涕唾出……微有青黄脓涕。”可见当时对外感风热的成因和临床特征已有一定的认识。感冒一词始见于北宋《仁斋直指方·诸风》，在“伤风方论”中论述《太平惠民和剂局方》参苏饮时指出“治感冒风邪，发热头疼，咳嗽声重，涕唾稠粘”。宋代陈无择《三因极一病证方论·叙伤风论》是对伤风的专题论述。以六经辨证，根据不同证候加以施治。其指出：治足太阳膀胱经伤风用桂枝汤，治足阳明胃经伤风用杏子汤，治足少阳胆经伤风用柴胡加桂汤，治足太阴脾经伤风用桂枝加芍药汤，治足少阴肾经伤风用桂附汤，治足厥阴肝经伤风用八物汤。其伤风之名沿用至今。元代《丹溪心法·中寒》说：“凡证与伤寒相类者极多……初有感冒等轻证，不可便认作伤寒妄治。”“伤风属肺者多，宜辛温或辛凉之剂散之。”朱丹溪明确了本病病位在肺，确立了感冒治疗的辛温、辛凉两大法则，对后世有深远影响。至明清，医家多将“感冒”与“伤风”互称，并对虚人感冒有了进一步的认识，提出了扶正祛邪的治疗原则。明代李中梓在《医宗必读·伤风》中将感冒之虚、实之治概括为：“治实之法，秋冬与之辛温，春夏与之辛凉，解其肌表，从汗而散。治虚之法，固其卫气，兼解风邪。若专与发散，或汗多亡阳，或屡痊屡发，皆治之过也。”明代龚廷贤提出“风寒感冒”的名称。随着后世医家的不断补充，清代对感冒之理、法、方、药的认识基本完善。清代林珮琴在《类证治裁·伤风》中强调，伤风“治法不宜表散太过，不宜补益太早，须察虚实，审轻重，辨寒热，顺时令”，这充分体现了辨证论治的整体思想。

关于伤寒与感冒的关系，历代各家争论颇多。明清医家多将“感冒”与“伤风”互称。明代张介宾以邪之深浅、病之轻重来辨伤风与伤寒之区别，其在《景岳全书·伤风》中说：“伤风之病，本由外感，但邪甚而深者，遍传经络，即为伤寒；邪轻而浅者，只犯皮毛，即为伤风。”清代李用粹在《证治汇补·提纲门·伤风》中，专列“伤风伤寒辨”，从临床症状方面详加辨析，认为“风循经络，亦有六经传遍，其初起头痛身热与伤寒同，但伤风必鼻塞流涕且多恶风，居暖室之中则坦然自如。伤寒恶寒，虽近烈火，仍复怕寒。又伤风在表者，有汗而手足微烦；伤寒在表者，无汗而手足微冷。伤风在里，肺热而皮肤发疹；伤寒在里，胃热而肌肉发斑，皆各异也”。但从整体来看，伤寒包括的范围甚广，而感冒乃一般感受风邪所致，不能与伤寒相提并论。

此时医家对虚人感冒也有了进一步的认识，提出扶正祛邪的治疗法则。如清代李用粹《证治汇补·提纲门·伤风》中记载："如虚人伤风，屡感屡发，形气病气俱虚者，又当补中，而佐以和解，倘专泥发散，恐脾气益虚，腠理益疏，邪乘虚入，病反增剧也。"唐容川在《血证论·感冒》中提出"血家最忌感冒""然血家又易感冒"的观点，治疗上"惟和解一法，为能扶正祛邪，宜先生其津，使津足而火不食气，则肺气能达于皮毛而卫气充矣，次宜梳理其气，使血分和则不留邪为患，而外邪自解矣。宜小柴胡汤加杏仁、荆芥、防风、紫苏主之"。又如《医学心悟·论汗法》记载："凡一切阳虚者，皆宜补中发汗。一切阴虚者，皆宜养阴发汗。"

至于时行感冒，可上溯到隋代巢元方《诸病源候论·时气诸病》，其云"夫时气病者，此皆因岁时不和，温凉失节，人感乖戾之气而生，病者多相染易。故预服药及为方法以防之"，并指出"非其时而有其气，是以一岁之中，病无长少，率相近似者，此则时行之气也"，认识到有的感冒有流行性、传染性，当隶属于"时行病"类。随着温热病学的发展，清代医家对时行感冒的认识更加深入，林珮琴在《类证治裁》一书中首次明确提出了"时行感冒"之名。徐大椿《医学源流论·伤风难治论》说"凡人偶感风寒，头痛发热，咳嗽涕出，俗语谓之伤风……乃时行之杂感也"，他指出感冒乃触冒时气所致。温热病学说的形成使医家多采用治疗温热病的方药治疗感冒，其中归纳了伤风治疗八法，"一驱风，苏叶、荆芥之类；二消痰，半夏、象贝之类；三降气，苏子、前胡之类；四和营卫，桂枝、白芍之类；五润津液，蒌仁、元参之类；六养血，当归、阿胶之类；七清火，黄芩、山栀之类；八理肺，桑皮、大力子之类"，并认为"八者随其症之轻重而加减之，更加以避风寒，戒辛酸，则庶几渐愈"。

近代医家不仅充实了感冒的理论内容，而且对感冒的预防、治疗也有了进一步的认识，研制出了许多行之有效的方药。如施今墨在治疗外感病时，着重辨别气血、虚实和表里，尤以辨表里（即详审表里比重）更具特色。他认为外感热病必内有蕴热，方易招致外邪，若无内因，仅有外因多不能伤人，故治表证不可只知发汗，尤当注意清里，故需在"清"和"解"两个方面权衡轻重，自创七解三清、六解四清、半解半清等法，务使用药时表里比重适当。刘惠民对于外感病的治疗，亦主张既解表又清里，临证善用生石膏，并且注重调理脾胃之气，认为脾胃为汗液滋生之源，药常用麻黄、石膏配伍山药以健脾益胃，使邪热去而正不伤。其在应用解表药时，注意三因制宜：春宜用薄荷、葛根，麻黄用量宜小；夏宜用藿香、香薷、滑石；秋宜用麦冬、沙参；冬则必用生姜、桂枝、麻黄。对南方人多用淡豆豉、紫苏叶、荆芥、浮萍等轻清表剂，对北方人则必用麻黄，用量多在 9 g 以上，甚或与桂枝同用。赵绍琴在治疗湿伤于表的湿邪感冒时，多用辛香宣透之品，药用藿香、佩兰、大豆黄卷、淡豆豉之类芳化湿浊，宣通腠理，使气机畅达，微微汗出，湿邪可尽去。由于肺主一身之气，通调水道亦常配紫苏叶、桔梗、杏仁等宣肺降气之品，气化则湿化。湿易伤脾，脾能运湿，常用苍术、砂仁、肉豆蔻、谷芽、麦芽等燥湿健脾消导之品，内湿较重者加茯苓、泽泻以淡渗利湿。

（二）感冒的病因病机

风、寒、暑、湿、燥、火均可为感冒的病因，因风为六气之首，“百病之长”，故风邪为感冒的主因。六淫侵袭有当令之时气和非时之气。由于气候突变，温差增大，感受当令之气，如春季受风、夏季受热、秋季受燥、冬季受寒等病邪而病感冒；再如气候反常，春应温而反寒，夏应热而反凉，秋应凉而反热，冬应寒而反温，人感“非时之气”而病感冒。六淫可单独致感冒，但常常是相兼为病。以风邪为首，冬季夹寒，春季夹热，夏季夹暑湿，秋季夹燥，梅雨季节夹湿邪等。由于感冒临床上以冬、春二季发病率较高，故以夹寒、夹热为多见而成风寒、风热之证。时行感冒则是由时行疫毒引发，时行疫毒是与岁时有关，每 2 ~ 3 年一小流行，每 10 年左右一大流行的邪气；疫毒指一种危害甚烈的异气，或称疫疠之气，是具有较强传染性的邪气。《诸病源候论·时气诸病》云“因岁时不和，温凉失节，人感乖戾之气而生病者，多相染易”，即指时行疫毒之邪。人感时行疫毒而病感冒则为时行感冒。

外邪侵袭人体是否发病，关键在于卫气之强弱，同时与感邪之轻重有关。《灵枢·百病始生》曰：“风雨寒热不得虚，邪不能独伤人。”若卫外功能减弱，肺卫调节疏懈，外邪乘袭卫表，即可致病。如气候突变，冷热失常，六淫时邪猖獗，卫外之气失于调节，即每见本病的发病率升高。或因生活起居不当，寒温失调及过度疲劳，以致腠理不密，营卫失和，外邪侵袭为病。若体质虚弱，卫表不固，稍有不慎，即易见虚体感邪甚。其他如肺经素有痰热、痰湿，肺卫调节功能低下则更易感受外邪，内外相引而发病。如素体阳虚者更易感受风寒，阴虚者更易感受风热、燥热，痰湿之体易感受外湿。正如清代李用粹《证治汇补·提纲门·伤风》说：“肺家素有痰热，复受风邪束缚，内火不得舒泄，谓之寒暄。此表里两因之实症也。有平昔元气虚弱，表疏腠松，略有不慎，即显风症者。此表里两因之虚症也。”

外邪侵袭肺卫或从口鼻而入，或从皮毛内侵。风性轻扬为病多犯上焦。故《素问·太阴阳明论》说：“伤于风者，上先受之。”肺处胸中，位于上焦，主呼吸，气道为升降出入的通路，喉为其系，开窍于鼻，外合皮毛，职司卫外，为人身之藩篱。故外邪从口鼻、皮毛侵入，肺卫首当其冲，感邪之后，随即出现卫表不和及上焦肺系症状。因病邪在外、在表，故尤以卫表不和为主。若卫阳被遏，营卫失和，邪正相争，可出现恶寒、发热等表卫之证。外邪犯肺，则气道受阻，肺气失于宣肃，则见咳嗽、鼻塞等肺系之症。由于四时六气不同，以及体质差异，临床常见风寒、风热及暑湿三证。若感受风、寒、湿邪，则皮毛闭塞，邪郁于肺，则肺气失宣；感受风热暑燥，则皮毛疏泄不畅，邪热犯肺，则肺失清肃，如感受时行疫毒则病情多重，甚或变生他病。在病程中亦可见寒与热的转化或错杂。一般而言，感冒预后良好，病程较短而易愈，少数可因感冒诱发其他宿疾而使病情恶化。对老年人、婴幼儿、体弱患者及时感重症，必须加以重视，防止发生传变，或同时夹杂其他疾病。

感冒初起多见风寒或风热之邪侵袭，外邪束表犯肺，肺卫功能失调。在病程中可出现寒与热的转化和错杂。风热不解或寒邪郁而化热，则可转化为肺卫热证；若邪郁不解或夹痰热湿浊，客于半表半里形成邪犯募原之证；病邪传里化热而表寒未解，以致内外俱实，发为表寒里热证；若为时行疫毒，入里化热较速，里热充斥，而为热毒炽盛之证；甚则热陷心包、引动肝风，则病情重笃。若反复感邪，正气耗损，由实转虚，或体虚感邪，正气愈虚，则病机转化为正虚邪实。

感冒总体发病趋势为邪袭肺卫，多以表证为主，很少发生传变，一般病程短而易于治愈。年老体弱抗病能力较差者，外邪可由表及里，缠绵难解。若素有旧病客邪加宿疾，常可使病势恶化，或生他病。时行感冒重症，应加以重视以防发生传变。

（三）感冒的诊断与鉴别诊断

1. 临床表现

感冒起病较急，骤然发病。病程较短，少者 3 ~ 5 天，多者 7 ~ 8 天。以肺卫症状为主症，如鼻塞、流涕、喷嚏、咳嗽、恶寒、发热、全身不适等。症状表现呈多样化，以鼻咽部痒、干燥、不适为早期症状，继则喷嚏、鼻塞、鼻涕或疲乏、全身不适等，轻则上犯肺窍，症状不重，易于痊愈；重则高热、咳嗽、胸痛，呈现肺卫证候。

时行感冒起病急，全身症状较重，常见症状为高热，体温可达 39～40 ℃，全身酸痛，待热退之后，鼻塞流涕、咽痛、咳嗽等肺系症状明显。重者高热不退，喘促气急，唇甲青紫，甚则咯血，部分患者出现神昏谵妄，小儿可发生惊厥，出现传变。

2. 诊断依据

（1）气候突然变化，有伤风受凉、淋雨冒风的经历，或时行感冒正流行之际。

（2）临证以卫表及鼻咽症状为主，可见鼻塞、流涕、多嚏、咽痒、咽痛、周身酸楚不适、恶风或恶寒或有发热等。若风邪夹暑、夹湿、夹燥还可见相关症状。

（3）时行感冒呈流行性发病，多人同时发病，迅速蔓延。起病急，全身症状显著，如高热、头痛、周身酸痛、疲乏无力等，而肺系症状较轻。

（4）病程一般 3～7 天，普通感冒一般不传变，时行感冒少数可传变入里，变生他病。

（5）四季皆可发病，以冬、春二季为多。

3. 鉴别诊断

（1）感冒与风温　本病与诸多温病早期症状相类似，尤其是风热感冒与风温初起颇为相似，但风温病势急骤，寒战，发热甚至高热，汗出后热虽暂降，但脉数不静，身热旋即复起，咳嗽胸痛，头痛较剧，甚至出现昏迷、惊厥、谵妄等传变入里的证候。而感冒一般发热不高或不发热，病势轻，不传变，服解表药后，多能汗出热退，脉静身凉，病程短，预后良好。

（2）普通感冒与时行感冒　普通感冒病情较轻，全身症状不重，少有传变，在气候变化时发病率可以升高，但无明显流行特点。若感冒 1 周以上不愈，发热不退或反见加重，应考虑感冒继发他病，传变入里；时行感冒病情较重，发病急，全身症状显著，可以发生传变，入里化热，继发或合并他病，具有广泛的传染性、流行性。

（3）普通感冒与鼻渊　普通感冒和鼻渊均可见鼻塞流涕，或伴头痛等症。但鼻渊多流腥臭浊涕，感冒一般多流清涕，并无腥臭味；鼻渊一般无恶寒发热，感冒多见外感表证；鼻渊病程长，反复发作，感冒一般病程短暂，治疗后症状可较快消失。

（4）感冒与乳蛾　感冒与乳蛾均可见发热、恶寒、咽痛等症状。但乳蛾主要是以咽部疼痛、咽干不适、异物感，喉核红赤肿起，表面有黄白脓点为主要临床表现的咽部疾病。而感冒主要以外感表证为主要临床表现。

（5）感冒与麻疹　麻疹初期与感冒症状极为相似。麻疹是由麻疹病毒引起的急性传染病，多发生于儿童。麻疹早期可见发热恶寒、鼻塞流涕、咳嗽等症状，容易与流行性感冒相混淆，但麻疹伴有目赤畏光、眼睑浮肿、多泪，发病后 2 ~ 3 天可在患者颊黏膜及唇内侧出现直径 0.5 ~ 1 mm 的小白点，周围环绕红晕，用压舌板刮不掉，由少逐渐增多，可能相互融合，称口腔麻疹斑，此斑一旦出现，即可确诊，而感冒无此症状。

（四）感冒的辨证与治则

1. 辨证要点

本病邪在肺卫，辨证属表、属实，但应根据患者症状区别风寒、风热和暑湿兼夹之证，还需注意虚体感冒的特殊性。

（1）辨寒热　风寒感冒以恶寒重，发热轻，头身痛，鼻塞流清涕为特征；风热感冒以发热重，恶寒轻，头痛，口渴，鼻塞流黄稠涕，咽痛或红肿为特征。其中，咽部肿痛与否常为风寒、风热辨证的主要依据。亦有初起属风寒感冒，数日后出现咽喉疼痛，流涕由清稀转为黄稠，此为寒邪郁而化热，可参照风热感冒论治。

（2）辨兼夹证　夹湿者多见于梅雨季节，以身热不扬、头胀如裹、骨节疼痛、胸闷、口淡或甜等为特征；夹暑者多见于夏季，以身热有汗、心烦口渴、小便短赤、舌苔黄腻为特征；夹燥者多见于秋季，以身热头痛、鼻燥咽干、咳嗽无痰或少痰、口渴、舌红等为特征；夹食者多见于饱食过度，以身热、脘腹胀满、纳呆、恶心呕吐、苔腻等为特征。

（3）辨虚实　一般感冒以青壮年多见，患者形体壮实，多无慢性病，诱因多为寒温失调、疲劳过度，证候特点为形实、邪实、症实，属实证，无传染性，病情较轻，病程较短。虚人感冒以体质虚弱者及老年人多见，患者形体虚弱，多有慢性病史，稍有不慎即可诱发，证候特点为虚实夹杂，寒热错综，病情轻重不一，无传染性，病程较长。时行感冒可见于任何年龄，虚人易感，多为时疫流行期，接触患病之人而诱发，证候特点多实，也有虚实相兼，病情较重，有传染性，病程较长。

2. 治疗原则

感冒的病位在肺卫，属于肺系，治疗应因势利导，从表而解，遵《素问·阴阳应象大论》曰“其在皮者，汗而发之”，采用解表达邪的治疗原则。风寒证治宜辛温发汗；风热证治宜辛凉清解；暑湿杂感者，又当清暑祛湿解表。患者有入里化热或兼里证者，应表里双解；时行感冒多属风热重证，除辛凉解表外，还当佐以清热解毒之品；虚人感冒，应辨气虚、血虚、阴虚、阳虚之不同，分别采用益气解表、养血解表、滋阴解表、温阳解表之法。治疗感冒总以解表为法，但不宜发散太过，以免耗伤津液。除虚体感冒之外，不宜早用补益，以免造成留邪，甚则内传于里。除上述外，治疗感冒尚需注意以下几个要点。

（1）正确处理祛邪与扶正的关系　治疗虚证感冒，一般不宜重用发汗解表之剂。因气虚者表卫不固，本有自汗形寒情况，如疏散太过，汗出更多，会使营卫俱虚。阳虚者也有汗出畏寒情况，如用大剂辛散之品，则汗愈出、阳愈虚而寒愈甚。血虚者常见无汗或少汗，心主血，汗为心之液，血虚之人，汗源不足，如发汗太多，则津血易耗。阴虚者常有午后潮热盗汗，如妄用辛散之剂，汗出愈多而阴液愈虚，亢热愈甚。故治疗虚证感冒，必须妥善处理好祛邪与扶正的关系，以掌握扶正而不碍邪，祛邪而不伤正之要领。

（2）灵活掌握辛温与辛凉、宣肺与肃肺的治疗法则　风热宜辛凉，风寒宜辛温，咳嗽初起宜宣肺，咳嗽日久宜肃肺，这是一般的处理原则，在临证中还需随证灵活应用。例如，风寒感冒化热而寒邪未尽者，可在辛凉解表的同时，略佐辛温透邪之品。又如，宣肺和肃肺之法也有不可截然划分者，射干麻黄汤既用麻黄辛温宣肺，又用款冬花肃肺下气，而此方治疗感受风寒，咳喘气急，喉中有痰鸣声之症甚效，取开阖并用之意；止嗽散中荆芥、桔梗与白前、百部同用，其意亦同。临床实践证明，温凉同用，宣肃相配，可达到迅速退热、提高止咳效果、缩短疗程的目的。

（3）仔细辨清一般感冒与时行感冒的不同特点　一般感冒全年皆可发病，以冬、春二季为多见，但传染性不强；时行感冒，传染性强，可出现广泛流行。一般感冒症状轻，时行感冒症状较重，甚至出现高热、谵妄等症。时行感冒在治疗时需重用清热解毒之品，如板蓝根、大青叶、重楼、野菊花等。

3. 临证备要

（1）临床当辨清病邪之性质。若风寒之证勿用辛凉，否则汗不易出，病邪难以外达，反致不能速解，甚或发生变证。风热之证误用辛温，则有助热燥液动血之弊，或引起传变。除虚体感冒兼顾扶正补虚外，一般均忌用补敛之品，以免留邪。

（2）感冒轻证，或初起偏寒偏热俱不明显，仅稍有恶风、微热、头胀、鼻塞者，予辛平轻剂，疏风解表，药用桑叶、薄荷、防风、荆芥等微辛清凉透邪之品。咽痒咳嗽者，酌配前胡、牛蒡子、贝母、橘红、桔梗、甘草等以清宣肺气。

（3）若风寒外感，表尚未解，内郁化热，或肺有蕴热，复感风寒之证，可取温清并施，辛温与辛凉合用之法，解表清里，宣肺清热，并需根据寒热的主次及其演变，适当配伍，如麻杏石甘汤、大青龙汤，即属此类方剂。

（4）有并发症和夹杂症者，应适当兼顾。感冒病在卫表，一般无传变，但老年人、婴幼儿、体弱者或感受时邪较重者，可见化热入里犯肺，逆传心包（如并发肺炎，流感的肺炎型、中毒型）的传变过程，当以温病辨治原则处理。原有宿疾，再加新感，当据其标本主次，适当兼顾。小儿感冒易夹惊、夹实。夹惊者酌配钩藤、薄荷、蝉蜕、僵蚕、石决明等息风止痉之品；夹食者加神曲、山楂、莱菔子、谷（麦）芽等消导之品。

（5）一般而言，感冒属轻浅之疾，只要能及时而恰当地治疗，可以较快痊愈。但对于老年人、婴幼儿、体弱患者及时感重症，必须加以重视，防止发生传变，或夹杂其他疾病。

此外，病情之长短与感邪之轻重与正气强弱有关。风寒易随汗解，风热得汗，未必即愈，需热清方解；暑湿感冒较为缠绵；虚体感冒可迁延或易复感。

二、现代医学对感冒的认识

（一）感冒概述

现代医学所称的急性上呼吸道感染属于感冒的范畴，流行性感冒则属于时行感冒的范畴。急性上呼吸道感染，简称“上感”，为外鼻孔至环状软骨下缘（包括鼻腔、咽或喉部）急性炎症的总称，其主要病原体是病毒，少数为细菌。发病不分年龄、性别、职业和地区，免疫功能低下者易感。通常病情轻，病程短，可自愈，预后良好。但由于发病率高，可影响工作和生活，有时还伴有严重并发症，并有一定的传染性，故应积极防治。流行性感冒，简称“流感”，是由流感病毒引起的急性呼吸道传染病，其起病急，高热、头痛、乏力、眼结膜炎和全身肌肉酸痛等中毒症状明显，而呼吸道卡他症状轻微。其主要通过接触及空气飞沫传播。发病有季节性，北方常在冬、春季节发病，而南方全年可以流行，由于变异率高，人群普遍易感。因流感发病率高，在全世界已引起多次暴发流行，严重危害人类生命健康。

（二）感冒的发病机制

流感是由流感病毒引起的急性呼吸道传染病。流感病毒属于正黏病毒科，为单股、负链、分节段 RNA 病毒，根据核蛋白和基质蛋白分为甲、乙、丙 3 型。流感在流行病学上最显著的特点为突然暴发，迅速扩散，从而造成不同程度的流行。流感具有一定的季节性（我国北方地区流行高峰一般发生在冬、春季，而南方地区则全年流行，高峰多发生在夏季和冬季）。一般流行 3 ~ 4 周后会自然停止，发病率高但病死率低。人群出现流感样症状后，特定人群较易发展为重症病例，应给予高度重视，尽早进行流感病毒相关检测及其他必要检查。特定人群主要包括妊娠期妇女，年龄小于 5 岁的儿童，年龄大于 65 岁的老年人，患有慢性呼吸系统疾病、肾病、免疫功能抑制（包括应用免疫抑制剂或人类免疫缺陷病毒感染等致免疫功能低下）等人群。流感病毒通过细胞内吞作用进入细胞，流感临床症状可能与促炎症细胞因子、趋化因子有关。病理变化主要表现为呼吸道纤毛细胞呈簇状脱落、上皮细胞化生、固有层黏膜细胞充血、水肿伴单核细胞浸润等病理变化。致命的流感病毒性肺炎病例中，病理改变以出血、严重气管支气管炎症和肺炎为主。后期改变还包括弥漫性肺泡损伤、淋巴性肺泡炎、化生性上皮细胞再生，严重者会因为继发细菌感染引起肺炎，多为弥漫性肺炎，也有局限性肺炎。

（三）感冒的诊断

1. 症状

（1）普通感冒　本病起病较急，潜伏期为 1 ~ 3 天，主要表现为鼻部症状，如喷嚏、鼻塞、流清水样鼻涕，也可表现为咳嗽、咽干、咽痒、咽痛或灼热感，甚至鼻后滴漏感。2 ~ 3 天后鼻涕变稠，常伴咽痛、流泪、味觉减退、呼吸不畅、声嘶等。一般无发热及全身症状，或仅有低热、不适、轻度畏寒、头痛等。

（2）流行性感冒　流感临床表现的潜伏期一般为 1 ~ 3 天。临床上可有急起高热，全身症状较重而呼吸道症状并不严重，表现为畏寒、发热、头痛、乏力、全身酸痛等。流感体温可达 39 ~ 40 ℃，一般持续 2 ~ 3 天后渐退。进而全身症状逐渐好转，但鼻塞、流涕、咽痛、干咳等上呼吸道症状较显著，少数患者可有鼻衄、食欲不振、恶心、便秘或腹泻等轻度胃肠道症状。体检患者呈急性病容，面颊潮红，眼结膜轻度充血和眼球压痛，咽充血，口腔黏膜可有疱疹，肺部听诊仅有粗糙呼吸音，偶闻胸膜摩擦音。症状消失后，仍感软弱无力，精神较差，体力恢复缓慢。

2. 相关检查

本病通常可做血白细胞计数及分类检查，胸部X线检查。部分患者可见白细胞总数及中性粒细胞升高或降低，有咳嗽、痰多等呼吸道症状者，胸部X线片可见肺纹理增粗。

对于肺部听诊有广泛湿啰音或痰鸣音的成年患者，建议行胸部CT检查，更能观察肺内情况。

（四）感冒的现代医学治疗

1. 基本原则

轻症患者居家休息，保持房间通风，多饮水，饮食应当易于消化和富有营养。密切观察病情变化，尤其是儿童和老年患者。避免盲目或不恰当使用抗菌药物，仅在流感继发细菌性肺炎、中耳炎和鼻窦炎等时才有使用抗生素的指征。

2. 对症治疗

高热者可进行物理降温，或应用解热药物；咳痰严重者给予止咳祛痰药物；根据缺氧程度可采用鼻导管、开放面罩及储氧面罩进行氧疗。

3. 病毒性感冒及时进行抗病毒治疗

发病48小时内进行抗病毒治疗，可减少流感并发症、降低住院患者的病死率、缩短住院时间，发病时间超过48小时的重症患者依然能从抗病毒治疗中获益。重症流感高危人群及重症患者，应在发病48小时内给予抗流感病毒治疗，不必等待病毒检测结果；如果发病时间超过48小时，症状无改善或呈恶化倾向时，也应进行抗流感病毒治疗。无重症流感高危因素的患者，发病时间在48小时以内，为缩短病程、减少并发症，也可以行抗病毒治疗。

4. 重症病例的治疗原则

积极治疗原发病，防治并发症，并进行有效的器官功能支持。如出现低氧血症或呼吸衰竭，应及时给予相应的治疗措施，包括氧疗或机械通气等。合并休克时给予相应抗休克治疗。出现其他脏器功能损害时，给予相应支持治疗。出现继发感染时，给予相应抗感染治疗。重症患者治疗中强调的是对原发病的治疗，并维护脏器功能，防治并发症。目前尚缺乏肾上腺皮质激素治疗重症流感的循证医学依据。全身使用大剂量激素可能导致继发感染，增加病毒复制，因此，仅在血流动力学不稳定时使用，对感染性休克需要血管加压药治疗的患儿可以考虑使用小剂量激素。

三、寒邪与感冒

（一）对寒邪与感冒的认识

感冒的总体发病趋势为邪袭肺卫，多以表证为主，很少发生传变，一般病程短而易于治愈，年老体弱、抗病能力较差者外邪可由表及里，缠绵难解。若素有旧病客邪加宿疾，常可使病势恶化，或生他病。时行感冒重症，应加以重视，以防发生传变。

感冒的病因以外感寒邪为主，治疗也应以辛温解表为主，这就是感冒主寒的主旨。张仲景《伤寒论》取材感冒当占很大比重，古代医疗条件差，传染病多，而感冒自古至今当是发病最多、最常见的一个病种，麻桂柴葛方广泛地用于感冒病的治疗。从治疗效果看，常遇到久服辛凉解表剂不愈的患者，而诊断为风寒感冒，使用辛温解表剂，只要遣方用药得当，疗效都很显著。感冒的病因或诱因多为寒邪，表寒兼内热，治必兼清内热，仲景习用石膏、大青龙，就是麻、桂配石膏，如不兼以清内热，则常体温较高，而表寒反不得其解。

寒邪具有寒凉、凝滞、收引的基本特征。①寒为阴邪，易伤阳气。阳气受损，失去了正常的温煦气化功能，就会出现寒证。如寒邪犯表可使卫阳受伤而郁闭，从而出现恶寒、无汗、发热、鼻流清涕的表寒证，寒邪直中脾胃，损伤脾阳，则会出现脘腹冷痛、呕吐、泄泻等症状。若心肾阳虚，寒邪直中少阴，则可见恶寒嗜卧、手足厥冷、下利清谷、精神萎靡、脉微细等。《素问·热论》曰："今夫热病者，皆伤寒之类也。"热病，即外感热病，寒邪为其主要外在因素。②寒性凝滞。寒邪侵袭人体，阳气受损，经脉气血失阳气温煦，则凝结阻滞，涩滞不通，不通则痛，故寒邪伤人多见疼痛症状。如寒邪犯表，气血凝滞不通，则头身、肢体、关节疼痛。《素问·痹论》曰："痛者，寒气多也，有寒故痛也。"③寒主收引。寒邪易使气机收敛，从而引起腠理、经络、筋脉收缩挛急。如寒邪侵袭肌表，毛窍收缩，卫阳不得宣泄，以致出现恶寒、无汗、发热、脉紧等症状。《素问·举痛论》曰："寒则气收。"

（二）古代医籍对寒邪与感冒的相关论述

感冒在古代医籍中曾有许多不同称谓。

1.“寒热”

《素问·玉机真脏论》载“是故风者百病之长也，今风寒客于人，使人毫毛毕直，皮肤闭而为热，当是之时，可汗而发也”，指出风寒邪气是感冒的病因。《素问·骨空论》云：“风从外入，令人振寒，汗出头痛，身重恶寒。”《素问·风论》言：“风气藏于皮肤之间，内不得通，外不得泄，风者善行而数变，腠理开则洒然寒，闭则热而闷，其寒也则衰食饮，其热也则消肌肉，故使人怢栗而不能食，名曰寒热。”描述了感冒的典型症状，并将其命名为“寒热”。

2.“太阳病”“中风”“伤寒”“中寒”“正伤寒”“正伤风”

张仲景《伤寒论·辨太阳病脉证并治》记载：“太阳之为病，脉浮，头项强痛而恶寒。太阳病，发热，汗出，恶风，脉缓者，名为中风。太阳病，或已发热，或未发热，必恶寒，体痛，呕逆，脉阴阳俱紧者，名为伤寒。”《金匮要略·腹满寒疝宿食病脉证治》记载：“夫中寒家，喜欠，其人清涕出，发热色和者，善嚏。”此述也与感冒症状接近。元代马宗素《刘河间伤寒医鉴》提出“正伤寒”一名，本义为“寒邪伏于体内，冬季发作”，后世医家沿用了“正伤寒”之名，但其内涵却演变为“冬季伤于寒邪，感而即发”。如明代陶华《伤寒六书·治伤寒用药大略》言：“盖冬时为正伤寒，天气严凝，风寒猛烈，触冒之者，恶寒殊甚。”《伤寒六书》中也提出“正伤风”一名，意指《伤寒论》中的“太阳中风证”，治用桂枝汤。“正伤风”一名得到沿用。

3.“伤风”“四时伤风”“冷伤风”“重伤风”“小伤寒”“鼻伤风”

隋代巢元方《诸病源候论》首载“伤风”一名，得到沿用。清代周岩《六气感证要义》提出“四时伤风”一名。何廉臣《增订通俗伤寒论》提出“冷伤风”“重伤风”“小伤寒”，徐荣斋《重订通俗伤寒论》提出“鼻伤风”。宋代许叔微首先指出“伤风”就是《伤寒论》中的“太阳中风”，《普济本事方·伤寒时疫上》记载：“桂枝汤治太阳中风，阳脉浮，阴脉弱，发热汗出恶寒，鼻鸣干呕。”明代方有执亦认为“伤风”即“太阳中风”，《伤寒论条辨·辨阳明病脉证并治》记载：“通篇虽无伤风一说，然以伤寒复称中寒论之，则中风得称伤风亦可推也。世俗又有感冒之称，盖由愚夫愚妇不知中伤与感本素灵之互文，乃讳中伤为重，而起趋感冒为轻，以便慰问之风，遂成弊习耳。原无关轻重之义。”

4.“感风”“非时冒寒”“时行伤寒”“寒疫”“热病”

明代王纶《明医杂著》载有“感风”。徐春甫《古今医统大全》提出“非时冒寒”，指春、夏、秋三季感受寒邪致病。萧京《轩岐救正论》提出“时行伤寒”：“伤寒乃感冒之重，感冒乃伤寒之轻者，在西北则多伤寒，在东南则多感冒，在冬三月为正伤寒，在春夏秋为时行伤寒。”清代张璐《伤寒绪论》提出“寒疫”：“伤寒者，冬时严寒，感冒杀厉之气而病也……若春、夏、秋三时，感冒非时暴寒，谓之寒疫，亦曰感冒。夹食则曰停食感冒，虽非时行疫气，以非其时而有其气，故谓之寒疫，而实非疫也。”薛雪《医经原旨·阴阳》提出“热病”：“感寒邪则发热，得汗而解，南人曰‘伤寒’，北人曰‘热病’。”必须指出的是，“寒疫”一名在中医古籍里往往是指“疫疠阴证”或“时行寒疫”（即春分以后，天应温暖而反寒冷，因而出现的类似伤寒的流行性疾病）。而“热病”一名在中医古籍里内涵十分丰富，既可泛指一切外感热性病，也可指伤寒病五种疾患之一，也可指夏季伏气所发的暑病，也可指五脏热病。

（三）寒邪致病的传变过程

寒邪致病在《伤寒论》论治中有典型的传变过程。

第一阶段：寒邪致病初犯太阳经，寒邪束表，出现腠理郁闭无汗；邪正相争而发热；寒邪凝滞收引，出现足太阳膀胱经循行路线上肌肉、筋骨、关节的疼痛。针对麻黄汤证，第35条：“太阳病，头痛发热，身疼腰痛，骨节疼痛，恶风无汗而喘者，麻黄汤主之。”麻黄汤用药剂量：麻黄三两，桂枝二两，甘草一两，杏仁七十个。用麻黄、桂枝发散在表之寒邪，配合杏仁恢复肺气之气机，甘草用来调和诸药。

第二阶段：随着寒邪凝滞程度加重，在麻黄汤证的基础上出现“烦躁”。因为寒邪凝滞加重，体内阳气郁而不散，出现外有风寒束表，内有阳气郁而化热。主要矛盾为外寒，外寒一散，内热的根源则除。这个阶段就是典型的大青龙汤证阶段，第38条：“太阳中风，脉浮紧，发热恶寒，身疼痛，不汗出而烦躁者，大青龙汤主之。若脉微弱，汗出恶风者，不可服之。服之则厥逆，筋惕肉瞤，此为逆也。”大青龙汤用药剂量：麻黄六两，桂枝二两，甘草二两，杏仁四十枚，生姜三两，大枣十枚，石膏如鸡子。麻黄的剂量由麻黄汤中的三两加至大青龙汤中的六两，可以看出寒邪表闭的程度更重，加重麻黄的剂量就是为了利用麻黄辛温发散之性，使用汗法发散邪气。而生姜、大枣的作用是为了防止麻黄发散过强，汗出太过而伤正气。燥热为标，用鸡子大石膏辛散而除即可。

第三阶段：寒邪逐渐入里化热，主要矛盾逐渐变为内热，但并未到达阳明，与阳明经热证不同。此处当在半表半里阶段，即麻杏甘石汤证阶段，“发汗后，不可更行桂枝汤，汗出而喘，无大热者，可与麻黄杏仁甘草石膏汤”“下后不可更行桂枝汤，若汗出而喘，无大热者，可与麻黄杏子甘草石膏汤”。此处因为太阳病，发汗不当，或者基于《伤寒论》的寒疫理论研究误用下法，使表邪入里化热。但是无论是误用下法还是发汗不当，抑或是邪气正常传变，皆会出现此阶段。从而影响肺气宣降，出现热邪壅肺而喘，热邪迫津外泄则汗出。麻杏甘石汤用药剂量：麻黄四两，杏仁五十个，甘草二两，石膏半斤。若邪气完全入里化热，当用清法，而不用辛散法。石膏剂量大于麻黄一倍，石膏、麻黄都为辛散之品，可反证邪气并未完全入里，此阶段为半表半里。

第四阶段：寒邪完全入里化热，为阳明经热证。因阳明经多气多血，正气抗邪有力，于是会出现白虎汤证，“伤寒脉浮滑，此以表有热，里有寒，白虎汤主之”。邪气完全入里化热，出现汗出、身热、口渴等表里俱热的症状。白虎汤用药剂量：知母六两，石膏一斤，甘草二两，粳米六合。寒邪完全入里化热，石膏剂量由麻杏甘石汤的半斤加至一斤，选用石膏配知母，以清散邪热。

当然，以上四个阶段是典型寒邪传变的过程，临床疾病的传变受诸多因素的影响，很多时候因体内正气不足或失治、误治，并非能按此顺序传变，可能会出现太阳与少阴合病，或太阳与少阳合病，或太阳与太阴合病等诸多情况。而到阳明热证，寒邪致病特征已不再凸显。邪传至阳明经，还会继续传变，如有阳明经证至腑证，出现“万物所归，无所复传”的情况。遂不再继续列举，临床随证进行判断。

近些年来，学者对寒邪导致感冒有了充分的认识。寒邪为阴邪，寒邪侵袭人体多从外受，从皮毛、口鼻而入。而肺位居上焦，上连气道，开窍于鼻，又为娇脏，当寒邪侵袭时，肺的卫外功能减弱，寒邪乘虚而入，正邪相争，正不胜邪，故病邪犯肺而发为肺系病证。寒邪在临床上可导致多种疾病的发生，感冒为常见病之一。寒冷环境下，血中红细胞沉降率下降，血红蛋白、白蛋白及球蛋白含量下降，从而使人体免疫功能降低。贾新华《寒邪与气象因子相关性分析》认为，寒邪的侵袭降低了上呼吸道的防御功能，改变了局部的组织学特点，导致生物性致病因子及非生物性致病因子易于侵入机体而致病。张六通《关于外感湿邪致病机理的研究》通过动物实验研究，表明寒湿邪气能降低人体的免疫力，故更容易导致机体免疫力低下而加重疾病症状。

（四）感冒与寒邪相关证型的治疗

1. 普通感冒

（1）风寒束表证（实寒证）

症状：恶寒重，发热轻，无汗，头痛，肢节酸痛，鼻塞声重，或鼻痒喷嚏，时流清涕，咽痒，咳嗽，咳痰稀薄色白，口不渴或渴喜热饮，舌苔薄白而润，发热时脉浮数，如恶寒甚则脉见浮紧。如夹湿则身热不扬，头胀如裹，肢体酸痛而重；或见外有风寒表证，内有胸闷，泛恶，纳呆，口淡，苔腻等里证。

证机概要：风寒外束，卫阳被郁，腠理闭塞，肺气不宣。

病机分析：风寒感冒主要由外感风寒，肺气失宣所致。肺主气，司呼吸，开窍于鼻，气道为呼吸出入的通路，由于外邪袭肺，窍道不利，故出现鼻塞声重、喷嚏、时流清涕、咽痒、咳嗽等症状。肺与皮毛相合，风寒客于皮毛，寒为阴邪，其气凝闭，卫外之阳被遏，营卫失和，故见发热轻、无汗、头痛、肢节酸痛等症。苔白脉浮，乃邪客于表，脉紧为寒盛之象，发热时邪正相争可见浮数之脉。如风寒夹湿，邪客于皮毛，湿性黏滞重着，则恶寒而身热不扬，头胀如裹，肢体酸痛而重；如脾胃有湿，复感风寒之邪，内外合邪，除可见风寒表证外，又兼见胸闷、泛恶、纳呆、口淡、苔腻等湿困中焦之象。

治法：辛温解表，宣肺散寒。

代表方：荆防达表汤或荆防败毒散加减。两方均为辛温解表剂，前方疏风散热，用于风寒感冒轻证；后方辛温发汗，疏风祛湿，用于时行感冒，风寒夹湿证。

药物组成分析：荆芥、防风、紫苏叶、淡豆豉、葱白、生姜等解表散寒；杏仁、前胡、桔梗、甘草、橘红宣通肺气。

加减：若表寒重，头身痛，恶寒发热，无汗者，配麻黄、桂枝以增强发表散寒之功用；表湿较重，肢体酸痛，头重头胀，身热不扬者，加羌活、独活祛风除湿，或用羌活胜湿汤加减；湿邪蕴中，脘痞食少，或有便溏，苔白腻者，加藿香、苍术、半夏化湿和中；头痛甚者，配白芷、川芎散寒止痛；身热较著者，配柴胡、薄荷疏表解肌。

（2）阳虚感冒（虚寒证）

症状：阵阵恶寒，甚则蜷缩寒战，或稍兼发热，恶寒或自汗，汗出则恶寒更甚，头痛，骨节酸冷疼痛，面色㿠白，语言低微，四肢不温，舌质淡胖，苔白，脉沉细无力。

证机概要：卫阳虚弱，风寒内扰，阳虚无力祛邪。

病机分析：阳气不足之人，最易感受风寒邪气，以老年人较为常见。一般恶寒重，发热轻，如患者阳虚，汗出较多，阳气耗散，则恶寒更甚，此乃阳虚感冒之特征。阳气衰惫，不能温煦血脉，以致鼓动无力，故可见脉不浮而反沉细。

治法：温阳解表。

代表方：桂枝加附子汤加减。

药物组成分析：附子助阳以驱寒，桂枝汤通阳以祛风，使阳气充沛，腠理温煦，则风寒之邪自能从外而解。如泄泻、腹中隐痛，加炮姜、肉桂温运中阳以止泻。

2. 时行感冒

（1）轻症之风寒束表证

症状：发病初期，恶寒，发热或未发热，头身痛，鼻流清涕，无汗。舌质淡红，苔薄而润。

治法：辛温解表。

方药：炙麻黄、炒杏仁、桂枝、葛根、炙甘草、羌活、紫苏叶。

（2）重症之正虚邪陷

症状：呼吸急促或微弱，或辅助通气，神志淡漠甚至昏蒙，面色苍白或潮红，冷汗自出或皮肤干燥，四肢不温或逆冷，口燥咽干，舌暗淡，苔白，或舌红绛少津，脉微细数，或脉微弱。

治法：扶正固脱。

方药：偏于气虚阳脱者，选用人参、制附子、干姜、炙甘草、山茱萸等；偏于气虚阴脱者，选用人参、麦冬、五味子、山茱萸、生地黄、炙甘草等。若仍有高热者，加用安宫牛黄丸。

注意事项：轻症煎服法，水煎服，每剂水煎 400 mL，每次口服 200 mL，每日 2 次，必要时可日服 2 剂，200 mL，每隔 6 小时服 1 次。危重症煎服法，水煎 400 mL，每次 200 mL，口服，每日 1 次，病情重不能口服者，可进行结肠滴注，用量和次数同上。以上方药、用量供参考使用，儿童用量酌减，有并发症、慢性基础病史的患者需辨证论治。

（五）转归与预后

风寒感冒，寒热不退，邪气可化热，见口干欲饮、痰转黄稠、咽痛等症状。

反复感冒，引起正气耗散，可由实转虚；或在素体亏虚的基础上反复感邪，以致正气愈亏，而成本虚标实之证。感冒未及时控制亦有转化为咳嗽、心悸、水肿等其他疾病者。

一般而言，感冒的预后良好，但对于老年人、婴幼儿、体弱患者及时行感冒之重症者，可以诱发其他宿疾而使病情恶化，甚至出现严重后果。

（六）预防与调摄

加强体育锻炼，增强机体适应气候变化的调节能力，在气候变化时适时增减衣服，注意防寒保暖，谨慎接触感冒患者以免时邪入侵等，对感冒的预防有重要意义。尤其是时行感冒的流行季节，预防性服药一般可使感冒的发病率大为降低。主要药物有贯众、大青叶、板蓝根、鸭跖草、藿香、佩兰、薄荷、荆芥等。不过，随着季节的变化，预防感冒的药物亦有所区别。如冬春季用贯众、紫苏、荆芥；夏季用藿香、佩兰、薄荷；时邪毒盛、流行广泛用板蓝根、大青叶、菊花、金银花等。常用食品如葱、大蒜、食醋，亦有预防作用。

感冒患者应适当休息，多饮水，饮食以素食、流质为宜，慎食油腻难消化之物。卧室空气应流通，但不可直接吹风。药物煎煮时间宜短，取其气全以保留芳香挥发有效物质，无汗者宜服药后进热粥或覆被以促汗解表，汗后及时换干燥洁净衣服，以免再次受邪。

第二节　寒邪与咳嗽

一、中医学对咳嗽的认识

咳嗽，是指肺失宣降，肺气上逆，发出咳声，或咳吐痰液的一种肺系病证。咳嗽不仅是肺系疾病的一个主要症状，而且是具有独立性的一种疾病。历代将有声无痰称为“咳”，有痰无声称为“嗽”，临床上多声、痰并见，二者很难截然分开，所以一般统称为咳嗽。

（一）历代医家对咳嗽的论述

咳嗽之名始见于《内经》。从证候分类及临床表现来说，《素问·咳论》确立了脏腑分类的方法，分为肺咳、肝咳、心咳、脾咳等，并详细论述了各类咳的证候特征；从病机转归来说，《内经》首先认为咳嗽是肺的病变，《素问·宣明五气》曰“五气所病，心为噫，肺为咳”，《灵枢·经脉》曰“肺手太阴之脉……是动则病，肺胀满，膨膨而喘咳……是主肺所生病者，咳，上气喘渴”。但《素问·咳论》又指出“五脏六腑皆令人咳，非独肺也”，说明其他脏腑受邪，皆可影响到肺而发生咳嗽。其传变规律是五脏之咳，日久不愈则传于六腑，从脏腑表里相传。

《内经》的上述内容，为后世对咳嗽的辨证论治奠定了理论基础，汉代张仲景在《伤寒论》和《金匮要略》中对咳嗽做了许多具体的论述。如《伤寒论》治疗伤寒表不解、心下有水气、干呕发热而咳的小青龙汤，《金匮要略》治表邪夹寒饮咳喘气逆的射干麻黄汤、治寒饮内停的苓甘五味姜辛汤、治虚火咳逆的麦门冬汤等，均为后世沿用治疗咳嗽的著名方剂。

隋代巢元方《诸病源候论·咳嗽候》具体将咳嗽分类，“又有十种咳。一曰风咳，欲语，因咳言不得竟是也；二曰寒咳，饮冷食，寒入注胃，从肺脉上气，内外合，因之而咳是也……十曰厥阴咳，咳而引舌本是也”，并对这十种咳嗽做了症状的描述和鉴别，对后世有较大影响。唐代孙思邈《备急千金要方》、王焘《外台秘要》，宋代《太平圣惠方》、赵佶《圣济总录》等，均多宗巢元方之说。

金元时期，刘完素《素问病机气宜保命集·咳嗽》指出咳与嗽有别，“咳谓无痰而有声，肺气伤而不清也，嗽是无声而有痰，脾湿动而为痰也，咳嗽谓有痰而有声，盖因伤于肺气，动于脾湿，咳而为嗽也”。张子和《儒门事亲》则对风、寒、暑、湿、燥、火六种咳嗽，分别制定了相应方剂，并提出“老幼强弱，虚实肥瘦不同，临时审定权衡可也。病有变态，而吾之方亦与之俱变”的论点，示人治疗要因人而异，方随证转。元代朱丹溪《丹溪心法·咳嗽》则将咳嗽分为风寒、痰饮、火郁、劳嗽、肺胀五种；对《素问·咳嗽论》的十一种咳证，分别提出了具体处方，多为后世医家引用，并结合四时季节的变化及一日之中的咳嗽时间，分析病机，进行论治。如谓“上半日多嗽者，此属胃中有火，用贝母、石膏降胃火；午后嗽多者，属阴虚，必用四物汤加炒黄柏、知母降火”等，为咳嗽辨证论治提供了新的内容。

明代医家对咳嗽的认识，首推张景岳，他在《景岳全书·咳嗽》中，首次执简驭繁，将咳嗽分为外感、内伤两大类，论述了外感咳嗽和内伤咳嗽的病理过程，丰富了辨证论治的内容。张景岳还对外感、内伤咳嗽的辨证提出了若干要点，在治疗上则提出外感咳嗽以寒邪为主，治以辛温，但需根据不同岁气施治，而在“时气”与“病气”的关系上，又当以“病”为主，内伤咳嗽以阴虚为主，或以滋阴，但见虚寒而咳嗽不已者又当补阳。至此，咳嗽之辨证分类较为完善，切合临床。李中梓《医宗必读·咳嗽》在申明咳嗽“总其纲领，不过内伤外感而已”的前提下，对外感、内伤的治疗原则提出了自己的见解，指出“大抵治表者，药不宜静，静则留连不解，变生他病，故忌寒凉收敛，如《五脏生成篇》所谓肺欲辛者是也；治内者，药不宜动，动则虚火不宁，燥痒愈甚，故忌辛香燥热，如《宣明五气篇》所谓辛走气，气病无多食辛是也”。但用药动静并不是绝对的，必须随患者的症状具体情况而定。喻嘉言《医门法律》对于燥的病机及内伤为病而致咳嗽的证治多有发挥，并提出《内经》“秋伤于湿，冬生咳嗽”，当为秋伤于燥的见解。不仅如此，他还对内伤咳嗽提出“内伤之咳，治各不同，火盛壮水，金虚崇土，郁甚舒肝，气逆理肺，食积和中，房劳补下，用热远热，用寒远寒，内已先伤，药不宜峻”等治疗法则，并针对治疗新久咳嗽中常见的问题提出6个条律，示人不应违犯，防止医源性错误的发生，可供临床参考。

清代沈金鳌《杂病源流犀烛》、程钟龄《医学心悟》等都在继承前人的基础上，对咳嗽有新的创见和心得。如《杂病源流犀烛·咳嗽哮喘源流》在论述咳嗽的病机时说：“盖肺不伤不咳，脾不伤不久咳，肾不伤火不炽，咳不甚，其大较也。”沈金鳌不仅指出肺、脾、肾三脏是咳嗽的主要病变所在，而且指出了咳嗽累及的脏腑是随着病情的加重而由肺及脾、由脾及肾的。他所论述的16种咳嗽，脉因证治齐备，全篇共列出咳嗽方84则，并将导引、运动列为治疗方法之一，使咳嗽的治疗方法日趋丰富。程钟龄创制的止嗽散，根据肺为娇脏的特点，其配伍“温润平和，不寒不热”，成为治疗外感咳嗽的著名方剂。

总之，隋唐至明清，医家对咳嗽的分类、病机、治疗原则、方药等均有了广泛而深入的研究，使有关理论及实践经验不断得到充实。

随着自然和社会环境的变化，咳嗽发病率逐渐上升，严重影响着人民健康。近年来，学者们对咳嗽的病因病机及治疗方法的认识不断深入，丰富了咳嗽证治内容。咳嗽的病因已不局限于外感与内伤，目前更重视环境因素及鼻、咽喉疾病所致咳嗽。咳嗽的病理机制也有所创新，重视风邪犯肺、邪热结咽、胃气上逆、肝火犯肺、诸脏先伤后传于肺和外感内伤互为因果等，尤其在“风咳”方面取得了重要成果。

（二）咳嗽的病因病机

1. 病因

咳嗽通常分外感咳嗽和内伤咳嗽两类，外感咳嗽由外感六淫、时邪及环境因素所致；内伤咳嗽由饮食、情志、他脏疾病等内生病邪引起。内伤咳嗽又多因外感等迁延不愈、脏腑功能失调，表现为咳嗽反复发作、病势缠绵。目前，临床上常见外感症状已消失，而尚无明显脏腑亏虚之象，咳嗽频发，遇刺激尤剧之症，为邪气留恋，肺气上逆所致。总之，肺气不宣，失于肃降，而作咳嗽。

（1）外邪袭肺　外邪主要为风、寒、暑、湿、燥、火六淫，在肺卫功能失调或减弱的情况下，在气候突变，冷热失常之时，外邪乘虚从口鼻而入，或从皮毛侵袭，伤及肺系，使肺失宣降，气机上逆引起咳嗽。由于四时主气不同，人体所感受的致病外邪亦有区别。六淫虽然皆令人咳，但风为六淫之首，其他外邪多随风邪侵袭人体，所以外感咳嗽常以风邪为先导，风邪夹寒、热、燥等外邪入侵，故临床以风寒、风热、风燥咳嗽较为多见。

①风邪伤肺，肺气上逆　《素问·风论》曰“以秋庚辛中于邪者，为肺风”“肺风之状，多汗恶风，色皏然白，时咳短气”，指出肺在五行之时日（秋庚辛）遭受外风侵袭，致肺失宣降，肺气上逆而咳。但临床当中不可机械理解“秋庚辛”伤于风邪才能致咳，因《内经》在此处是用发病的时间对五脏风进行分类的，故不应拘泥于感受风邪的季节、时日。如《类经·疾病类》注云：“本节以四时十干之风分属五脏，非谓春必甲乙而伤肝，夏必丙丁而伤心也。凡一日之中，亦有四时之气，十二时之中，亦有十干之分。故得春之气则入肝，得甲乙之气亦入肝，当以类求，不可拘泥，诸气皆然也。”

②寒邪伤肺，肺气上逆　《素问·咳论》云：“感于寒则受病，微则为咳，甚者为泄为痛。”《灵枢·邪气脏腑病形》载“形寒寒饮则伤肺，以其两寒相感，中外皆伤，故气逆上行”，指出外感寒邪致肺气上逆是导致咳嗽的重要原因之一。《内经》还十分重视五运六气变化对人体及疾病的影响，指出寒气流行之年多发生咳嗽，如《素问·气交变大论》记载：“岁水太过，寒气流行，邪害心火……阴厥上下中寒，谵妄心痛，寒气早至，上应辰星，甚则腹大胫肿，喘咳。”此喘咳的机制：主岁为水运太过之年，寒冷的气候过早地到来，亢盛的水气危害心火，致寒气厥逆，上、中、下皆寒，水寒射肺则喘息咳嗽。临床上以冬季咳嗽病多见，尤其是患有慢性支气管炎、慢性阻塞性肺疾病的患者，咳嗽常于冬季复发或加重，

正是因冬季寒冷，寒邪最易郁闭肺气，导致肺气上逆而咳之故。

③暑邪伤肺，肺气上逆　《素问·气交变大论》云：“岁火太过，炎暑流行，肺金受邪，民病疟，少气咳喘。血溢血泄注下，嗌燥耳聋，中热肩背热。”《内经》认为，主岁火运太过，则炎热暑气流行，肺金受到亢火的伤害，既致肺失宣降而咳，又伤肺之气阴而少气不足以息、咽干，甚则暑热损伤肺之血络而出现鼻衄、暑瘵，损伤胃络而出现吐血等病证。

④湿邪伤肺，肺气上逆　《素问·生气通天论》云：“秋伤于湿，上逆而咳。”《素问·阴阳应象大论》又云：“秋伤于湿，冬生咳嗽。”肺气通于秋，肺伤于湿，有影响肺之宣降立即发生咳嗽者，也有当时不病，湿藏金脏，久而化热，至冬季复感外寒，在里之湿热与外寒相搏乘肺，致肺失宣降，发为咳嗽者。

⑤燥邪伤肺，肺气上逆　《素问·气交变大论》云：“岁金太过，燥气流行……甚则喘咳逆气。”“岁木不及，燥乃大行……上胜肺金，白气乃屈，其谷不成，咳而鼽。”肺金所主岁运太过，则过亢之燥邪伤肺致肺失宣降而咳；若木运之气不及，不仅风木之气不能应时而至，导致燥金之气大行，肃杀之气太甚，肺气失降而咳。而且木运不及，金气过甚，进而致火气来复，火气复则炎热之气流行，心气因而亢盛，上制肺金，肺气受到抑制，失于宣降，也发生咳嗽。临床上，燥咳以每年秋季常见，若燥邪挟温邪伤肺则为温燥咳嗽，燥邪挟寒邪伤肺则为凉燥咳嗽。

⑥火（热）邪伤肺，肺气上逆　《素问·至真要大论》云“少阳司天，火淫所胜，则温气流行，金政不平。民病头痛，发热恶寒而疟……咳，唾血……病本于肺”“少阴司天，热淫所胜，怫热至，火行其政，民病……寒热咳喘”。火邪与热邪本质同而程度异，火热之邪乘于金位，使肺失清肃，又灼肺津为痰，痰阻气逆更甚，故而咳。

⑦复合性外邪伤肺　《内经》不仅提出六淫之邪可单独伤肺致咳，而且认为复合性外邪伤肺致咳者更为常见，如风寒咳嗽、风热咳嗽、风燥咳嗽等，这是极为符合临床实际的。如《素问·玉机真脏论》载“是故风者，百病之长也，今风寒客于人，使人毫毛毕直，皮肤闭而为热。当是之时，可汗而发也……弗治，病入舍于肺，名曰肺痹，发咳上气”，此指风挟寒邪致咳。《素问·刺热》中所云“肺热病者，先淅然厥，起毫毛，恶风寒，舌上黄，身热，热争则喘咳”，描述的是风热伤肺的咳嗽；《素问·评热病论》云“劳风法在肺下，其为病也，使人强

上，冥视，唾出若涕，恶风而振寒，此为劳风之病……咳出青黄涕，其状如脓，大如弹丸，从口中若鼻中出，不出则伤肺，伤肺则死也”，也是风邪挟热伤肺，邪热炼液为痰，肺气闭郁而咳的证候。

（2）内邪干肺　脏腑功能失于调节，影响及肺，可以分为肺脏自病和其他脏腑病变涉及肺。

①肺气虚致咳　因过劳，久咳伤肺气；或者暑热耗气伤阴；或者他脏久病，累及肺；特别是脾虚，水谷精微不能上荣于肺，导致肺气亏虚。同时符合肺虚及气虚证者，即为肺气虚。肺气虚证的证候随着病情的发展，有明显的轻、中、重的差异。一些症状虽可有相互交叉与重叠表现，但在同一患者身上表现为从轻到重的连续发展过程。因此，肺气虚证具有渐进性和阶段性特点。肺气虚的表现为以咳嗽为主症，咳声无力，多为单咳或间咳，咳嗽白天多于夜晚，痰量不多，还会出现易出汗、恶风等症状，舌质正常或稍淡，舌苔薄白，脉弦细或缓细。

②肺血虚致咳　久病或失血后，肺血亏虚，肺金失养，肺肃降无权，肺气上逆而见咳嗽无力、声低息微等。古代医家对血虚咳嗽的临床特点、治则和方药都进行了相近的论述。《丹溪心法·咳嗽》中载“咳嗽声嘶者，此血虚火多”，用“青黛、蛤粉，上为末，蜜调，噙化”，明确提出肺血虚所指的咳嗽特点，并列出了相应的方药，说明了血虚咳嗽在临证时是存在的。分析认为，新血不生，或失血病后，肺血亏虚，肺失宣发，肺气上逆，故干咳少痰，血属阴，故午后咳甚；肺血亏虚，肺朝百脉不利，肺失血荣，敷布皮毛不足，失其所养，故面白如纸，皮肤干枯粗糙，毛发憔悴，舌淡少苔，脉细。

③肺毒致咳　“肺毒”的产生不外乎外感和内伤，内伤致病多由其他脏腑病变涉及肺而成。《素问·咳论》云“五脏六腑皆令人咳，非独肺也”，说明其他脏腑受邪，功能失调而影响肺者亦可致咳，咳嗽不只限于肺，也不离乎肺。“脾为生痰之源，肺为贮痰之器”，肺痰毒与脾的关系尤为密切。平素嗜烟好酒，烟酒辛温燥烈，熏灼肺胃，炼液为痰，正如《太平圣惠方》所说，“夫痰毒者，由肺脏壅热，过饮水浆，积聚在于胸膈，冷热之气相搏……皆由痰毒壅滞也”。或过食肥甘辛辣，酿湿蒸热生痰；或过食生冷，脾失健运，寒饮内停，痰浊内生；或因平素脾运不健，饮食精微不归正化，变生痰浊，肺脉连胃，痰邪上干于肺，蕴于肺内形成。肺毒或由情志不遂，郁怒伤肝，肝失条达，气机不畅，日久气

郁化火，因肝脉布胁而上注于肺，故气火循经犯肺，火邪灼津蒸液，形成痰饮，“诸气者，皆属于肺”“诸血者，皆属于心”，心脉闭阻，影响肺之宣降，肺气不能助心行血，反为瘀滞，气滞血瘀。痰、瘀、毒闭阻肺络，是内伤犯肺的最终结果。

④痰咳　由饮食生冷，嗜酒过度，损伤脾胃，或过食肥厚辛辣，伤及脾胃，脾失健运，不能输布水谷精微，酿湿生痰，壅遏肺气，肺气不利而发为本病，此即“脾为生痰之源，肺为贮痰之器”的道理。如痰湿壅肺，蕴久化热，痰热郁肺，则可表现为痰热咳嗽。

⑤肝咳　因肝脉布胁肋，上注于肺，肝气升发，肺气肃降，相互制约，相互协调，则人体气机升降正常。若因情志抑郁，肝失条达，气郁化火，火气循经上逆犯肺，肺失肃降，则致咳嗽，称为“木火刑金气”。

⑥肾咳　肾主纳气，为气化之源。若肾气衰弱，气失摄纳而上逆，或肾阳不振，气化不利，水饮内停，上逆犯肺而咳。肾阴亏虚，虚火上炎，阴伤损肺，灼津成痰，肺失滋润，肃降无权，而发咳嗽。

⑦心咳　肺朝百脉，主治节，肺与心是气与血的关系，二者互相影响。《中西汇通医经精义》云：“心火不足，则下泄，上为饮咳，皆不得其治节之故也，惟肺制心火，使不太过，节心火不使不及，则上气下便，无不合度。”可见心之功能失调，即心火太过与不及，气血运行异常，则会影响肺的宣发与肃降，主症可见咳嗽伴胸闷、心悸、咽中梗塞、咽喉肿痛等。

⑧脾咳　脾主运化，乃肺之母。肺病久咳，则子病及母，脾失健运，肺脾气虚，气不化津，痰浊内生，上渍于肺，肺失宣降则咳嗽。或平素脾胃受损，痰湿内生，伏于肺而成夙根，每遇诱因则咳嗽时作。可见咳声重浊，多痰，喉间痰鸣，胸脘痞闷，口淡口甜或右胁下痛，隐隐牵引肩背胀痛，活动时加重。

⑨胃咳　《灵枢·经脉》云“肺手太阴之脉，起于中焦，下络大肠，还循胃口，上膈属肺”，《素问·平人气象论》云“胃之大络，名曰虚里，贯膈络肺”，均提示肺胃联系紧密。“聚于胃，关于肺”为胃咳之病机。《素问·咳论》言：“皮毛者，肺之合也，皮毛先受邪气，邪气以从其合也。其寒饮食入胃，从肺脉上至于肺，则肺寒，肺寒则外内合邪，因而客之，则为肺咳。”其病因一为外感寒邪，二为寒饮停聚，胃失和降，气机上逆是其病机特点。《素问·咳论》“胃咳之状，咳而呕，呕甚则长虫出”为其临床表现，除咳嗽、呕吐二症外，常见有嗳气

呃逆、胃灼热、嘈杂、反酸等症状，而“长虫出”之症，实乃罕见。

（3）错误的针刺　如《素问·诊要经终论》指出：“春刺秋分，筋挛逆气，环为咳嗽，病不愈。”《素问·刺禁论》还告诫医者，“脏有要害，不可不察……从之有福，逆之有咎……刺中肺，三日死，其动为咳”“刺缺盆中内陷，气泄，令人喘咳逆”“刺膺中陷中肺，为喘逆仰息”“刺腋下胁间内陷，令人咳”，并指出错误针刺伤肺致咳嗽，甚则死亡，强调“凡刺胸腹者，必避五脏”“刺避五脏者，知逆从也”。

（4）不内外因　目前，单纯外感或单纯内伤咳嗽较少见，多因外感等迁延不愈，脏腑功能失调，表现咳嗽反复发作，病势缠绵，临床外感症状已不典型，但尚未出现明显脏腑亏虚之证。

2. 病机

（1）基本病机　咳嗽病变主脏在肺，与肝、脾有关，久则及肾。咳嗽的基本病机为邪犯于肺，肺气上逆。

（2）病机演变　因肺主气，司呼吸，上连气道、喉咙，开窍于鼻，外合皮毛，内为五脏华盖，其气贯百脉而通他脏，不耐寒热，故为“娇脏”，易受内外之邪侵袭而为病。肺脏为祛除病邪，肺气上逆，冲击声门而发为咳嗽。诚如《医学心悟》所说：“肺体属金，譬若钟，然钟非叩不鸣，风、寒、暑、湿、燥、火六淫之邪，自外击之则鸣；劳欲情志，饮食炙煿之火，自内攻之则亦鸣。”外感咳嗽属于邪实，为外邪犯肺，肺气壅遏不畅所致；若不能及时驱邪外达，可进一步演变转化，表现风寒化热、风热化燥，或肺热蒸液成痰，痰热蕴肺等情况。内伤咳嗽多属邪实与正虚并见。

咳嗽的病理因素主要为“痰”与“火”。但痰有寒热之别，火有虚实之分；痰可郁而化热化火，火能炼液灼津为痰。他脏及肺者，多因邪实导致正虚，如肝火犯肺者，多气火耗伤肺津，炼液为痰；痰湿犯肺者，多因脾失健运，水谷不能化为精微，反而聚为痰浊，上贮于肺，肺气壅塞，上逆为咳。若久延脾肺两虚，气不化津，则痰浊更易滋生。甚则病延及肾，或肾阴亏虚，虚火上炎，灼伤肺阴，肃降失常；或肾阳不振，气化无权，水饮上逆犯肺而咳。肺脏自病的咳嗽多为因虚致实。如肺阴不足而致阴虚火炎，灼津为痰或肺气亏虚，气不化津，津聚成痰，气逆于上，引起咳嗽。

外感咳嗽与内伤咳嗽可相互为病。外感咳嗽如迁延失治，邪伤肺气，更易反复感邪，而致咳嗽屡作，病程日久，导致余邪未尽，内郁气机，上扰咽喉，冷空气等刺激诱发咳嗽发作。肺脏劳伤，逐渐转为内伤咳嗽。内伤咳嗽，肺脏有病，卫外不强，易受外邪引发或加重，在气候转冷时尤为明显。久则肺脏虚弱，阴伤气耗，由实转虚。

（三）咳嗽的诊断与鉴别诊断

1. 临床表现

（1）症状　除咳嗽、咳痰外，可表现为鼻塞，鼻腔分泌物增加，频繁清嗓，咽后黏液附着，鼻后滴漏感。变应性鼻炎表现为鼻痒，打喷嚏，流水样涕，眼痒等。鼻窦炎表现为黏液脓性或脓性涕，可有疼痛（面部痛、牙痛、头痛）、嗅觉障碍等。变应性咽炎以咽痒、阵发性刺激性咳嗽为主要特征。非变应性咽炎常有咽痛、咽部异物感或烧灼感，甚至出现喉部炎症和新生物，通常伴有声音嘶哑。

（2）体征　变应性鼻炎的鼻黏膜主要表现为苍白或水肿，鼻道及鼻腔底可见清涕或浊涕。非变应性鼻炎的鼻黏膜多表现为黏膜肥厚或充血样改变，部分患者口咽部黏膜可见鹅卵石样改变或咽后壁附有脓性分泌物。

2. 诊断依据

本病临床以咳嗽、咳痰为主要表现。应询查病史的新久，起病的缓急，是否兼有表证，判断外感和内伤。外感咳嗽多为新病，起病急，病程短，常伴肺卫表证；内伤咳嗽多为久病，常反复发作，病程长，可伴他脏兼证。外感咳嗽以风寒、风热、风燥为主，均属实；而内伤咳嗽中的痰湿、痰热、胃气上逆、肝火犯肺以邪实为主，兼有虚象，阴津亏耗咳嗽则属虚。

3. 鉴别诊断

（1）咳嗽与感冒　外感咳嗽与感冒均可能有表证与咳嗽。感冒表证明显，咳嗽较轻或无咳；咳嗽则反之。

（2）咳嗽与肺痨　肺痨的病因为感染痨虫，有传染性，除咳嗽外，以咯血、胸痛、盗汗、消瘦为主要症状，必要时可结合痰细胞学检查及肺部X线检查，以协助诊断。而咳嗽仅以咳嗽和咯痰为主要表现，可兼表证。

（3）咳嗽与肺胀　肺胀具备咳、喘、痰、闷、胀、肿的特征，多有长期咳嗽、喘、哮的病史，甚或面色晦暗，唇舌发绀，桶状胸，呼吸音低。咳嗽仅以咳嗽、咯痰为主要表现，或兼表证。咳嗽长期不愈，可转为肺胀。

（4）咳嗽与哮病、喘证　哮病与喘证虽然也会兼见咳嗽，但二者均以呼吸困难为主要临床表现，常有过敏史、家族史。哮病以发作性喉中哮鸣有声，呼吸急促困难，甚则喘息不能平卧为特征；喘证以呼吸困难，甚至张口抬肩，鼻翼煽动，不能平卧为特征，是多种急、慢性疾病的一个症状。

（四）咳嗽的辨证与治则

1. 辨证要点

（1）辨咳嗽的声音及发作时间　咳声高昂者属实，咳声低弱者属虚。咳嗽时作、发于白昼、鼻塞声重者，痰出咳减者，多属外感咳嗽。晨起咳嗽阵发加剧，咳嗽连声重浊，多为痰浊咳嗽。午后、黄昏咳嗽加重，或有夜间单声咳嗽，咳声轻微短促者，多属肺燥阴虚咳嗽。夜卧咳嗽较剧，持续难已、短气乏力者，多为久咳致喘的气虚或阳虚咳嗽。

（2）辨痰与涕的色、质、量　痰少或干咳无痰者，多属燥热、阴虚；痰多者，常属痰湿、痰热、虚寒。痰白而稀薄者，属风、属寒；痰白而稠厚者，属湿；痰黄而黏稠者，属热。痰中带血，多属热伤肺络或阴虚肺燥。正常状态下，人体排出的少量痰与涕是无异常气味的，但若咳吐浊痰脓血，腥臭异常者，多为肺痈，为热毒炽盛所致；咳痰黄稠味腥者，是肺热壅盛所致；咳吐痰涎清稀味咸，无异常气味者，为寒证：鼻流浊涕，腥秽如鱼脑者，为鼻渊；鼻流清涕，无气味者，为外感风寒。

（3）辨外感内伤　外感咳嗽，多为新病，起病急，病程短，常伴恶寒、发热、头痛等肺卫表证。内伤咳嗽，多为久病，常反复发作，病程长，可伴他脏病证。

（4）辨证候虚实　外感咳嗽以风寒、风热、风燥为主，一般均属邪实。内伤咳嗽多为虚实夹杂，本虚标实，其中，痰湿、痰热、肝火多为邪实正虚，肺阴亏耗则属正虚或虚中夹实。临证应分清标本、主次、缓急。

2. 治疗原则

外感咳嗽，既以外邪为主因，治法当以祛邪为主。病位既在肺，便应宣畅肺气，故总体治疗法则是宣肺祛邪，但由于肺为脏腑之华盖，位高居于膈上，故药宜清扬，所谓“治上焦如羽，非轻不举”。因本病的特征，宜重视化痰顺气，使痰清气顺，肺气宣畅，则咳嗽易于治愈。需要注意的是，外感咳嗽，大忌敛肺止咳，或病起即予补涩，反使肺气不畅，外邪内郁，痰浊不易排出，咳嗽愈加繁剧，或迁延难愈；也要注意宣肺不可太过，以免损伤正气。

内伤咳嗽，病程一般较长，有先病在肺而影响他脏者，亦有他脏先伤而病及肺者。其中，尤以肺、脾、肾三脏的关系最为密切。正虚邪实者，当祛邪止咳，兼以扶正；正虚为主者，则当根据虚之所在而着重扶正。

对于外伤、毒物等原因引起的咳嗽，应当中西医结合论治，在祛除病理因素、治疗外伤、防止病情进一步恶化的同时，应用中药内在调理，活血化瘀，宣肺止咳。

总之，咳有外邪为患，也有内伤之异，或兼而有之。治随证出，法从候来，除止咳之外，尚有散寒、清热、润燥、疏风、缓急、宣肺、化痰、利咽、降逆、泻肝、养阴等法。

二、现代医学对咳嗽的认识

（一）咳嗽概述

现代医学认为，咳嗽是机体的一种防御反射，有利于清除呼吸道分泌物和有害因子，但频繁剧烈的咳嗽会对患者的工作、生活和社会活动造成严重影响。咳嗽按时间通常分为三类，即急性咳嗽、亚急性咳嗽和慢性咳嗽；按性质可以分为干咳和湿咳。急性咳嗽时间在 3 周以内，亚急性咳嗽为 3 ~ 8 周，慢性咳嗽不少于 8 周。急性咳嗽较常见原因包括普通感冒、急性气管支气管炎。亚急性咳嗽常见原因包括感染后咳嗽、上气道咳嗽综合征（upper airway cough syndrome，UACS）、咳嗽变异性哮喘（cough variant asthma，CVA）及细菌性鼻窦炎等。慢性咳嗽的常见病因包括 CVA、UACS、嗜酸性粒细胞性支气管炎（eosinophilic bronchitis，EB）和胃食管反流性咳嗽（gastroesophageal reflux cough，GERC）等，其他慢性咳嗽病因包括慢性支气管炎、支气管扩张、变应性咳嗽、感染后咳嗽、支气管内膜结核、血管紧张素转化酶抑制剂（angiotensin converting enzyme inhibitor，ACEI）性咳嗽、心理性咳嗽。考虑到咳嗽常为中心型肺癌的早期症状，早期普通 X 线检查常无异常，漏诊、误诊时有发生。因此，在详细询问病史后，对有长期吸烟史，出现刺激性干咳、痰中带血、胸痛、消瘦等症状或原有咳嗽性质发生改变的患者，应高度怀疑肺癌的可能，进一步进行影像学检查和支气管镜检查。

（二）咳嗽的诊断

1. 症状

咳嗽因原发疾病不同，表现亦有差异，可有发热、胸痛、咳痰、咯血、打喷嚏、流鼻涕、咽部不适、气促等。

2. 相关检查

咳嗽是许多疾病的一种非特异性症状，临床上确诊时必须详细询问病史、全面查体，以及做胸部 X 线或 CT、气道反应性测定、肺功能、心电图、纤维支气管镜及一些特殊检查，以排除可以引起慢性、顽固性咳嗽的其他疾病。

普通 X 线摄片能检查出多数肺部病灶，有时根据病灶的部位、范围和形态也可确定其性质，如肺炎、肺脓肿、肺囊肿、肺结核、肺癌、尘肺等。对深部的病变用 X 线体层摄影、CT、MRI 检查，CT 扫描的优越性在于横断面图像无影像重叠，能够发现胸部 X 线片未能显示的病灶。

支气管造影可直接诊断支气管扩张的部位、形态，也可间接诊断支气管肺癌，膈疝患者需用钡剂检查加以确诊。支气管镜可以诊断支气管内异物、支气管内膜结核、支气管肿瘤；纵隔镜可以帮助诊断纵隔肿瘤和发现纵隔淋巴结肿大。

（三）咳嗽的现代医学治疗

中国仍是发展中国家，很多基层医院设备和技术条件不足，亦有些患者因经济条件有限或其他原因不能进行相关检查，对这些患者可先进行经验性治疗。经验治疗的原则如下。①首先针对慢性咳嗽的常见病因进行治疗。②根据病史推测可能的慢性咳嗽病因。③推荐使用覆盖范围较广、价格适中的复方制剂进行经验治疗，如美敏伪麻溶液、复方甲氧那明等。④咳嗽、咳脓痰或流脓鼻涕者可用抗生素治疗。多数慢性咳嗽病因与感染无关，经验治疗时应避免滥用抗生素。⑤UACS 或鼻后滴流综合征（postnasal drip syndrome，PNDS）、CVA、EB 的经验性治疗常为 1 ~ 2 周，GERC 至少 2 ~ 4 周。口服糖皮质激素一般不超过 1 周。经验治疗有效者，继续按相应咳嗽病因的标准化治疗方案进行治疗。⑥经验治疗一定要以病因诊断为导向，在了解当地的慢性咳嗽病因分布的基础上进行。经验性治疗无效者，应及时到有条件的医院进行相关检查以明确病因，以免造成一些重要疾病的误治。

1. 普通感冒

急性上呼吸道感染为最常见的呼吸系统疾病，简称“上感”，是一种轻度、能自限的上呼吸道感染。其潜伏期较短，起病急，早期有咽部不适、干燥、打喷嚏、流清涕、鼻塞等症状；畏寒、发热、咳嗽、鼻部分泌物的增加是普通感冒的特征性症状，多对症治疗。

2. 急性气管支气管炎

急性气管支气管炎是指气管支气管黏膜的急性炎症，常见的病因有感染因素、理化刺激及变态反应，部分由上呼吸道感染迁延而来。本病临床的主要症状为咳嗽和咳痰，常见于寒冷季节或气温突然大幅下降时。起病初期常有上呼吸道感染症状，随后咳嗽可逐渐加剧，伴或不伴咳痰，伴细菌感染者常咳黄痰。急性气管支气管炎常呈自限性，全身症状在数天内消失，但咳嗽、咳痰一般持续 2 ~ 3 周。X 线检查无明显异常或仅有肺纹理增加。查体双肺呼吸音粗，有时可闻及湿或干啰音。其诊断主要依据临床表现，要注意与流感、肺炎、肺结核、百日咳、急性扁桃体炎等疾病相鉴别。治疗原则以对症处理为主，剧烈呛咳者可适当应用镇咳剂，咳嗽有痰而不易咳出时可用祛痰药。若有细菌感染，如咳脓性痰或外周血白细胞增高者，依据感染的病原体及药物敏感试验结果选择抗菌药物，在未得到病原菌阳性结果之前，可选用大环内酯类、β 内酰胺类等口服抗菌药物，伴支气管痉挛时可使用支气管舒张剂治疗。

3. 肺炎

肺炎是指包括终末气道、肺泡腔及肺间质等在内的肺实质的急性炎症，可由多种原因（如细菌、病毒、真菌、寄生虫、放射线、化学及过敏因素等）引起。肺炎按解剖部位可分为大叶性肺炎、小叶性肺炎及间质性肺炎；按病因可分为感染性肺炎、理化性肺炎和变态反应性肺炎。多数起病急骤，症状为寒战、高热，咳嗽、咳痰，偶有胸痛，呼吸困难。

4. 咳嗽变异性哮喘

咳嗽变异性哮喘（CVA）又称咳嗽型哮喘、隐匿性哮喘，是指以慢性咳嗽为唯一临床表现的哮喘特殊类型，其临床重要性在于几乎没有喘息和呼吸困难症状，常被漏诊、误诊、误治。本病临床特点如下。①发病年龄较典型哮喘为高，平均年龄为 35 岁，约 13% 的患者在 50 岁以上，故年龄较大者出现顽固性咳嗽，如果能排除肺部疾病，应首先考虑本病诊断。②多数患者有个人或家族过敏史，春秋季反复发作。③临床表现主要为持续刺激性干咳、胸闷，少数伴有咽痒、流涕、无呼吸困难和喘鸣，咳嗽多在用力后及夜间或清晨加剧，可持续数年或数十年。④应用各种抗生素、止咳药无效，而使用平喘药、激素治疗后有显著疗效。⑤变应原皮试阳性（但某些患者也会出现阴性结果）。⑥常由相关诱因（如运动、冷空气、变应原或上呼吸道病毒感染等）诱发。大多数患者吸入小剂量糖皮质激素联合应用支气管舒张剂即可，或用二者的复方制剂，如布地奈德/福莫特罗、氟替卡松/沙美特罗，必要时可短期口服小剂量糖皮质激素治疗，治疗时间不少于8周。

5. 胃食管反流性咳嗽

胃食管反流性咳嗽（GERC）占慢性咳嗽病因的10%～40%，常表现为咳嗽、痰少、呛咳，平卧休息或夜间发作，进餐尤甚，咽部异物感，声嘶，伴有胸骨后烧灼感、嗳气、反酸、恶心、呕吐等消化系统症状。

诊断标准：慢性咳嗽，以白天咳嗽为主；24小时食管pH监测Demeester积分＞12.70和（或）反流症状相关系数＞75%；抗反流治疗后咳嗽明显减轻或消失。但需要注意，少部分合并或以非酸反流（如胆汁反流为主）的患者，其食管pH监测结果未必异常，此类患者可通过食管阻抗检测或胆汁反流检测协助诊断。

对于没有食管pH监测的单位或经济条件有限的慢性咳嗽患者，具有以下指征者可考虑进行诊断性治疗：患者有明显的与进食相关的咳嗽，如餐后咳嗽、进食咳嗽等；患者伴有典型的胃灼热、反酸等反流症状；排除CVA、UACS及EB等疾病，或按这些疾病治疗效果不佳。服用标准剂量质子泵抑制剂（如奥美拉唑20 mg，每天2次），治疗时间不少于8周。抗反流治疗后咳嗽消失或显著缓解，可以临床诊断GERC。

治疗：调整生活方式，超重患者应减肥，避免过饱和睡前进食，避免进食酸性、油腻食物，避免饮用咖啡类饮料及吸烟；制酸剂，常选用质子泵抑制剂（如奥美拉唑、兰索拉唑、雷贝拉唑及埃索美拉唑等）或H受体拮抗剂（雷尼替丁或其他类似药物），以质子泵抑制剂效果为佳；促胃动力药，如有胃排空障碍者可使用多潘立酮等。单用制酸剂效果不佳者，加用促胃动力药可能有效。内科治疗时间要求3个月以上。上述治疗效果欠佳时，应考虑药物剂量及疗程是否足够，或是否存在复合病因，必要时咨询相关专科医师共同研究治疗方案，少数内科治疗失败的严重反流患者，抗反流手术治疗可能有效，因术后并发症及复发等问题，应严格掌握手术指征。

6. 上气道咳嗽综合征

上气道咳嗽综合征（UACS），也称鼻后滴流综合征（PNDS），我国《咳嗽的诊断与治疗指南》将其定义为鼻部疾病引起分泌物倒流至鼻后或咽喉等部位，直接或间接刺激咳嗽感受器，导致以慢性咳嗽为主要表现的临床综合征。基础疾病有变应性鼻炎、血管运动性鼻炎、嗜酸性粒细胞增多性非变应性鼻炎等。

辅助检查：慢性鼻窦炎影像学表现为鼻窦黏膜增厚、鼻窦内出现液平面等。咳嗽具有季节性或提示与接触特异性的变应原（如花粉、尘螨）有关时，变应原检查有助于诊断。诊断 UACS/PNDS 涉及鼻、鼻窦、咽、喉等多种基础疾病，症状及体征差异较大，且很多无特异性，难以单纯通过病史及体格检查做出明确诊断，针对基础疾病治疗能有效缓解咳嗽时方能明确诊断，并注意有无合并下气道疾病、GERC 等复合病因的情况。

治疗依据导致 UACS/PNDS 的基础疾病而定。由非变应性鼻炎、普通感冒导致者，治疗首选第一代抗组胺药和减充血剂。大多数患者在初始治疗后数天至 2 周内产生疗效。变应性鼻炎患者首选鼻腔吸入糖皮质激素和口服抗组胺药治疗，丙酸倍氯米松或等同剂量的其他吸入糖皮质激素（如布地奈德、莫米松等），每天 1 ~ 2 次。各种抗组胺药对变应性鼻炎的治疗均有效果，首选无镇静作用的第二代抗组胺药，如氯雷他定等。避免或减少接触变应原有助于减轻变应性鼻炎的症状，必要时可加用白三烯受体拮抗剂、短期鼻用或口服减充血剂等。症状较重、常规药物治疗效果不佳者，特异性变应原免疫治疗可能有效，但起效时间较长。细菌性鼻窦炎多为混合性感染，抗感染是重要治疗措施，抗菌谱应覆盖革兰氏阳性菌、阴性菌及厌氧菌，急性患者应用不少于 2 周，慢性患者建议酌情延长使用时间，常用药物为阿莫西林 / 克拉维酸、头孢类或喹诺酮类抗生素，长期低剂量大环内酯类抗生素对慢性鼻窦炎具有治疗作用，同时联合鼻吸入糖皮质激素，疗程 3 个月以上。减充血剂可减轻鼻黏膜充血水肿，有利于分泌物的引流，鼻喷剂疗程一般为 4 周。建议联合使用第一代抗组胺药加用减充血剂，疗程 2 ~ 3 周。内科治疗效果不佳时，建议咨询专科医师，必要时进行经鼻内镜手术治疗。

7. 嗜酸性粒细胞性支气管炎

嗜酸性粒细胞性气管炎（EB）是一种以气道嗜酸性粒细胞浸润为特征的非哮喘性支气管炎，气道高反应性阴性，主要表现为慢性咳嗽，对糖皮质激素治疗反应良好。临床主要症状为慢性刺激性咳嗽，往往是唯一的临床症状，干咳或咳少许白色黏液痰，可在白天或夜间咳嗽。部分患者对油烟、灰尘、异味或冷空气比较敏感，常为咳嗽的诱发因素。患者无气喘、呼吸困难等症状，肺通气功能及呼气流量峰值变异率正常，无气道高反应性的证据。诊断 EB 临床表现缺乏特征性，部分表现类似 CVA，体格检查无异常发现，诊断主要依靠诱导痰细胞学检查。具体诊断标准如下：慢性咳嗽，多为刺激性干咳或伴少量黏痰；胸部X线片正常；肺通气功能正常，气道高反应性检测阴性，呼气流量峰值日间变异率正常。痰细胞学检查嗜酸性粒细胞比例22.5%；排除其他嗜酸性粒细胞增多性疾病；口服或吸入糖皮质激素有效。EB对糖皮质激素治疗反应良好，治疗后咳嗽很快消失或明显减轻。通常采用吸入糖皮质激素治疗，二丙酸倍氯米松（每次250～500 μg）或等效剂量的其他糖皮质激素，每天2次，持续应用4周以上。初始治疗可联合应用泼尼松口服，每天10～20 mg，持续3～5天。

8. 变应性咳嗽

临床上某些慢性咳嗽患者具有一些特应性的因素，抗组胺药物及糖皮质激素治疗有效，但不能诊断为支气管哮喘、变应性鼻炎或EB，将此类咳嗽定义为变应性咳嗽，其与变应性咽喉炎及感染后咳嗽的关系、发病机制等有待进一步明确。本病临床表现为刺激性干咳，多为阵发性，白天或夜间均可咳嗽，油烟、灰尘、冷空气、说话等容易诱发咳嗽，常伴有咽喉发痒。通气功能正常，诱导痰细胞学检查嗜酸性粒细胞比例不高。目前尚无公认的诊断标准，以下标准供参考：慢性咳嗽，多为刺激性干咳；肺通气功能正常，气道高反应性阴性。具有下列指征之一：有过敏性疾病史或过敏物质接触史；变应原皮试阳性；血清总IgE或特异性IgE增高；咳嗽敏感性增高。抗组胺药物治疗有一定效果，必要时加用吸入或短期（3～5天）口服糖皮质激素。

9. 慢性支气管炎

咳嗽、咳痰连续2年以上，每年累积或持续至少3个月，并排除其他引起慢性咳嗽的病因。咳嗽、咳痰一般晨间明显，咳白色泡沫痰或黏液痰，加重期亦有夜间咳嗽。在社区流行病学调查中，慢性支气管炎是最常见疾病，然而在专科门诊诊治的慢性咳嗽患者中，慢性支气管炎只占少数。由于目前慢性支气管炎的诊断缺乏客观的标准，临床上很多其他病因引起的慢性咳嗽患者常被误诊为慢性支气管炎。

10. 药物引起的咳嗽

许多药物会引起咳嗽，其中比较典型的是ACEI引起的咳嗽。咳嗽是服用ACEI类降压药物的常见不良反应，发生率在10%～30%，占慢性咳嗽病因的1%～3%。停用ACEI后咳嗽缓解，可以确诊。通常停药4周后咳嗽消失或明显减轻。可用血管紧张素Ⅱ受体拮抗剂替代ACEI，由于个人体质不同，其他药物也存在引起咳嗽的可能性，临床应引起注意，及时更换药物。

11. 支气管肺癌

支气管肺癌初期症状轻微且不典型，容易被忽视。咳嗽常为肺癌的早期症状，早期普通X线检查常无异常，容易漏诊、误诊。因此在详细询问病史后，对有长期吸烟史，出现刺激性干咳、痰中带血、胸痛、消瘦等症状或原有咳嗽性质发生改变的患者，应高度怀疑肺癌的可能，进一步进行影像学检查和支气管镜检查。

12. 心理性咳嗽

心理性咳嗽由患者严重心理问题或有意清喉引起，有文献称之为习惯性咳嗽、心因性咳嗽。儿童相对常见，在儿童1个月以上咳嗽病因中占3%～10%。典型表现为日间咳嗽，专注于某一事物及夜间休息时咳嗽消失，常伴随焦虑症状。心理性咳嗽的诊断系排他性诊断，只有排除其他可能的诊断后才能考虑此诊断。儿童主要治疗方法是暗示疗法，可以短期应用止咳药物辅助治疗。对成年患者可辅以心理咨询或精神干预治疗，适当应用抗焦虑药物。儿童患者应注意与抽动秽语综合征相鉴别。

三、寒邪与咳嗽

（一）对寒邪与咳嗽的认识

寒邪易伤人体而致咳。寒邪稍重，郁肺为咳者，表现为咳嗽声重、痰稀、色白、量多、恶寒较甚，可以金沸草散合止嗽散加减治疗。陈修园《医学从众录》论治咳：“轻者六安煎，重者金沸草散。”金沸草散在《活人书》《博济方》《太平惠民和剂局方》中均有记载，药物组成略有差异，在临床常用《博济方》之金沸草散（由金沸草、麻黄、前胡、赤芍、半夏、荆芥穗、甘草组成）。方中金沸草常代以旋覆花，其性微温，味辛、苦、咸，《神农本草经》记载其有“去五脏间寒热”之效，故认为其亦可疏散肺寒；麻黄味辛、苦，性温，宣肺散寒、止咳平喘；前胡性偏寒，故可更换为微温之白前，使其降气化痰而不寒；赤芍常用白芍代替，白芍配伍甘草，酸甘化阴，敛肺并滋养肺阴，可防方中大量温药温散太过伤及肺阴，对于久咳肺津耗伤者更是良药；半夏温化寒痰，张元素《医学启源》言其“治寒痰及形寒饮冷伤肺而咳”，并可“除胃寒”。临证以金沸草散与止嗽散合方，散寒止咳效果更佳。

三拗汤是治疗咳嗽的基础方，往往只用麻黄、杏仁、甘草三味，但其煎法中另加生姜，不可忽视。生姜散寒，亦有止咳之功，《药性论》言其“主痰水气满，下气，生与干并治嗽”。明代戴思恭《证治要诀》和清代尤怡《金匮翼》俱主张“咳嗽经年不愈，余无他症，服药无效者，得三拗汤恒愈”。清代喻昌在《医门法律》中亦记载用三拗汤治疗寒邪咳嗽。久咳属寒邪久伏肺胃者，三拗汤是良方。总之，该方药简力专，可散除久伏之寒，临证应用时可加入紫菀、款冬花、蜜百部等温润止咳之品。

麻黄汤出自《伤寒论》第35条，原治“太阳病，头痛发热，身疼腰痛，骨节疼痛，恶风无汗而喘者”，但该方实为宣肺散寒止咳之有效方剂。曹颖甫《伤寒发微》总结该方作用为“令肺气外通，则诸恙不治自愈”，唐步祺在《咳嗽之辨证论治》中称“个人在临证中，用此方治疗寒咳，无不应手取效”。针对寒邪较重、咳嗽剧烈，甚至昼夜咳嗽不止、咳甚而喘、气急胸闷者，当以麻黄汤为基本方，并酌添止咳药物，峻散寒邪、宣通肺气以止咳，尤有良效。

有外寒与内饮合而发病者，表现为面色黧黑，鼻流清涕，咯吐大量清稀白痰，甚至痰如清水样，口干不渴，小便或利或不利，胸闷气短，背寒冷如掌大，舌苔水滑甚则舌上水液欲滴，脉弦紧或沉紧等金寒水凝、胸阳不展之象，是其辨证之关键点，“病痰饮者，当以温药和之”，临床以小青龙汤加味最为有效。水气上逆为咳者，其常见咳嗽迁延，伴气短、眩晕、面色黧黑、纳食不佳、心下痞满、渴不欲饮、小便不利等症，舌色偏淡、苔滑，脉沉弦，苓桂术甘汤、桂苓五味甘草汤加减治疗是常用选方，临床常加用党参、干姜等。

（二）古代医籍对寒邪与咳嗽的相关论述

古代医籍对寒邪与咳嗽的相关论述如“有寒则善咳”（《华氏中藏经》），“六淫之中，风寒尤易犯，以肺主皮毛，而开窍于鼻，形寒饮冷则伤之，留而不去，为寒为热，变迁不一”（《古今医彻》）。而对于寒邪之来源，《伤寒来苏集》所述最为全面：“早晚雾露，四时风雨，冬春霜雨，此天之寒气也；幽居旷室，砖地石阶，大江深泽，邃谷高山，地之寒气也；好饮寒泉，喜食生冷，酷嗜瓜果，误服冷药，人之寒气也。”另外，患者自身阳气之盛衰也是重要因素，如《医理辑要·锦囊觉后编》曰“易寒为病者，阳气素弱”。

“背为阳，阳中之阳心也”“阳中之阴肺也”；且足太阳膀胱经行于背，故易受寒邪侵袭，心肺阳气不足，患者常伴见背冷或后背紧缩感，《诸病源候论》云“嗽者，由风寒伤于肺也，肺主气，候皮毛，而俞在于背”。另外，寒咳患者常见咽喉紧缩不利或咽痒症状，不可尽以为风邪为患，有时也是寒邪之征。清代高世栻《医学真传》述："又有伤风初起，喉中一点作痒，咽热饮则少苏，此寒凝上焦，咽喉不利而咳也。"故咽喉乃肺之门户，寒邪具有收引、凝滞特性，寒邪侵袭，凝滞咽喉，亦可见咽痒、咽部发紧。故咽痒、干咳，余无他症，寒邪轻微者，可以止嗽散化裁。

《素问·咳论》指出："感于寒则受病，微则为咳。"寒邪轻微而咳者，其治疗需温润而不燥，所谓肺性刚燥喜温润，若用药过热，热盛伤及肺津，肺燥益甚，称之为温润止咳法，即《时病论》所谓"温润辛金法"。临床上常以止嗽散为主方。程钟龄称该方"温润和平，不寒不热，既无攻击过当之虞，大有启门驱贼之势。是以客邪易散，肺气安宁"。笔者团队应用该方时常加入紫苏叶、苦杏仁、蝉蜕、钩藤等，以增其宣肺止咳之功。

（三）咳嗽与寒邪相关证型的治疗

1. 外感咳嗽（风寒袭肺证）

症状：咳嗽声重，气急咽痒，咳痰稀薄色白，鼻塞，流清涕，头痛，肢体酸痛，恶寒发热，无汗，舌苔薄白，脉浮或浮紧。

病机：风寒外束，内袭于肺，肺气失宣，肺气闭郁，不得宣通。

治法：疏风散寒，宣肺止咳。

代表方：三拗汤合止嗽散加减。

药物组成：炙麻黄，杏仁，荆芥，桔梗，紫菀，百部，白前，陈皮，甘草。

加减：若夹痰湿，咳而痰黏，胸闷，苔腻者，加法半夏、厚朴、茯苓以燥湿化痰。若风寒外束，肺热内郁，俗称"寒包火"，可用麻杏石甘汤，此证与燥邪伤肺不同，不宜早投清润之剂。若风寒兼湿，症见咳嗽痰多，兼有胸脘作闷，舌苔白腻，脉濡，此为湿邪内郁，复感风寒之邪，肺气失于宣畅所致，治宜疏散风寒，兼以燥湿祛痰，用杏苏散加厚朴、苍术之类。若素有寒饮伏肺，而兼见咳嗽上气，痰液清稀，胸闷气急，舌质淡红，苔白而滑，脉浮紧或弦滑者，治宜疏风散寒，温化寒饮，可用小青龙汤加减。

2. 不内外因（风盛挛急证）

症状：咳嗽，干咳无痰或少痰，咽痒，痒即咳嗽，或呛咳阵作，气急，遇外界寒热变化、异味等因素突发或加重，多见夜卧晨起咳剧，呈反复性发作，舌苔薄白，脉弦。

病机：风邪犯肺，邪客肺络，气道挛急，肺气失宣。

治法：疏风宣肺，解痉止咳。

代表方：苏黄止咳汤加减。

药物组成：炙麻黄，蝉蜕，紫苏叶，紫苏子，前胡，五味子，牛蒡子，枇杷叶，地龙。

加减：偏于风寒者，宜加荆芥、防风、生姜以散风寒；偏于风热者，宜加薄荷、桑叶以散风热；偏于痰热者，加黄芩、鱼腥草、金荞麦以清热化痰；偏阴虚者，加麦冬、乌梅以养阴生津；久病者，宜加川芎、红花以化瘀通络。

3. 内伤咳嗽（肺阳虚证）

症状：咳嗽反复发作，痰涎清稀，头眩，心悸，畏寒，肢体沉重，或兼小便不利，舌苔白润，脉沉滑。

病机：脾肾阳虚，水气上犯，上干于肺，失于宣肃。

治法：温阳散寒，化气行水。

代表方：真武汤加减。

药物组成：附子，茯苓，白术，生姜，芍药。

加减：咳甚者，可加干姜、细辛、五味子以散寒化饮，敛肺止咳；气机不利，胸胁满闷者，加白芥子、旋覆花以祛痰降气；短气甚者，加党参以益气补虚；大便稀溏者，加干姜以温中散寒。

（四）中成药的使用

辨证使用中成药，并可与中药汤剂配合应用。

1. 苏黄止咳胶囊

用法：口服，每次 3 粒，每天 3 次。

功效：疏风宣肺，止咳利咽。

组成：麻黄，紫苏叶，地龙，蜜枇杷叶，炒紫苏子，蝉蜕，前胡，炒牛蒡子，五味子。

适应证：适用于风邪犯肺，肺气失宣所致的咳嗽，咽痒，痒时咳嗽，干咳无痰，或呛咳阵作，气急，遇冷空气、异味等因素突发或加重，或夜卧晨起咳剧，感冒后咳嗽及咳嗽变异性哮喘符合上述证候者。

2. 十味龙胆花颗粒

用法：口服，每次 1 袋，每天 3 次，开水冲服。

功效：清热化痰，止咳平喘。

组成：龙胆花，烈香杜鹃，甘草，矮紫堇，川贝母，小檗皮，鸡蛋参，螃蟹甲，藏木香，马尿泡。

适应证：用于痰热壅肺所致的咳嗽、喘鸣、痰黄，或兼发热、流涕、咽痛、口渴、尿黄、便干等症；急性气管炎、慢性支气管炎急性发作见以上证候者。

3. 三拗片

用法：口服，每次 2 片，每天 3 次，7 天为 1 个疗程。

组成：麻黄，苦杏仁，甘草，生姜。

适应证：用于风寒袭肺证，症见咳嗽声重，咳嗽痰多，痰白清稀；轻症急性支气管炎见上述证候者。

4. 蓝芩口服液

用法：口服，每次 20 mL，每天 3 次。

功效：清热解毒，利咽止咳。

组成：板蓝根，黄芩，栀子，黄柏，胖大海。

适应证：主治急性咽炎、急性支气管炎，肺胃实热证所致的咳嗽、咽痛、咽干、咽部灼热等症。

5. 肺力咳胶囊

用法：口服，每次 3 ~ 4 粒，每天 3 次，或遵医嘱。

功效：止咳平喘，清热解毒，降气祛痰。

组成：黄芩，前胡，百部，红花龙胆，梧桐根，白花蛇舌草，红管药。

适应证：用于咳喘痰多，呼吸不畅，以及急慢性支气管炎、肺气肿见上述症状者。

6. 通宣理肺丸（胶囊、口服液）

用法：口服。水蜜丸每次 7 g，大蜜丸每次 2 丸，每天 2 次或 3 次。胶囊剂每次 2 粒，每天 2 次或 3 次。口服液每次 20 mL，每天 2 次或 3 次。

功效：解表散寒，宣肺止咳。

成分：紫苏叶，前胡，桔梗，苦杏仁，麻黄，甘草，陈皮，半夏，茯苓，枳壳，黄芩，蜂蜜。

适应证：适用于风寒束表，肺气不宣所致的咳嗽。

（五）转归与预后

外感咳嗽与内伤咳嗽的转归，从疾病性质上来说，主要是由实转虚的变化。从脏腑转归来说，主要是肺、脾、肾之间的相移。外感咳嗽多属暴病，属实，其病在肺，但寒热之间可以转化，若调治失宜，过用苦寒、收涩之品，邪伏于内，留恋不解，亦可由外感转为内伤而累及他脏。一般说病在肺为轻，病在脾为较重，病在肾尤重。张景岳《景岳全书·咳嗽》说："然五脏皆有精气，而又惟肾为元精之本，肺为元气之主，故五脏之气分受伤，则病必自上而下，由肺由脾以极于肾。五脏之精分受伤，则病必自下而上，由肾由脾以极于肺，肺肾俱病，则他脏不免矣。"由此可见，由肺及脾至肾的过程是病情由轻转重的过程。故病在肺、脾治疗尚易，及于肾则治疗棘手，预后较差。为了控制病变的发展演变，应根据"发时治肺，平时治肾"的理论，用补肾固本的方法治疗久咳。

值得指出的是，在咳嗽转归问题上，除注意肺与脾、肾的关系外，还需注意肺与心的关系。肺主气，心主血，气血相关，肺脏病变，日久必及于心。内伤久咳若反复发作，日久不愈，常导致肺、肾、心、脾的亏虚，气滞、痰凝、血瘀、水停而演变为肺胀。

总体来说，外感咳嗽预后良好，大多可在较短时间获得治愈。内伤咳嗽预后一般亦较好，但部分患者易于反复发作。若转化为肺胀，则预后较差，往往病程缠绵，迁延难愈。

（六）预防与调摄

1. 气候变化，做好防寒保暖，避免受凉，尤其在气候反常之时更要注意调摄。

2. 痰多者，饮食不宜肥甘厚味，以免蕴湿生痰。风热、风燥、肺阴虚咳嗽，不宜食辛辣香燥之品及饮酒，以免伤阴化燥助热，戒除烟酒等不良习惯。应尽量鼓励患者将痰排出，咳而无力者，可翻身拍背以助痰排出，必要时吸痰，但操作时要避免刺激或损伤咽部。

3. 增强体质，对慢性久咳的肾虚患者，应嘱其进行适当体育锻炼，即肺康复治疗，以提高肺的通气功能，增强抗病能力。

4. 可根据患者体质，辨证用药预防。对于平素自汗，易于感冒，属肺卫不固者，应服玉屏风散；对于气阴两虚者，可服生脉饮。或根据体质辨证处方，制作成丸剂，适当长期口服以改善体质，减少复发。

第三节　寒邪与哮病

一、中医学对哮病的认识

哮病是一种发作性痰鸣气喘性疾病，发时喉中哮鸣有声，呼吸气促困难，甚则喘息不能平卧。本病是因宿痰伏肺，遇诱因引触，痰随气升，气因痰阻，导致痰气搏结，壅阻气道，气道挛急，肺气宣肃失司，气出入不利所致的一种发作性痰鸣气喘疾病。哮是指呼吸急促似喘，喉间有哮鸣音，因喘未必兼哮，但哮必兼喘，临床上哮与喘常同时出现，故常并称为哮喘。

（一）历代医家对哮病的论述

《内经》中虽无“哮病”之名，但许多篇章里都有关于哮病的症状、病因、病机的记载。如《素问·阴阳别论》曰：“阴争于内，阳扰于外，魄汗未藏，四逆而起，起则熏肺，使人喘鸣。”《素问·太阴阳明论》曰：“故犯贼风虚邪者，阳受之……不时卧，上为喘呼。”《灵枢·本神》言：“实则喘喝，胸盈仰息。”《素问·生气通天论》云：“因于暑、汗，烦则喘喝。”上述《内经》中所记载的“喘鸣”“喘呼”“喘喝”即是对哮病症状的最早描述。

汉代张仲景在《伤寒论》和《金匮要略》中不仅描述了本病发作时的典型症状，还提出相关治疗方药。如《金匮要略·肺痿肺痈咳嗽上气病脉证治》云：“咳而上气，喉中水鸡声，射干麻黄汤主之。”《伤寒论》中记载有“喘家作，桂枝加厚朴杏子佳”，此处的“喘家”除了指素有喘证者，还可能包括素有哮病者。《金匮要略·痰饮咳嗽病脉证并治》云“膈上病痰，满喘咳吐，发则寒热，背痛，腰疼，目泣自出，其人振振身瞤剧，必有伏饮”，从病理上将其归属于痰饮病中的“伏饮”，此后还出现了“呷嗽候”“齁”“齁喘”“哮吼”等命名，均为哮病的异名。

隋代巢元方《诸病源候论》有“呷嗽候”“上气鸣息候”“上气喉中如水鸡鸣候”等命名，此后南宋张杲《医说》有“齁”之病名。《普济本事方》有“齁喘”等形象性命名。至南宋，王执中在其著作《针灸资生经》中记载“凡有喘与哮者，为按肺俞，无不酸痛，皆为缪刺肺俞，令灸而愈”“因此与人治哮喘，只缪肺俞，不缪他穴”。这是“哮”作为病名首次出现于现存医籍中，同时，该书中亦存在“喘息如水鸡鸣”等之前医籍中普遍用来描述哮病的词语。虽然此时哮病仍出现于论述“喘证”的章节内，但哮与喘已并列相称，为两种不同病证。

直至元代，朱丹溪首创“哮喘”病名，把本病从笼统的“喘鸣”“上气”中分离出来。在朱丹溪弟子戴元礼整理丹溪手稿而撰成的《金匮钩玄》一书中，首次把“哮病”单独列为一种病证，并将其置于该书的“卷一”中，而不是将其依附于“喘”或“上气病”之下，标志着哮病作为一种单独病证存在于中医学病证体系中，并阐明其病机专主于痰，如“哮喘必用薄滋味，专主于痰”，并提出“凡久喘，未发以扶正气为要，已发以攻邪为主”的治疗原则。

明代，大部分医学著作将哮病单独列出，与喘、短气相区别，分别论述。如龚廷贤的《寿世保元·哮吼》、王肯堂的《证治准绳·杂病·哮》、秦景明的《症因脉治·哮病论》、陈文治的《诸症提纲·哮证》、孙一奎的《赤水玄珠·哮门》等。虞抟《医学正传》则进一步对哮与喘做了明确的区分，曰：“大抵哮以声响名，喘以气息言。夫喘促喉中如水鸡声者，谓之哮；气促而连属不能以息者，谓之喘。”至此，哮病这一病名被众医家认可、接受，哮病正式从喘、上气等病证中分离出来，作为独立病证存在于中医学体系之中，且得到了明代官方的认可。后世医家鉴于哮必兼喘，故一般通称“哮喘”，为与喘证区分，故名为“哮病”。

（二）哮病的病因病机

1. 病因

宿痰内伏于肺，每因外邪侵袭、饮食不当、情志失调、体虚劳倦等，以致痰气交阻于气道，肺宣肃功能失常，肺气出入不利而致哮病发生。

（1）外邪侵袭　风为六淫之长，肺主皮毛，外邪易从皮毛而入，内犯于肺。外感风寒、风热或暑湿之邪，未能及时表散，邪气内蕴于肺，壅遏肺气，气失宣降，津液不布，聚液生痰。如《临证指南医案·哮》云：“宿哮……沉痼之病……寒入背俞，内合肺系，宿邪阻气阻痰。”此外，尚有某些体质、禀赋特殊者，吸入花粉、烟尘、异味等，影响肺气之宣降，致津液凝聚，痰浊内生而发哮病。

（2）饮食不当　贪食生冷，寒饮内停；或嗜食酸、咸、肥甘，积痰生热；或因进食海膳、鱼、虾、蟹等发物，而致脾失健运，水湿运化失常，痰浊内生，上干于肺，壅阻肺气而致哮。《医碥·哮喘》说：“哮者……得之食味酸咸太过，（幼时多食盐醋，往往成此疾，俗谓之盐哮。）渗透气管，痰入结聚，一遇风寒，气郁痰壅即发。”由于体质、禀赋特异，可因进食某些食物而发病，故古又有“食哮”“鱼腥哮”“卤哮”“糖哮”“醋哮”等称谓。

（3）情志失调　从气机升降论，肺主气，司呼吸，主宣发肃降，以降为顺；肝主疏泄，为气之枢，条达气机，其气以升发条达为顺。从气血论，肝藏血，主疏泄；肺朝百脉，肺为血脏，二者相互作用，调节全身血量。肺主气，肝主疏泄，二者在调畅气机方面起着重要作用，共司气机升降。气机郁滞，肝气不升，使肺气不得下降，遂致胸闷胀满；肺金轻清，最畏火，“气有余便是火”，若情志郁结，气郁化火，肝木升发之气太过，木火旺盛，熏灼肺金，必使肺宣降失职，出现胸闷时作；或肝之阴血不足，血燥生风，阴虚风动，皆可上扰肺金，使肺气肃降无权。另外，肝气郁结，疏泄失职，木不疏土，或木旺乘土均可致脾失健运，运化转输不能，酿液为痰。此皆因肝郁而生之痰，谓之“郁痰”。郁痰上贮于肺，阻遏肺气，痰气相搏，风火相煽即可发生哮病。

（4）体虚病后　素体禀赋薄弱，或病后体弱（如幼年患麻疹、顿咳，或反复感冒，咳嗽日久等）导致肺、脾、肾虚损。若肺气耗损，气不布津，痰饮内生；或阴虚火旺，蒸津为痰，痰热胶固；脾虚水湿不运，聚湿生痰，肾虚水失蒸化，痰浊内生，均可成为哮病之因。一般先天体质薄弱多以肾虚为主，多见于幼儿，故有“幼稚天哮”之名；而病后所致者以肺脾虚为主。

2. 病机

哮喘可归属于中医学“哮病”的范畴，指因宿痰伏肺，遇感引触，痰阻气道，肺失肃降，痰气搏击，气道挛急而出现的一种发作性痰鸣气喘疾病。以喉中哮鸣有声，呼吸气促困难，甚至喘息不能平卧为临床特征。尽管哮病的证型复杂多样，寒、热、虚、实均见，但寒邪是其中最重要的影响因素。

肺、脾、肾三脏不足，痰瘀内伏，成为夙根，在感受外邪、接触异物等后引动伏痰瘀血，痰气交阻，闭阻气道，发为哮喘。现代医家还认为，哮喘与“伏风”“肺阳虚”“瘀血”等有关。安效先认为，哮喘的病机是风、痰、瘀伏于肺络，内风伏肺，外风侵袭，痰瘀互结，顽邪阻于气道。王海媚等认为，本病是寒饮湿邪胶结于三焦焦膜、伏风内藏于肺络，由风、寒、湿邪诱发。

《灵枢·邪气脏腑病形》云“形寒寒饮则伤肺”，说明寒邪除了通过侵袭卫表伤肺，还可以通过寒冷饮食间接伤肺。“形寒”即外感寒邪，“寒饮”即为食冷饮，外感寒邪与内生寒邪合而为病。从经络的联络看，手太阴肺经起于中焦，还循胃口，故寒冷饮食入胃，若胃气实，邪气不能克，则寒邪经肺脉上传于肺。

肺常不足，是小儿肺系疾病的发病基础。肺为娇脏，外合皮毛。肺气不足，腠理不密，卫外不固，易受六淫邪气侵袭，若寒邪从皮毛、口鼻而入，侵犯肺脏，寒性凝滞致肺脉收引，气机宣发肃降失职，肺气上逆则见喘证。肺是哮喘的核心病位。阳气虚者在于肺也，肺阳虚是哮喘发病的基本病机，肺阳虚为内生寒邪作祟。素体寒温不调，天气寒冷时易受外界寒邪侵袭，损伤肺阳，或小儿素体阳虚，或过用寒凉食物与药物损伤肺阳。肺阳虚，阳虚则寒，虚寒内生，肺阳不足难以温化寒饮，水液代谢失常，形成寒痰伏于肺络。寒痰壅遏肺窍，肺窍不通，则肺部血液运化失常，停滞成瘀，瘀阻肺络，又加重肺气肃降失常，如此反复，寒痰与瘀血胶结于肺络，久而形成哮喘夙根。寒为阴邪，易伤阳气，寒邪久稽于肺，伤及肺阳，肺中阳气不足，抵御外邪功能减弱，更易受到外寒侵袭，打破小儿阴阳平衡状态。阴阳失衡，百病乃生。在表受寒邪侵袭，在里肺阳不足，寒痰内生，瘀血阻塞肺窍，则形成“寒邪外侵 – 肺阳虚 – 痰瘀互结”的哮喘发病机制。

脾肾虚寒为哮喘之内因。①脾阳虚寒。《素问·咳论》云：“五脏六腑皆令人咳，非独肺也。”“其寒饮食入胃，从肺脉上至于肺，则肺寒，肺寒则外内合邪。”肺属上焦，脾胃属中焦，手太阴肺经起于中焦，因此，肺与脾胃有紧密联系，寒邪可从中焦上犯肺脉致病。小儿体属纯阳，阳气偏盛，阳盛则热，临床上以热病居多，易使用苦寒药物治疗，小儿脏腑柔弱，脾常不足，且脾喜温而恶寒，过于寒凉的药物容易伤及脾阳，阳虚则寒，寒从中生。小儿乳食不知自节，易为乳食所伤，过食生冷瓜果，寒饮直犯于胃，而脾主为胃行其津液，同属中焦，内外表里，寒邪伤及脾阳，脾又主运化水液，脾阳不足则温煦、运化功能不足，阳气不足则津液代谢障碍，形成寒痰，成为小儿支气管哮喘夙根。②肾阳虚寒。寒邪致病，首先侵犯肾脏。虚寒多责之肾阳不足，肾阳为一身阳气根本，命门火衰，虚寒内生。若小儿先天禀赋不足，或久病，肾阳本就虚弱，加之外感寒邪，过食生冷寒食，进一步损伤阳气，不能制阴祛寒，易阴寒内生。肾主水，主司和调节机体津液代谢的各个环节，肾阳虚衰，推动、温煦功能减弱，水液代谢障碍，易导致痰饮停聚。肺属金，肾属水，肺、肾为母子关系，二者相互影响。足少阴之脉，属肾，络膀胱，上贯肝，入肺中，络心，肾脉与肺脉相通，寒邪从肾脉上犯于肺而致哮喘发生。在生理上，脾为后天之本，运化水谷精微以资养肾，肾为先天之本，肾阴、肾阳又资养脾，二者相互资生，相互促进。脾运化水液，肾主水，二脏相互协同，协调平衡津液代谢。在病理上，脾阳虚损与肾阳虚损相互影响，互为因果，脾肾虚寒，水湿内生，凝聚成痰，寒痰反作用于脾肾，成为小儿支气管哮喘发生之内因。

寒痰、瘀血为哮喘发病的关键环节。寒痰、瘀血等病理产物的产生亦是哮喘的核心病机。李用粹指出："哮即痰喘之久而常发者，因内有壅塞之气，外有非时之感，膈有胶固之痰，三者相合，闭拒气道，抟击有声，发为哮病。"《素问·至真要大论》言："诸病水液，澄澈清冷，皆属于寒。"水液指人体的分泌物，痰饮为人体水液代谢障碍形成的病理产物。北方生寒，寒生水，王节斋言"痰之本，水也"。寒与水的关系密切，寒能生湿，湿聚为水，积水成饮，饮凝成痰。《医学心悟·身痛》言："无论风湿与虚，挟寒者多，挟热者少。"湿与寒同为阴邪，易相夹致病，且寒、湿均为阴邪，易伤及脾阳，脾阳虚亦可使虚寒内生，寒与湿困于脾，脾失健运，则水液停聚成痰饮。寒痰为津液代谢失常的病理产物，寒痰成形后又可作为致病因素反作用于机体，进一步影响脏腑功能，从而导致恶性循环，且痰为阴邪，非温不化，因此，治疗时应重视温阳化气，不能一味祛痰。肺朝百脉，助心行血，在血液生成与运行中发挥着重要作用，其不仅为"气脏"，又为"血脏"，多血多瘀，瘀血贯穿哮喘病程始终。寒性收引、凝滞，寒邪犯肺，肺血得寒则凝，血涩运行不畅，瘀积于肺窍，形成瘀血。《灵枢·痈疽》云："寒邪客于经络之中则血泣，血泣则不通。"寒邪伤及肺阳，肺虚寒，温煦、推动功能减弱，肺阳虚则脉道失于温通而滞涩，则血液流通不畅，停滞形成瘀血。肺中寒痰凝聚，痰邪易于阻滞气机，气滞则血瘀，瘀血停聚肺络。肺外寒、内寒及寒痰均可形成瘀血。瘀血为血液运行失常的病理产物，血为气之母，血能载气，瘀血停积于肺，难以消散，必定影响肺内气机升降，寒邪 、痰饮、瘀血三者相互交织于肺脉，形成哮喘的夙根。

总之，寒邪侵袭是导致哮喘发病的重要病因，外寒侵袭、内生寒邪伤及肺阳、脾阳、肾阳，导致脏腑温煦推动、化气行水功能减弱，气血津液功能失调，产生痰饮、瘀血，最终导致寒、痰、瘀互结，形成"寒邪侵袭 - 气血津液失常 - 痰瘀互结"的动态病机变化，寒邪、痰饮、瘀血三者相互影响，造成支气管哮喘反复发作，难以治愈。

（三）哮病的诊断与鉴别诊断

1. 临床表现

哮病临床以喉中哮鸣有声，呼吸气促困难，甚则喘息不能平卧为特征。

2. 诊断依据

（1）呈反复发作性，常可突然发作，发作前可有鼻痒、喷嚏、咳嗽、胸闷等先兆，发作时喉中哮鸣有声，呼吸困难，甚则张口抬肩，不能平卧，或伴唇甲发绀，烦躁不安，可自行缓解或应用药物治疗后缓解。

（2）发作时两肺可闻及以呼气相为主的哮鸣音，呼气相延长。

（3）常由气候突变、饮食不当、情志失调、劳累等因素诱发。多有过敏史或家族史。

（4）肺功能检查、动脉血气分析、血嗜酸性粒细胞计数、痰液涂片、胸部影像学检查等有助于诊断。

3. 鉴别诊断

（1）喘证与哮病　喘证与哮病都有呼吸急促困难的表现，但哮指声响而言，喉中哮鸣有音，而喘以气息言，为呼吸困难、气促。正如《医学正传·哮喘》指出："大抵哮以声响名，喘以气息言。夫喘促喉中如水鸡声者，谓之哮；气促而连属不能以息者，谓之喘。"哮必兼喘，而喘未必兼哮。从疾病病因、发展及病程上看，哮病是一种发作性、反复性、顽固性、独立性疾病，常由诱因引发，急性起病，自行缓解，与家族遗传性相关，其发作乃以宿痰为诱因引触，痰阻气闭而成。喘证可见于多种急、慢性肺系疾病中，病程进展较哮病来说缓慢，与家族遗传相关性不大，有虚、实之分。实喘为邪壅于肺，肺失宣降而发，邪去喘安；虚喘为肺肾出纳失常，多持续日久，有脏虚特点，易遇外邪加重。如《临证指南医案·哮》中认为，喘证之因，若由外邪壅遏而致者，"邪散则喘亦止，后不复发……若因根本有亏，肾虚气逆，浊阴上冲而喘者，此不过一二日之间，势必危笃……若夫哮证……邪伏于里，留于肺俞，故频发频止，淹缠岁月"。

（2）支饮与哮病　支饮亦可有咳逆上气、喘满症状，与哮病发作期相似。但支饮为受寒饮冷，迁延反复伤肺，肺气不能布津，饮邪留伏，支撑胸膈，而致肺失宣降，多系部分慢性咳喘疾病经久不愈，渐而加重，发作与间歇界限不清，病势时轻时重，咳喘重于哮鸣；而哮病间歇发作，起病突然，可迅速缓解，哮鸣声重而咳轻。二者有显著不同，但胸膈之痰饮留伏，又可成为哮病之因。

（3）肺胀与哮病 肺胀为多种肺系慢性疾病反复发作，导致肺气胀满，不能敛降的一种病证。以喘促、咳嗽、咯痰、胸部膨满、胀闷如塞等为临床特征，病程长，迁延不愈。初期病变在肺，继而影响脾、肾，后期可及心。病理因素主要为痰浊、水饮、血瘀，三者互为影响，相兼为病，从而导致痰瘀互结，肺气壅滞，肺体胀满，肺不敛降而成肺胀。哮病是一个反复发作性的独立病种，因诱因引触宿痰，痰阻气道，痰气搏结，气道挛急，肺失宣肃而成，发作急，痰鸣气喘呈发作性。二者有明显区别，但哮病长期反复发作，可向肺胀转化。

（四）哮病的辨证与治则

1. 辨证要点

哮病发时以邪实为主，当分寒哮、热哮、寒包热哮、风痰哮、虚哮等五类，注意是否兼有表证。而未发时以正虚为主，应辨阴阳之偏虚，肺、脾、肾三脏之所属。若久发正虚，虚实错杂者，当按病程新久及全身症状辨别其主次。

2. 治疗原则

哮病当以“发时治标，平时治本”为基本治疗原则。发时攻邪治标，祛痰利气，寒痰宜温化宣肺，热痰当清化肃肺，寒热错杂者，当温清并施，表证明显者兼以解表，属风痰为患者又当祛风涤痰。反复日久，正虚邪实者，又当兼顾，不可单纯拘泥于祛邪。若发生喘脱危候，当急予扶正救脱。平时应扶正治本，阳虚者应予温补，阴虚者则予滋养，采取补肺、健脾、益肾等法，以冀减轻、减少或控制其发作。

根据中医审证求因的治疗原则，寒邪袭肺所导致的哮喘当以解表散寒温肺为主。寒邪侵袭人体，郁而化热，会出现表寒肺热的证候，治当解表清热。寒为阴邪，易伤阳气，故寒邪侵袭人体，阳气受损，人体会出现经脉气血运行不畅等失于温煦的状况，所以继而会出现气滞血瘀的病理产物，治当行气活血。寒邪侵袭日久，耗伤正气，导致肺脾肾亏虚，进而会出现对应的虚证，此时当以扶正固本为主。

寒哮：证候表现为喉中哮鸣如水鸡声，咳不甚，咳少量白色痰，痰不易咳出，口不渴或渴喜热饮，形寒怕冷，舌淡苔白滑，脉浮紧。治当宣肺散寒，化痰平喘。方药常选用射干麻黄汤。

肺脾气虚：属于正虚的范畴，临床常表现为气短声低，喉中哮鸣音不甚，痰多色白质稀，怕风畏寒，四肢乏力，舌淡苔白，脉弱。治当健脾益气，培土生金。方药选用六君子汤加减。

肺肾两虚：亦属于正虚的范畴，临床常表现为短息气促，活动后加重，同时伴有腰酸腿软，五心烦热，口干颧红，或畏寒怕冷，面色苍白，舌淡，脉沉细。治当补肺益肾。临床选方常用生脉地黄汤合金水六君煎加减。

3. 临证备要

首先要清楚哮病的临床特点，哮病具有发作性、反复性、顽固性等特点，发时喉中哮鸣有音，憋喘气促，且具有遗传倾向，临证不仅要区别发作期、缓解期之不同，更要对病程长短、病情轻重、发病诱因、既往治疗情况及家族史等进行详细询问。

哮病具有起病较快、病情多变等特点，与风邪“善行而数变”的特性相似，风邪侵袭是引发哮病的重要因素，风盛则痉，风邪与支气管痉挛及气道高反应有关，风盛时常会伴有眼痒、鼻痒、咽痒，阵发性咳嗽，临证当注意外风、内风之别。外风可见于外邪中的风邪，吸入性、食入性、接触性等多种外在致敏原，或者气候因素等；肝阳上亢引动内风，或肝郁化火而动风，再者熬夜、劳累耗伤精血，肝主藏血，肝血亏虚，阴虚动风。如《素问・六节脏象论》云：“肝者，罢极之本……以生血气……此为阳中之少阳。”祛风解痉在哮病治疗中起重要作用，常用防风、徐长卿、蝉蜕祛外风以解痉平喘；地龙、僵蚕等虫类药长于入络搜剔，祛内风以解痉平喘。二者常合用，可以减轻哮喘患者气道高反应，减轻支气管痉挛，但是对于虫类药的应用，应注意过敏及不良反应，一般剂量应斟酌使用，疗程不宜过长，中病即止。

哮病的病理因素以痰为主，但也要注意瘀血在疾病发展中的产生及影响。临床中哮必及瘀，因瘀致喘，痰既可为致病因素影响哮病发作过程，又可为病理产物加重哮病发作。临证当注意痰之成因、属性、兼夹之证。脾虚湿盛而致痰多者，治宜健脾化湿，常用炒白术、白扁豆、茯苓、薏苡仁、砂仁、鸡内金以健脾化湿，消食和胃；寒邪偏盛，痰稀色白，或为白色黏液泡沫，加前胡、白前、枇杷叶以降气化痰平喘；痰黄稠，量多，咳吐不利者，加前胡、白前、枇杷叶、瓜蒌、鱼腥草、金银花、连翘、黄芩以清热化痰，止咳平喘。肺不仅为气脏，还为血脏，久病入络、气病入血而为瘀，瘀血又可以作为病理产物而影响哮病的发展过程，哮病患者有时会伴有唇甲青紫、面色黧黑、舌质紫暗等表现，故治疗上还要兼顾血瘀这一病机特点。

治疗哮病需辨分期之不同，注重治肺与他脏同治。哮病发作期和缓解期的病理变化不同。发作期病位主要在肺系，与肝关系密切，气候变化、嗅闻异味、情绪波动极易诱发，病理环节为痰阻气闭，气道挛急，为邪实之证或邪实正虚，有寒哮、热哮、寒包热哮、风痰哮、虚哮、郁哮、风哮之别。寒哮常为寒邪诱发，尤其体质阳虚之人极易受寒引触哮病发作；热哮常为感受热邪，或体质阴虚之人感受风热、暑热之邪引发，或寒邪入里化热；寒包热哮为痰热蕴肺，复感风寒所致。上述常由感冒诱发，平时发作情况较少，平时注意防寒保暖、减少感冒是预防哮病发作的重要因素。风痰哮起病较急，反复咳嗽，气促憋喘较重。偏风盛者常以咳嗽为著，临床常与咳嗽变异性哮喘关系较密切，治宜祛风解痉，止咳化痰；风盛痰阻者，治宜祛风解痉平喘，祛痰止咳利气。虚哮，反复发作，病程较长，为邪实正虚，而缓解期病机常为正虚而邪不实，治疗上应祛邪扶正，辨证时要辨别肺、脾、肾之脏腑及阴阳气血之偏虚。缓解期以正虚为主，正虚邪弱，与肺、脾、肾关系密切，有肺虚、脾虚、肾虚之偏，以及气虚、阳虚、阴虚之异，同时结合肺脏生理特性，主气，司呼吸，朝百脉，肺与全身血液循环也有密切关系，与血液运行相关，同时久病入络，而常导致血瘀的病机变化，所以在补虚的同时兼以活血化瘀可更好地稳定病情，改善预后。

肺功能测定及一氧化氮呼气测定是哮病临床诊断、病情监测、疗效判定和预后转归等必不可少的检测手段，在哮病的诊治过程中具有非常重要的意义。

二、现代医学对哮病的认识

（一）哮病概述

现代研究表明，哮喘多发作于秋冬季。在侯伟搜集的 206 例门诊哮喘患儿中，有 41.5% 的患儿是冬季发病，32.1% 的患儿是秋季发病，提示支气管哮喘的发作与气候有密切关系。肺对气候的变化十分敏感，同时现代研究发现，免疫因素在哮喘的发病中具有重要作用。万晓丹等对哮喘患者在极端气温时 T 细胞群和免疫球蛋白进行观察，发现气温骤降时哮喘患者血浆 $CD3^+$、$CD8^+$ 降低，$CD4^+$、$CD4^+/CD8^+$ 升高，血清 IgG、IgA、IgM 升高，说明气温下降可以影响哮喘患者的全身体液和细胞免疫调节，导致其免疫力下降，易受感染而发病。贾新华等的研究发现，寒邪与月平均气温、月最低气温相关性较大，且支气管哮喘的发病与月平均气温的相关性最大，呈负相关。以上试验说明气温下降时支气管哮喘患者机体免疫力下降，易感受寒邪而发病。哮喘多在夜间及凌晨发作。李美琴等经临床观察发现，在就诊的160例哮喘患儿中，后半夜至清晨症状加重者占67.5%。

常兴等提出“肺阳虚”可以抑制机体的自噬水平，使气道炎症水平提高，导致哮喘发病。李成辉等对支气管哮喘的中医证候进行研究，发现“寒哮证”占所有哮喘证型的23.28%，“外寒内饮证”占2.76%；其证候要素主要为寒、热、痰、气虚、瘀、浊、风等，其中，寒占25.30%。由此看来，寒邪侵袭导致的哮喘是常见的、多发的。

（二）哮病的发病机制

1. 寒邪是导致哮病发作的重要因素

现代研究表明，哮喘多发作于秋冬季，受气温下降的影响，支气管哮喘患者的机体免疫力会下降，故易受寒邪侵袭而发病。哮喘又多在夜间及凌晨发作，根据《素问》中关于一日中人体阴阳变化的理论“合夜至鸡鸣，天之阴，阴中之阴也；鸡鸣之平旦，天之阴，阴中之阳也”，此时人体也处于阳气相对内收的状态，寒邪袭人，体内阳气不能及时外出抗邪，故易发病。

2. 痰是外感寒邪侵袭肺脏的病理产物

痰为哮病的夙根，为近代医家所公认。在临床上，发现多数患者都有初感寒邪的病史，而且受邪后喷嚏、咽痒、背畏风寒、易感冒等，一直伴随哮喘这一主症出现。因没有及时或彻底表散寒邪，或患者肺气素虚，无力驱邪外出，致使外感风、寒、湿之邪滞留于肺，蕴伏于肺，阻塞肺气，肺气失宣，卫表不固，肃降功能失常，久则肺、脾、肾功能受遏。卫表不固则易感寒邪，肺气虚则不能抵御外邪，故遇寒即发。因果互作，周而复始，经年累月，陈寒日渐深入，累及脾、肾，成为哮病的夙根。

（三）哮病的诊断

1. 症状

发作性哮喘伴随有哮鸣音的呼气性呼吸困难，或发作性咳嗽、胸闷。严重者被迫采取坐位或呈端坐呼吸，干咳或咳大量白色泡沫痰，甚至出现发绀等，有时咳嗽是唯一的症状（咳嗽变异性哮喘）。有的青少年患者以运动时出现胸闷、咳嗽及呼吸困难为唯一的临床表现（运动性哮喘）。哮喘症状可在数分钟内发作，经数小时至数天，用支气管舒张剂缓解或自行缓解。某些患者在缓解数小时后可再次发作。夜间及凌晨发作和加重常是哮喘的特征之一。

2. 相关检查

（1）血液检查　发作期间可有血嗜酸性粒细胞增高，但多不明显，如合并细菌感染可有白细胞计数增高，分类中性粒细胞比例增高。

（2）痰液检查　痰涂片在显微镜下可见嗜酸性粒细胞、黏液栓及哮喘珠等。如合并呼吸道细菌感染，痰涂片革兰氏染色、细菌培养及药物敏感试验有助于病原菌诊断及指导治疗。

（3）肺功能检查　在哮喘发作时，有关呼气流速的全部指标均下降，如 FEV_1、FEV_1/FVC、呼气流量峰值（peak expiratory flow，PEF）等，表现为阻塞性通气功能障碍。缓解期可逐渐恢复，肺功能可正常或者接近正常，如果控制不佳，病情迁延，反复发作，缓解期也可出现阻塞性通气功能障碍。病情疑似者，支气管舒张试验或激发试验有助于明确诊断。

（4）动脉血气分析　严重哮喘发作可有不同程度的低氧血症和二氧化碳潴留，PaO_2 降低，$PaCO_2$ 升高，$PaCO_2$ 增高提示气道阻塞严重。

（5）胸部 X 线或 CT 检查　哮喘发作早期，胸部 X 线片可见两肺透亮度增加，呈过度充气状态；在缓解期多无明显异常，胸部 CT 检查早期可无明显异常，缓慢发展可出现支气管壁增厚，黏液阻塞。如并发呼吸道感染，可见肺纹理增加及炎症细胞浸润的影像学表现。

（四）哮病的特征

1. 流行病学特点

哮喘的流行病学调查显示，患者发病率有逐年上升趋势。我国哮喘患者人数众多，且哮喘控制水平不容乐观。2012 年 11 月至 2013 年 6 月，对我国 17 岁以上的 4 125 例哮喘患者做了哮喘控制状况及危险因素相关调查，结果显示，有 44.9% 的患者达到哮喘控制，仍有 55.1% 的患者未达到哮喘控制。

2. 分期

根据患者临床表现，将哮喘分为急性发作期、慢性持续期和临床控制期，临床控制期指患者无喘息、气促、胸闷、咳嗽等症状 4 周以上，1 年内无急性发作，肺功能正常。

3. 评估

哮喘评估的内容主要包括：患者的临床控制水平，患者有无急性发作危险因素，哮喘过敏状态和触发因素，患者药物使用情况，患者是否有并发症。评估的主要方法包括：了解患者的症状，对患者进行肺功能监测，评估哮喘控制测试问卷，检测呼出气一氧化氮、痰嗜酸性粒细胞计数、外周血嗜酸性粒细胞计数、血清 IgE 和变应原特异性 IgE 及变应原。

（五）哮病的现代医学治疗

1. 哮喘慢性持续期的治疗

明确引起哮喘发作的变应原或其他非特异刺激因素，采取环境控制措施，尽可能减少暴露于变应原中，是防治哮喘最有效的方法。治疗哮喘的药物分为控制药物、缓解药物及重度哮喘的附加治疗药物。常见的治疗药物包括糖皮质激素、β2 受体激动剂、吸入性糖皮质激素 + 长效 β2 受体激动剂复合制剂、白三烯调节剂、茶碱、抗胆碱药、生物靶向药、变应原特异性免疫疗法等。对于哮喘的初始治疗，主要根据患者初次就诊时的临床症状和肺功能情况选择初始治疗方案。在第一级治疗中，按需低剂量吸入性糖皮质激素 + 福莫特罗吸入剂；在第二级治疗中，按需使用低剂量吸入性糖皮质激素 + 福莫特罗；在第五级治疗方案中，选用 IL−5 单克隆抗体，或抗 IL−5 受体单克隆抗体，或 IL−4 受体单克隆抗体治疗，这一诊疗可减少哮喘急性发作和降低使用吸入激素的剂量。近几年，哮喘治疗方案的调整主要包括升阶梯疗法及降阶梯疗法。升级治疗指当前的治疗方案不能很好地控制哮喘发作，选择更高级的治疗方案，直至哮喘能达到控制，主要包括升级维持治疗、短程加强治疗及日常调整治疗 3 种方式。当哮喘症状得到控制，并维持至少 3 个月，且肺功能恢复正常并维持平稳状态，可考虑降级治疗。

2. 哮喘急性发作期的治疗

哮喘急性发作指患者喘息、气促、胸闷、咳嗽等症状在短时间内出现或迅速加重，肺功能恶化，需要给予额外的缓解药物治疗。根据哮喘发作的严重程度及对各种治疗的反应，确定具体的治疗手段。治疗的主要目的是尽快缓解哮喘急性发作的症状，缓解气流受限，改善患者低氧血症。对于轻、中度哮喘的急性发作，患者在家中可应用短效 β2 受体激动剂类药物，同时增加控制哮喘发作药物（如吸入激素）的剂量，若以上治疗手段控制不佳，可给予泼尼松 0.5 ~ 1 mg/kg 或等效剂量其他口服药物治疗 5 ~ 7 天。短效 β2 受体激动剂初始治疗效果不佳时，推荐使用泼尼松 0.5 ~ 1 mg/kg，症状减轻后迅速减量或停用。对于应用全身激素有禁忌的患者，可考虑使用雾化治疗，雾化激素的不良反应相对较轻。对于中、重度哮喘发作，在初始阶段仍首选短效β2受体激动剂吸入治疗，而治疗效果不佳的患者，建议采用短效β2受体激动剂联合短效抗胆碱药雾化吸入治疗，对于重度哮喘发作患者可以静脉应用茶碱类药物治疗。中、重度哮喘急性发作患者应尽早使用全身激素，包括静脉和口服序贯治疗，可减少激素用量及发生不良反应的概率。低氧血症患者应给予氧疗，对于有明确细菌感染证据的患者，应加用抗菌药物治疗。对应用以上治疗手段无效或继续加重的患者，应及时给予呼吸机辅助通气治疗，必要时应考虑转入ICU治疗。

（六）重度哮喘的定义及治疗

1. 重度哮喘的定义

重度哮喘的定义为在过去的一年中，需要使用全球哮喘防治倡议中的第四级或第五级药物治疗才能维持控制，或者即使应用了上述治疗，但是仍有哮喘症状发作。哮喘的临床类型可分为5种，分别是早发过敏性哮喘、晚发持续嗜酸性粒细胞性哮喘、频繁急性发作性哮喘、持续气流受限性哮喘及肥胖相关性哮喘。对重度哮喘的评估，首先要明确是否是重度哮喘，了解重度哮喘的常见特征。

2. 重度哮喘的治疗

对于重度哮喘的治疗，强调生物靶向药物治疗的重要性。常用药物如下。①抗IgE单克隆抗体：该药物能特异性与IgE的位点结合，从而阻断IgE与肥大细胞、嗜碱性细胞等靶细胞结合，抑制IgE介导的肥大细胞和嗜碱性细胞的活化等。②抗IL-5单克隆抗体：抗IL-5单克隆抗体通过阻断IL-5的作用，抑制体内的嗜酸性粒细胞增多。③抗IL-5R单克隆抗体：抗IL-5R单克隆抗体直接作用于嗜酸性粒细胞表面的IL-5Rα，从而快速清除嗜酸性粒细胞。④抗IL-4R单克隆抗体：其可与IL-4R结合，从而抑制气道炎症，减少嗜酸性粒细胞。⑤大环内酯类药物：对于治疗控制不佳的患者，可以使用大环内酯类药物治疗，口服阿奇霉素250～500 mg/d，每周3次，治疗26～48周，可减少哮喘急性发作。另外，有指南强调了支气管热成形术治疗重度哮喘的重要性，即通过支气管镜导入射频探头，利用射频能量（或热量）打薄气道壁上增生的气道平滑肌，从而降低气道在哮喘症状发作时的收缩幅度，并降低发作的频率与严重程度，本法适用于经药物治疗效果仍较差的重度哮喘患者。

三、寒邪与哮病

（一）古代医籍对寒邪与哮病的相关论述

历代医家对哮喘病因、病机及治疗的探讨不断深入，直至今日，哮喘仍是各医家热衷讨论的疾病。尽管哮病的证型复杂多样，寒、热、虚、实均见，但寒邪是其中最重要的影响因素。

《素问·四气调神大论》中描述了秋、冬二季自然界及人体的正常状态，此时气候转冷，万物蛰藏，人体顺应自然变化，阳气渐收，阴气渐盛于外。同时，秋冬寒气渐起，尤寒为冬令主时，若寒气过盛，侵袭人体，人体阳气不能及时抗邪则发而为病。《素问·阴阳应象大论》说“天气通于肺”，故肺对气候的变化十分敏感。

《诸病源候论·上气喉中如水鸡鸣候》云：“肺病令人上气，兼胸膈痰满，气行壅滞，喘息不调，致咽喉有声，如水鸡之鸣也。”《医宗必读·喘》云：“喘者，促促气急，喝喝痰声，张口抬肩，摇身撷肚。短气者，呼吸虽急，而不能接续，似喘而无痰声，亦不抬肩，但肺壅而不能下。哮者与喘相类，但不似喘开口出气之多，而有呀呷之音……三证极当详辨。”《景岳全书·喘促》云：“喘有夙根，遇寒即发，或遇劳即发者，亦名哮喘。未发时以扶正气为主，既发时以攻邪气为主，扶正气者，须辨阴阳，阴虚者补其阴，阳虚者补其阳。攻邪气者……或于温补中宜量加消散。此等证候，当惓惓以元气为念，必使元气渐充，庶可望其渐愈，若攻之太过，未有不致日甚而危者。”《医学统旨》云：“大抵哮喘，未发以扶正为主，已发以攻邪气为主。亦有痰气壅盛壮实者，可用吐法。大便秘结，服定喘药不效，而用利导之药而安者。必须使薄滋味，不可纯用凉药，亦不可多服砒毒劫药，倘若受伤，追悔何及。”《时方妙用·哮症》云：“哮喘之病，寒邪伏于肺俞，痰窠结于肺膜，内外相应，一遇风寒暑湿燥火六气之伤即发，伤酒伤食亦发，动怒动气亦发，劳役房劳亦发。”

（二）哮病与寒邪相关证型的治疗

1. 急性发作期

（1）冷哮

症状：喘息气逆，呼吸急促，喉中哮鸣如水鸡声，胸膈满闷如塞，咳不甚，痰少咯吐不爽，痰白或稀薄呈泡沫状，口不渴或渴喜热饮，形寒怕冷，天冷或受寒易发，面色青晦，舌苔白滑，脉弦紧或浮紧。

证机概要：寒痰伏肺，遇外感触发，痰气交阻，肺失宣畅。

病机分析：寒痰伏肺，遇寒触发，痰升气阻，壅塞气道，肺失升降，以致呼吸急促而哮鸣有声。肺气郁闭，不得宣畅，痰出不利而见胸膈满闷如塞，咳反不甚。痰从寒化为饮而咳痰量少，或咳清稀泡沫痰。病因于寒，内无郁热，故口不渴或渴喜热饮。阴盛于内，阳气不能宣达，故面色晦暗带青，形寒怕冷。外寒每易引动内饮，故天冷或受寒则发。外寒诱发则见恶寒、无汗、身痛。小便清，舌质淡，苔白滑，脉弦紧或浮紧，皆为寒盛之象。

治法：温肺散寒，化痰平喘。

代表方：射干麻黄汤或小青龙汤加减。

药物组成分析：射干麻黄汤长于降逆平喘，用于治疗哮鸣喘咳，咳而上气，喉中有水鸡声，但表证不著者。方药有射干、麻黄、干姜、细辛、半夏、五味子、白芍、紫菀、款冬花。方中射干、麻黄开痰散结，宣肺平喘；干姜、细辛、半夏、五味子温肺化饮，敛肺降气；紫菀、款冬花润肺止咳下气；大枣和中并调和诸药。小青龙汤解表散寒作用强，用于表寒里饮，寒象较重者。方药有麻黄、桂枝、干姜、细辛、半夏、五味子、芍药、炙甘草。麻黄、桂枝相须为用，发汗散寒以解表邪，麻黄又宣发肺气以平喘，桂枝又可温阳以化饮；干姜、细辛、半夏、五味子温肺化饮，敛肺降气；芍药养血和营，防辛散药物发散太过；炙甘草益气和中，调和诸药。

此期为感受寒邪而引发哮病发作，或素体阳虚复感寒邪，常为哮病发作早期，通过温肺散寒、化痰平喘治疗可控制哮病进一步发展，甚至可减少吸入糖皮质激素的应用。治疗上除解表之外，还要专注于痰、咳、喘，前胡、白前、枇杷叶合用具有良好的止咳化痰平喘效果，三药合用，有升有降，有温有凉，药性平和，可用于各种证型哮病中。若伴有咳嗽，晨起或夜间咳甚，可加杏仁、白果、地龙、防风、徐长卿以疏风解痉止咳。若咳白色黏痰或泡沫痰，痰少不易咳出者，可加瓜蒌、桔梗以利肺祛痰。若咳黄色痰，量多，不易咳出，可加瓜蒌、海浮石、天竺黄等以清肺化痰平喘。

（2）寒包热哮

症状：喉中哮鸣有声，胸膈烦闷，呼吸急促，喘咳气逆，咳痰不爽，痰黏色黄，或黄白兼有，烦躁，发热，恶寒，无汗，头身痛，口干欲饮，大便偏干，舌苔白腻、色黄，舌尖边红，脉弦紧。

证机概要：痰热壅肺，复感风寒，客寒包火，肺失宣降。

病机分析：痰热壅肺，复感风寒，客寒包火，肺失宣降，则见喉中哮鸣有声，呼吸急促，喘咳气逆。风寒束表，则见发热，恶寒，无汗，头身痛，脉弦紧。里热较甚，则见烦躁，口干欲饮，便干，舌苔白腻微黄。热郁蒸痰，气机不畅，则见胸膈烦闷，咳痰不爽，痰黏色黄，或黄白相间。

治法：解表散寒，清热化痰。

代表方：小青龙加石膏汤或厚朴麻黄汤加减。

药物组成分析：小青龙加石膏汤用于外感风寒，饮邪内郁化热，而以表寒为主，喘咳烦躁者，组成为石膏、麻黄、桂枝、干姜、细辛、半夏、五味子、芍药、炙甘草。麻黄、桂枝合用，辛散解表力强；干姜、细辛、半夏、五味子温化痰饮；芍药、炙甘草酸甘化阴，防辛散药物太过而伤阴；石膏清化内热。厚朴麻黄汤用于饮邪迫肺，夹有郁热，咳逆喘满，烦躁而表寒不著者，组成为厚朴、麻黄、石膏、杏仁、干姜、细辛、半夏、五味子。麻黄解表散寒；杏仁与厚朴合用降气平喘；干姜、细辛、半夏、五味子合用温化痰饮；石膏清泻肺热。

此期患者寒热错杂，但临床不常见，表寒很快入里化热。恶寒无汗等表寒重者，加桂枝；痰稠黄、胶黏、不易咳出、身热烦躁、胸闷脘痞、苔黄腻、脉滑数等痰热征象较盛者，可加黄芩、金银花、蒲公英、瓜蒌、川贝母、桔梗等以清热涤痰；便秘者，加大黄。

（3）虚寒哮

症状：喉中哮鸣如鼾，声低，气短息促，动则喘甚，发作频繁，甚则持续喘哮，口唇、爪甲青紫，舌质紫暗，咳痰无力，痰涎清稀或质黏起沫，面色苍白，形寒肢冷或额红唇紫，烦热，口不渴或咽干口渴，舌质淡或舌质红，脉沉细或细数。

证机概要：哮病久发，痰气瘀阻，肺肾两虚，摄纳失常。

病机分析：哮病久发，肺肾两虚，摄纳失常，则见喉中哮鸣如鼾，声低，气短息促，动则喘甚。肺不主气，肾不纳气，则发作频繁，甚则持续喘哮。日久入络，瘀血内阻，则口唇、爪甲青紫，舌质紫暗。气虚肺不布津，津凝为痰，则咳痰无力，痰涎清稀或质黏起沫。阳虚失温，则面色苍白，形寒肢冷，口不渴，舌质淡，脉沉细。阴虚内热，则额红唇紫，咽干口渴，烦热，舌质红，脉细数。

治法：补肺纳肾，化痰通络。

代表方：六味地黄汤合玉屏风散加减。

药物组成分析：六味地黄汤滋阴补肾。方中熟地黄滋阴补肾，填精益髓；山药补脾固肾；山茱萸补养肝肾精血；茯苓、猪苓、泽泻泻湿浊而降相火。玉屏风散益气固表止汗。方中黄芪补益肺脾，益气固表；白术健脾益气，助黄芪益气固表；防风走表祛风，以助黄芪实表固卫。二方合用则肺肾同补。

此证型患者多为年老体弱之人，常有多年哮病病史，哮病反复发作，肺脾不同程度耗损，同时久病入络，痰瘀互阻会加重哮病反复发作。若倦怠乏力，面色皖白，食少便溏，则可加白扁豆、薏苡仁、砂仁、鸡内金等以健脾和胃；面色苍白，形寒肢冷，腰膝酸软，乏力等阳虚较甚者，加蛤蚧、冬虫夏草、肉苁蓉、补骨脂、鹿角胶等以温补肾阳；颧红，身热，口燥咽干等阴虚较甚者，加沙参、麦冬、生地黄；喘咳气急，加川贝母、地龙、前胡、白前、枇杷叶等以降气化痰，止咳平喘；口唇、爪甲青紫，舌质紫暗，杵状指等瘀血征象者，可加丹参、红花、川芎以活血化瘀；痰黄稠胶黏不易咳出者，酌配瓜蒌、海浮石、天南星、桔梗以清热豁痰；若咳白色黏痰或泡沫痰，痰少不易咳出者，可加瓜蒌、桔梗以化痰。

2. 缓解期

（1）肺虚

症状：胸闷憋喘时有发作，程度较轻，或平时未有发作，但平素自汗，怕风，易感冒，气短声低，咳痰清稀色白，喉中常闻痰鸣，每因气候变化而诱发，面色皖白，发前喷嚏频作，鼻塞，流清涕，舌质淡，苔薄白，脉细弱或虚大。

证机概要：肺气亏虚，卫表不固，外邪干肺，引动伏痰，宣降失司。

病机分析：肺虚，卫气虚弱，不能充实腠理，外邪易侵，故自汗，怕风，易感冒，每因气候变化而诱发。发前喷嚏，鼻塞，流清涕，为肺气失宣，清窍不利所致。肺虚不能主气，气不化津，痰饮蕴肺，故气短声低，咳痰清稀色白，喉中痰鸣。面色皖白，舌质淡，苔薄白，脉细弱或虚大，皆为肺气虚弱之征。

治法：补肺固表，宣肺平喘。

代表方：玉屏风散加减。

药物组成分析：玉屏风散益气固表止汗，用于表虚自汗证。用黄芪补益肺脾，益气固表；白术健脾益气，助黄芪益气固表；防风走表祛风，以助黄芪实表固卫。肺主气，司呼吸，久病耗气，而出现肺气虚之表现，怕冷畏风明显者，加桂枝、白芍、生姜、大枣等以调和营卫；自汗，动则汗出尤甚，加浮小麦、麻黄根、龙骨、牡蛎等以敛汗固表。

（2）肺脾两虚

症状：胸闷憋喘不甚，时有发作，气短声低，喉中时有轻度哮鸣，痰多质稀，色白，平时自汗，怕风，易于感冒，每因气候变化而诱发，发前喷嚏、鼻塞、流清涕，面色㿠白，倦怠无力，食少便溏，舌质淡，苔白，脉细弱。

证机概要：哮病反复发作日久，肺虚不能主气，脾虚水液运化失司，痰饮蕴肺，肺气上逆。

病机分析：肺气虚弱，卫外不固，则见平时自汗，怕风，易于感冒，每因气候变化而诱发。脾气亏虚，则面色㿠白，倦怠无力，食少便溏。肺脾亏虚，痰饮蕴肺，则见痰多色白质稀。肺失宣肃，则有发前喷嚏、鼻塞、流清涕。胸闷憋喘不甚，时有发作，气短声低，喉中时有轻度哮鸣，舌质淡，苔白，脉细弱为肺脾两虚之象。

治法：健脾益气，益卫固表，补土生金。

代表方：六君子汤加减。

药物组成分析：党参、白术、茯苓、甘草、半夏、陈皮以健脾益气，燥湿化痰；山药、薏苡仁、生扁豆甘淡补脾，渗湿以消痰。

脾为后天之本，脾肺母子相关，脾健肺气才得充，固护脾胃是治疗的关键。气短、乏力、气虚自汗较甚者，加黄芪、麻黄根、浮小麦；怕冷、畏风、易感冒者，加桂枝、白芍、干姜；腹胀、食欲不佳者，可加焦三仙（焦山楂、焦麦芽、焦神曲）以消食开胃。

（3）肺脾肾亏虚

症状：平素短气喘息，动则为甚，吸气不利，痰少质黏，脑转耳鸣，乏力，腰酸腿软，心悸，劳累后易发，或畏寒肢冷、自汗、面色苍白，舌淡苔白，质胖嫩，脉沉细；或颧红，五心烦热，汗出黏手，舌质红少苔，脉细数。

证机概要：哮病久发，精气亏乏，肺肾摄纳失常，气不归元，津凝为痰。

病机分析：久病肾虚，摄纳失常，气不归元，则见平素短气喘息，动则为甚，吸气不利；肺肾阴虚，虚火灼津为痰，则痰少质黏；肾亏，则见乏力，腰酸腿软，脑转耳鸣；肾虚水泛，水饮凌心，则见心悸；肺气亏虚，卫外不固，肾阳不足，阳虚外寒，则有畏寒肢冷，自汗，舌淡苔白，质胖嫩，脉沉细；肺肾阴虚，虚热内生，则见颧红，五心烦热，汗出黏手，舌质红少苔，脉细数。

治法：补益肺肾，纳气平喘。

代表方：六味地黄汤合玉屏风散加减。

药物组成分析：六味地黄汤滋阴补肾。方中熟地黄滋阴补肾，填精益髓；山药补脾固肾；山茱萸补养肝肾精血；茯苓、猪苓、泽泻泻湿浊而降相火。玉屏风散益气固表止汗。方中黄芪补益肺脾，益气固表；白术健脾益气，助黄芪益气固表；防风走表祛风，以助黄芪实表固卫。二方合用则肺肾同补。

哮病病位在肺，与脾、肾关系密切，年老体虚之人及哮病病史较长，反复发作之人，缓解期常伴有肺、脾、肾亏虚的表现。肾阳虚者，加蛤蚧、肉苁蓉、补骨脂、淫羊藿、肉桂等；阴虚较重者，生地黄、熟地黄合用，同时加麦冬、百合、沙参。此期患者比较适合服用膏方治疗。

（三）转归与预后

哮病是一种反复发作，缠绵难愈的疾病。部分青少年患者，随着年龄的增长，正气渐充，肾气日盛，再辅以药物治疗，可以终止发作；而中老年及体弱患者，肾气渐衰，发作频繁，则不易根除。或在平时亦有轻度哮鸣气喘，若大发作时持续不已，可出现喘急鼻煽，胸高气促，张口抬肩，汗出肢冷，面色青紫，肢体浮肿，烦躁昏昧等喘脱危候。如长期不愈，反复发作，病由肺影响及脾、肾、心，可导致肺气胀满，不能敛降之肺胀重证。

（四）预防与调摄

1. 心理护理，调畅情志

中医七情致病，常以情制情，故有“悲伤肺者，以喜胜之”之说，过悲则肺气不敛，治节失职，而喜令气机和缓散达，肺气得以恢复正常宣降。《症因脉治·哮病论》云：“偶有七情之犯……则哮喘之症作矣。”这说明情志因素是诱发或加重哮喘的病因之一。由于本病病程长且反复发作，常使患者失去治疗信心而悲观焦虑。临床通过心理护理，调畅情志，使患者远离忧愁，积极配合治疗。

2. 饮食调养，顺应辨证

由于哮病有寒热错杂、正虚邪实之分，食物有寒、热、温、凉之性，辛、辣、甘、酸、苦、甜之味，所以护理上要做到药食相需，寒热相宜。寒哮证主要致病因素为“寒”，故宜食温热而具有营养的食物，如胡椒、大葱及当归、生姜、羊肉汤等温阳之品，忌食生冷及肥甘厚腻之品，中药汤剂宜趁热服用。虚哮证病变多涉及肺、脾、肾三脏，饮食宜清淡，富有营养，多食用扁豆、山药、核桃等以补益肺气，滋养肺肾之阴。

3. 起居调护，顺应四时

根据中医“时藏阴阳”理论，不同的时间，人体功能状态不同，抗病能力也有差别，做好起居调护，顺应四时规律，使人体功能活动保持最佳状态。寒哮证多为外感风寒，居室宜温暖，阳光充足，注意防寒保暖，因胸背易受风寒侵袭，故应当添加御寒衣物。平素避免接触刺激性气体及易导致过敏的灰尘、花粉及食物、药物等。此外，戒烟酒，进行适当体育锻炼以增强体质，预防感冒。虚哮证因肺虚卫外不固而易感受风寒，故需注意生活起居，避免过劳，防止外邪侵袭，加强身体锻炼，配合呼吸操治疗，加强口腔护理，用金银花或菊花泡水漱口，防止口腔感染。

4. 临证施护，既病防变

寒哮证因寒痰伏肺，遇感触发，痰升气阻，肺失宣畅。发作时，可针灸天突、膻中、定喘等穴。痰多黏稠难咯者，可给予川贝粉开水冲服或蛇胆川贝液口服。喘不能卧，症状严重时，可针刺膻中、肺俞、尺泽、定喘等具有清热定喘作用的穴位。伴发热症状者，定时测体温。虚哮证为哮病久发，痰气瘀阻，肺肾两虚，摄纳失常。呼吸困难、唇甲青紫者，给予吸氧；喘息痰多难咯者，鼓励患者多饮水，辅以雾化吸入疗法，轻拍背部助痰排出，必要时用吸痰器吸出，发作定时者，可在发作前予以预防性用药。哮喘持续以上症状未见好转者，视为危重信号，此时要特别加强护理，与医生密切配合，不离床边，并做好气管切开或气管插管及抢救准备。

5. 穴位贴敷，固护正气

支气管哮喘多为冬季发病，夏季缓解，笔者团队根据《内经》中“春夏养阳”的理论，按照“冬病夏治”的原则，采用穴位贴敷疗法，特取每年初、中、末伏第一天进行治疗。以全面调整脏腑功能，提升正气，达到防病治病的目的。每次贴敷 5 ~ 8 小时，根据患者耐受情况缩短或延长贴敷时间，以三伏为 1 个疗程，共治疗 3 个疗程，最终统计。寒哮证药用细辛、白芥子、干姜、延胡索、甘遂、白芷，等量比例混合粉碎，用生姜汁调和成膏状，贴敷患者天突、肺俞（双）、脾俞（双）、膈俞（双）。虚哮证药用白芥子、延胡索、甘遂、细辛，各等分，用生姜汁调和成膏状，贴敷者肺俞（双）、膏肓（双）、颈百劳（双），症状缓解后停药。

第四节　寒邪与喘证

一、中医学对喘证的认识

“喘”字从口，从“山而”“礼山而”，本义指轮廓线和缓缓起伏的山丘，后引申为“圆弧形状”，“口”和“山而”联合起来则表示“嘴巴张大呈圆形”，其本义是指张大嘴巴呼气与吸气。《说文解字·心部》曰：“喘，疾息也。”疾，快速之意；息，一呼一吸。疾息，指呼吸急促。又说：“喘，息也。”段玉裁注：“人之气急曰喘，舒曰息。”中医学“喘证”中的“喘”，即喘息、气喘。喘证，是以呼吸困难，甚则张口抬肩、鼻翼煽动、不能平卧为主要临床特征的病证，亦称“上气”“肩息”“喘息”“逆气”“鼻息”“喘逆”等。呼吸困难，主观来讲是指患者自觉空气不足以息或呼吸费力，客观来说是呼吸的节律、频率、深度等发生异常。喘证涉及多种外感、内伤疾病，是多种急、慢性疾病过程中肺失肃降，气机上逆，或气无所主，肾失摄纳的表现形式之一。

（一）历代医家对喘证的论述

关于喘证的名称、症状、分类、病因病机、治法方药、预防调护等，历代医家各有阐述，为后世治疗喘证奠定了坚实的理论基础。

《内经》中的“喘”字，约有两种含义。一是指喘促病证，指脉喘，即言脉搏跳动急迫。如《素问·平人气象论》中有“胃之大络，名曰虚里……盛喘数绝者，则病在中”“病心脉来，喘喘连属，其中微曲，曰心病”“寸口脉沉而喘，曰寒热”“平肾脉来，喘喘累累如钩，按之而坚，曰肾平”等论述，此类“喘”皆指脉搏而言。《内经》最早记载了喘证的名称，有“喘鸣”“上气”“喘咳”“喘逆”“喘喝”“喘呼”“肩息”“气满”等多种别名，如《素问·阴阳别论》曰“阴争于内，阳扰于外，魄汗未藏，四逆而起，起则熏肺，使人喘鸣”，《素问·太阴阳明论》曰“故犯贼风虚邪者，阳受之；食饮不节，起居不时者，阴受之。阳受之，则入六腑，阴受之，则入五脏，入六腑，则身热不时卧，上为喘呼”，《灵枢·本神》曰“肺气虚则鼻塞不利、少气，实则喘喝胸盈仰息”。《内经》中关于喘证的临床表现、病因病机等亦有诸多论述，如《灵枢·五阅五使》曰“故肺病者，喘息鼻张”，《灵枢·本脏》说“肺高则上气肩息咳”，描述了喘证以呼吸急促困难、鼻张、抬肩等为特征。《内经》认为喘证病因有外感、内伤之分，“虚邪贼风”“水气”“风热”“岁水太过”“气有余”等病因及脏腑内伤皆可引发喘证；还认为喘证病机有虚实之别，如《灵枢·五邪》言“邪在肺，则病皮肤痛，寒热，上气喘，汗出，喘动肩背”，《素问·举痛论》说“劳则喘息汗出”。

汉代张仲景《伤寒杂病论》首创辨证论治，其中关于喘证论述的条文有50多处，如《伤寒论》的太阳病、阳明病、厥阴病、辨不可下病脉篇及《金匮要略》的痉湿暍病脉证、脏腑经络先后病脉证、血痹虚劳病脉证并治等篇皆有分布，比较全面系统地论述了喘证的理、法、方、药，为后世所尊奉。《金匮要略》中设“肺痿肺痈咳嗽上气病脉证治”专篇论述喘证，其中所言“上气”即指气喘、肩息、不能平卧的症状。

隋代巢元方认为实邪和虚极劳损均可引发喘证。如《诸病源候论》曰“肺主于气……气有余则喘满逆上；虚劳之病，或阴阳俱伤，或血气偏损，今是阴不足，阳有余，故上气也”“肺主于气，邪乘于肺则肺胀……故气上喘逆”。

唐代王焘在《外台秘要》中言：“久患气嗽，发时奔喘，坐卧不得，并喉里呀声，气欲绝。”其将喘病发作形象地描述为“奔喘”。《外台秘要》中关于“《肘后》疗咳上气，喘息便欲绝方，末人参服之方寸匕，日五次”的记载，成为后世用“独参汤”治疗肺虚气脱的基础。

宋代《圣济总录》载：“肺气喘急者，肺肾气虚，寒湿至阴之气所为也。盖肺为五脏之华盖，肾之脉入肺中，故下虚上实，则气道奔迫，肺叶高举，上焦不通，喘急不得安卧。”该书将喘证划分为肺实、肺虚、邪气在里、邪气在表、肺胀、阴证发喘、心下有水气而喘等不同证候，其主张机体正气亏虚，邪气乘虚侵袭是喘证的主要病机，并首次提出“下虚上实”的发病观点。

明代以后，大多医家将哮证与喘证分开论述，并做鉴别。虞抟首先在《医学正传》中对“哮”与“喘”之病名进行区别，“哮以声响名，喘以气息言”“喘促喉中如水鸡声者，谓之哮；气促而连属不能以息者，谓之喘”。王肯堂则进一步详细论述了二者的不同，“喘者，促促气急，喝喝息数，张口抬肩，摇身撷肚”。哮与喘相类，但不似喘开口出气之多，如《圣济总录》有名“呷嗽”是也，云“咳而胸中痰多，结于喉间，与气相击，随其呼吸呀呷有声”。张景岳在《景岳全书·喘促》中把喘证分为虚、实两类："气喘之病……欲辨之者，亦惟二证而已。所谓一证者，一曰实喘，一曰虚喘也，此二证相反，不可混也……实喘者有邪，邪气实也；虚喘者无邪，元气虚也，实喘者，气长而有余；虚喘者，气短而不续。实喘者，胸胀气粗，声高息涌，膨膨然若不能容，惟呼出为快也；虚喘者，慌张气怯，声低息短，惶惶然若气欲断，提之若不能升，吞之若不相及，劳动则甚，而惟急促似喘，但得引长一息为快也。"张景岳认为实喘多与风、寒、火有关，有"实喘之证……非风寒即火耳"之说。

清代叶天士不断总结前人经验，在《临证指南医案》中进一步把哮喘的证治纲领总结为"在肺为实，在肾为虚"。方仁渊对其进行补充说："实喘治肺，虚喘治肾，确有见地，然不可执一；实喘治肺，须兼治胃；虚喘治肾，宜兼治肺。"林珮琴在《类证治裁》中提出"喘由外感者治肺，由内伤者治肾"的观点。何梦瑶在《医碥》中论述了饮食五味与喘证的关系，"食味酸咸太过，（幼时多食盐醋，往往成此疾，俗谓之盐哮。）渗透气管，痰入结聚，一遇风寒，气郁痰壅即发。"高世栻《素问直解》注曰："血在胁下，则枢机不利，升降不和，故令人喘逆。"高世栻认为，跌仆损伤瘀血可致气机紊乱，瘀血乘肺而致喘。

（二）喘证的病因病机

1. 病因

临床喘证所涉及的疾病范围比较广泛，其发病原因亦比较复杂，可由多种疾病引起。按照病因来源，其病因有外因和内因之分。在喘证的常见病因之中，外感六淫之邪属外因，饮食不当、情志不调、劳欲久病等属内因。无论内因还是外因，引起肺失宣发肃降，肺气上逆或气无所主，肾失摄纳，皆可引发喘证。

（1）外因 《素问·病能论》云："肺者，脏之盖也。""华盖"原指古代帝王的车盖，"肺为华盖"是说肺位于胸腔，覆盖五脏六腑之上，位置最高，因而有"华盖"之称。肺居高位，与外界相通，故易受外邪侵袭。肺为娇脏，生理上，肺脏清虚而娇嫩，吸之则满，呼之则虚；病理上，外感六淫之邪从皮毛或口鼻而入，肺开窍于鼻，外合皮毛，外邪侵袭，卫气郁闭，肺气失于宣发，肃降不行，气逆为喘；其他脏腑病变，亦常累及肺。肺为清虚之脏，清轻肃静，不容纤芥，不耐外感邪气之侵。《景岳全书·喘促》载："实喘之证，以邪实在肺也，肺之实邪，非风寒则火邪耳。"肺为娇脏，不耐寒热，风、寒、暑、湿、燥、火等外感邪气皆可犯肺为喘，六淫之邪常相合为病，其中以风寒、风热之邪最为常见。

①风寒　多为外受风寒，邪袭于肺，肺卫为邪所伤，外闭皮毛，内遏肺气，肺气失于宣畅，气机升降失常，上逆为喘。如《症因脉治》云："外冒风寒，皮毛受邪，郁于肌表，则身热而喘……壅于肺家，则咳嗽而喘。"若肺中素有蕴热，寒邪外束或表寒未解，内已化热，热不得泻，则热为寒郁，肺失宣降，气逆而喘。

②风热　风热之邪内犯于肺，肺气壅实，肺失清肃，甚则热蒸液聚成痰，痰热壅阻，肺失肃降，气逆而喘。

（2）内因

①饮食不当　《医门法律·论脾胃》云："所以水谷津液不行，即停聚而为痰饮也。"李中梓在《医宗必读》中说："惟脾土虚湿，清者难升，浊者难降，留中滞膈，瘀而成痰。"可见，若脾胃虚弱，运化失职，制水无权，脾不能为胃行其津液，则水湿聚而为痰，故又有"脾为生痰之源"之说。此类患者多因日常生活中过食肥甘、生冷，或嗜酒伤中，脾失健运，痰浊内生，上干于肺，壅遏肺气，宣肃不利，上逆而为喘。如《仁斋直指方·咳嗽方论》中就有关于痰浊壅盛致喘证的记载："惟夫邪气伏藏，痰涎浮涌，呼不得呼，吸不得吸，是上气促息。"若机体痰浊内蕴，复感外邪，则可见痰浊与风寒、风热等内外合邪的情况。痰饮留滞体内具有一定的从化性，如果湿痰从寒而化，则可出现寒饮伏肺，机体每遇外邪侵袭，常易引动伏痰，致痰随气升，气因痰阻，痰气搏结，阻塞气道，则肺气上逆为喘。若痰邪郁久化热，或肺火素盛，热蒸痰瘀，瘀火交阻，肺失清肃，则肺气上逆为喘。

②久病劳欲　《证治准绳·杂病·喘》云："肺虚则少气而喘。"慢性咳嗽、哮病、肺胀、肺痨等肺系病证，迁延不愈，久则伤肺，气阴不足，气失所主，可致短气喘促。疾病后期，母病及子，肺病及肾，肺之气阴不能下荫于肾，肾虚不纳亦可致喘。肺主气，司呼吸，肾主纳气。肾主纳气是指肾有摄纳肺所吸入清气，防止呼吸表浅的功能。若劳欲伤肾，精气内夺，损伤肾之真元，气失摄纳，上出于肺，逆气为喘。如《景岳全书·喘促》中所述："或但经微劳，或饥时即见喘促，或于精泄之后，或于大汗之后，或于大小便之后，或于大病之后，或妇人月期之后，而喘促愈甚。"《诸病源候论·伤寒喘候》云："水停心下，肾气乘心，故喘也。"若肾阳衰弱，水泛无主，干肺凌心，肺气上逆，心阳不振，亦可致喘，为虚中夹实之证。《杂病广要·喘》言："夫肺为气之主，而脾则肺之母也，脾肺有亏则气化不足，不足则短促而喘。"若脾胃受损，运化失常，中气虚弱，母病及

子，不能充养肺气，亦可导致气虚而喘的发生。

③情志不调 《素问·举痛论》说："百病生于气也，怒则气上……思则气结。"情志过激可影响脏腑气机，导致气机升降失常，从而出现相应的临床症状。喘证的发生、发展、变化亦与不良情志有关。所欲不遂，忧思气结，肝失条达，气失疏泄，肺气郁闭，或郁怒伤肝，肝气上逆于肺，肺气不得肃降，升多降少，气逆而喘。如《医学入门·喘》云："惊忧气郁，惕惕闷闷，引息鼻张气喘，呼吸急促而无痰声者。"

2. 病机

（1）基本病机 肺气不降或肾失摄纳导致气机升降出入失常。

（2）病位 喘证病位主要在肺、肾，与肝、脾有关，病甚者亦可累及心。

①喘证与肺 肺气不降为喘。《素问·五脏生成》曰："诸气者，皆属于肺。"《素问·六节脏象论》云："肺者，气之本。"《医门法律·肺痈肺痿门》述："人身之气，禀命于肺，肺气清肃，则周身之气莫不服从而顺行。"肺主气，司呼吸，主宣发肃降，为气机升降出入之枢纽，通过不断吸清呼浊，促进气的生成，调节气的升降出入，从而维持机体正常代谢。正如《医宗必读·改正内景脏腑图》所说："肺叶白莹，谓之华盖，以覆诸脏。虚如蜂窠，下无透窍，吸之则满，呼之则虚，一呼一吸，消息自然。"肺气宣发与肃降既相互制约，又相互为用。宣肃有常，则呼吸均匀通畅。若宣肃失常，则可出现各种气机不调的相应症状。《三因极一病证方论·喘脉证治》云："夫五脏皆有上气喘咳，但肺为五脏华盖，百脉取气于肺，喘既动气，故以肺为主。"肺为主气之脏，喘证为呼吸异常的病证，肺脏病变是喘证发生的主要原因，亦是直接原因。若肺气不足，气失所主，少气不足以息，则可发为喘证。肺为娇脏，不耐诸邪侵袭，若外邪袭肺，或他脏有病波及肺，肺失宣降，肺气胀满，壅阻气道，亦可发为喘促。

②喘证与肾 肾失摄纳致喘。《仁斋直指方》曰："肺出气也，肾纳气也，肺为气之主，肾为气之本。"清代林珮琴在《类证治裁·喘》中亦说："肺为气之主，肾为气之根。"呼吸出入之气，虽主在肺，但根在肾。肺主呼气，肾主纳气。肾主纳气，是指肾气具有摄纳肺所吸入的自然界清气，以保持吸气深度，防止呼吸表浅的作用，肺肾同司气之出纳，一呼一纳，一出一入，从而保证呼吸运动正常进行。《灵枢·经脉》云："肾足少阴之脉……是动则病……喝喝而喘。"《杂病广要·喘》云："亦有下元气虚，根本不固，致气泛壅，上气喘息。"肺主呼吸之

气，虽呼气主要依赖肺气的宣发作用，然吸气要维持一定的深度，除主要依赖肺气的肃降作用之外，还必须依赖肾之纳气功能。故除肺失宣肃之外，肾失摄纳亦是导致喘证发生的重要原因。故肾元亏虚，摄纳失常，气不归元，阴阳不相接续，气逆于肺，呼多吸少，可发为喘促。

③喘证与脾　脾虚成喘。古今论喘之病机，多从肺、肾而论，近代医家张锡纯却在《医学衷中参西录》中提出“喘息一证当责之脾胃”的观点，并将其原因解释为“痰郁肺窍则作喘，肾虚不纳气亦作喘。是以论喘者恒责之肺肾二脏，未有责之脾胃者。不知胃气以息息下行，有时不下行而转上逆，并迫肺气亦上逆即可作喘”。《证治汇补·内因门·痰症》中有“脾为生痰之源，肺为贮痰之器”之说，《景岳全书》亦说“五脏之病，虽俱能生痰，然无不由乎脾生，盖脾主湿，湿动则生痰……故痰之化，无不在脾”。脾属土，喜燥恶湿，易为湿遏。若脾失健运，水液运化失常，聚湿生痰，痰饮内蕴，气血逆乱，上干于肺，则肺之宣发肃降失常，可发病为喘。手太阴肺经与足阳明胃经皆起于中焦，经络相连，且肺属金，胃（脾）属土，肺胃（脾）为子母之脏，若脾胃气虚，中气不足，则土不生金，肺气亦虚，虚则失于主气，肃降失常，亦可发为喘咳。此类喘证常兼有神疲乏力，食欲不佳，便溏，面黄肌瘦，脉弱等脾胃虚弱之象。

④喘证与肝　肝郁致喘。《难经·四难》云：“呼出心与肺，吸入肾与肝。”可见，不止肾脏病变可导致不能纳气，肝病亦可引起喘咳等气机上逆之症。其实早在《内经》中就有关于肝病致喘的论述，如《素问·脉要精微论》说“肝脉搏坚而长……当病坠若搏，因血在胁下，令人喘逆”。肝从左升，肺从右降，金木相互克制，以维持气机正常升降。若肝气上逆，升发太过，反侮于肺，则肺脏失其清肃之职，升多而降少，上逆为喘。

⑤喘证与心　喘甚及心。在喘证的严重阶段，不但肺肾俱虚，而且孤阳欲脱之时往往影响到心。心与肺、肾在生理、病理上相互依存，相互影响。心、肺同居上焦，心主血而肺主气，心主行血而肺主呼吸，实际上，心与肺的关系是气血相互依存、相互作用的关系。肺朝百脉，具有辅心行血的功能，是血液正常运行的必要条件。《血证论·吐血》曰：“血为气之守。”血为气之母，血能载气，亦能养气，故正常的血液循环是维持肺脏司呼吸生理功能的基础。宗气积于胸中，具有贯心脉而司呼吸的生理功能，从而进一步加强血液运行与呼吸吐纳之间的联系。《素问·调经论》言：“血气不和，百病乃变化而生。”若心气、心阳虚衰，

血行不畅，影响到肺，可导致咳喘诸症。反之，肺气不足或宣肃失常，不能助心行血，则可出现心血瘀阻之证。《灵枢·经脉》云："肾足少阴之脉……其支者，从肺出，络心，注胸中。"肾脉上络于心，肾与心经络相连，关系密切，生理上主要表现在水火既济、精神互用、君相安位等方面。若心肾之间动态平衡失调，则会出现心肾不交的一系列病证。心阳根于命门之火，故心之气阳盛衰，与先天肾气及后天呼吸之气皆有密切关系，如肾阳虚，可导致心阳虚，成为互为因果的心肾阳虚等。故当喘证发展到肺肾虚极、阳气欲脱的严重阶段时，必致心气、心阳虚衰。气为血之帅，气能行血，气阳亏虚不能正常行血，气虚则血瘀，可出现颜面、口唇、指甲青紫等心血瘀阻之象。又心主神明，血瘀而神明失主，还可出现昏迷、嗜睡、抽搐等表现。心脉血瘀又可加重肺不主气、肾不纳气，病情不断恶化，甚至发展为喘汗致脱，亡阳、亡阴之危候。

（3）病性 《景岳全书·喘促》把喘证分为虚、实两类："实喘者有邪，邪气实也；虚喘者无邪，元气虚也。"喘证病因复杂，病理性质有虚、实之分。

①虚喘 《医学心悟·喘》言："夫外感之喘，多出于肺，内伤之喘，未有不由于肾者。"虚喘责之肺、肾二脏，喘证反复发作，日久不愈，后期可表现为肺、肾两虚，精气不足，气阴亏耗，而致肺不主气，肾不纳气，肺肾出纳失常，且尤以气虚为主，正如《景岳全书》中所述"然发久者，气无不虚"。

②实喘 实喘在肺，为外邪、痰浊、肝郁气逆等导致邪壅肺气，宣降不利所致。

③虚实夹杂 实喘病久伤正，由肺及肾；或虚喘复感外邪，或夹痰浊，则病情往往虚实夹杂，每多表现为邪气壅阻于肺气，肾气亏于下的上盛下虚证，故患者临床表现既有喘咳气急、痰多、胸中窒闷等痰气壅肺的证候，又有气息短促、呼多吸少、动则喘甚等肾不纳气的征象。但在病情发展的不同阶段，虚实之间有所侧重，或互相转化。若肺病及脾，子盗母气，则脾气亦虚，脾虚失运，聚湿生痰，上渍于肺，肺气壅塞，气津失布，血行不利，可形成痰浊血瘀，此时病机以邪实为主，或邪实正虚互见。若迁延不愈，累及肾，其病机则呈现肾失摄纳，痰瘀伏肺之肾虚肺实之候。若阳气虚衰，水无所主，水邪泛溢，又可上凌心肺，病机则为因虚致实，虚实互见。

（4）病机转化及预后 实喘因外邪所致者，只要祛邪利气，一般预后较好；但若不及时治疗，或邪气偏盛，亦可由表入里，出现高热、喘促不得卧、脉急数等表现，则病情重，预后亦差；因痰浊、肝郁所致者，日久不愈，可郁而化热化火。虚喘因虚所致，为气失摄纳，根本不固，补之不能速效；若因肺虚所致者，可累及脾、肾二脏；若因肾虚所致者，复感外邪，可转化为上盛下虚之证；若虚喘复感外邪，且邪气较盛，则预后较差。如喘病日久，缠绵不愈，可造成肺、脾、肾三脏严重虚损，甚则累及心阳，转化为心阳虚脱之证，阴阳离决，孤阳浮越，病情极险，应积极抢救。

（三）喘证的诊断与鉴别诊断

1. 临床表现

喘证临床表现为呼吸困难，甚则张口抬肩，鼻翼煽动，不能平卧等。严重者可由喘致脱，出现喘脱之危重证候。《医学入门·辨喘》云："呼吸急促者，谓之喘，喉中有响声者，谓之哮。虚者，气乏身凉，冷痰如冰，实者，气壮胸满，身热便硬。"《景岳全书·喘促》云："实喘者，气长而有余；虚喘者，气短而不续。实喘者胸胀气粗，声高息涌，膨膨然若不能容，惟呼出为快也；虚喘者，慌张气怯，声低息短，惶惶然若气欲断，提之若不能升，吞之若不相及，劳动则甚，而惟急促似喘，但得引长一息为快也。"

2. 诊断依据

（1）典型特征　以短气喘促，呼吸困难，甚至张口抬肩，鼻翼煽动，不能平卧，口唇发绀等为主要特征。

（2）兼症　肢体浮肿，腰酸，肢冷，心悸，失眠，呕恶，食少，大便秘结，尿少，面、唇、爪甲青紫等，病情严重者可出现稍动则咳喘欲绝，烦躁不安，汗出如珠，肢冷，面青唇紫，脉浮大无根等喘脱危象。

（3）病史　多有慢性咳嗽、哮病、肺痹、心悸等病史。

（4）诱因　常有外感、情志内伤、饮食不当、劳伤过度等诱因。

3. 鉴别诊断

临床中，喘证常易与哮病、肺胀、气短、肺痿等疾病相混淆，它们之间既有区别，亦有联系，现主要从区别与关系等方面进行浅述。

（1）喘证与哮病

①区别　《医学正传·哮喘》言："大抵哮以声响名，喘以气息言。夫喘促喉中如水鸡声者，谓之哮；气促而连属不能以息者，谓之喘。"喘指气息言，为呼吸气促困难，甚则张口抬肩，摇身撷肚，而一般无喉中哮鸣，是多种急、慢性疾病的一个症状；哮指声响言，呼吸困难而兼喉中哮鸣，是一种反复发作的独立性

疾病，常因气候变化、情志不畅、饮食不节、过度劳累等因素诱发。

②关系 哮与喘都表现为呼吸急促、困难，病程日久不愈，皆有发为喘脱的可能性，听诊均闻及哮鸣音或湿啰音。一般来说，哮必兼喘，喘未必兼哮。临床哮与喘常同时出现，故常合称“哮喘”。

（2）喘证与肺胀

①区别 肺胀为多种慢性肺部疾病长期（一般经10～20年）反复发作，迁延不愈发展而成，时轻时重，多见于老年人。除咳喘外，肺胀尚有心悸、胸腹胀满、唇甲发绀、肢体浮肿等症状，或并发眩晕、神昏、谵语、惊厥、出血等病症。肺胀因外感诱发，病情加重时，还可表现为痰饮病中的支饮证。视诊可见部分患者出现桶状胸，双肺闻及哮鸣音、痰鸣音、湿啰音；胸部叩诊呈过清音。

②关系 喘证、肺胀有相似之处，均以喘满、咳嗽为主症，皆有可能发展为喘脱危证。肺胀可隶属于喘证的范畴，喘促仅作为肺胀的一个症状，喘证日久不愈又可发展为肺胀。听诊均可闻及哮鸣音或湿啰音。喘证与肺胀均可出现桶状胸。

（3）喘证与肺痿

①区别 肺痿，即肺叶痿弱不用，本病由多种慢性肺系疾病晚期发展而成，为肺脏的虚损性疾病，患者以咳吐浊唾涎沫为主要临床表现，唾呈细沫黏稠，或白如雪，或带血丝，咳嗽或不咳，可兼有面色㿠白，或青，时有寒热、神疲、形瘦、头晕等全身症状，部分虚热证患者因火逆上气，亦可出现气短、动则气喘之症。

②关系 肺痿总由肺脏虚损，津气耗伤而致。喘证与肺痿病位皆在肺，与脾、肾等相关，故积极治疗咳喘等肺部病症，有利于防止其向肺痿转变。

（4）喘证与咳嗽

①区别 咳嗽不仅是一个独立的病证，亦是多种肺系疾病的一个症状，咳嗽与喘证有轻重之别，重则为喘，轻则为嗽，具体症状上也有不同。咳嗽仅以咳嗽为主要表现，不伴有喘证，喘证则常咳喘并见。咳嗽听诊可闻及两肺野呼吸音增粗，或伴散在干、湿啰音，无哮鸣音。

②关系 喘与咳有因果关系，部分慢性咳嗽患者久嗽不愈，由轻至重，可发展成喘证，以咳喘为特点，多表现为肺气虚寒、寒饮伏肺的证候。

（5）喘证与短气

①区别 喘证以呼吸困难，甚至张口抬肩，不能平卧为主要特征，临床主要表现为呼吸气急短促，气短不足以息，数而不相接续，似喘而不抬肩，气急却无

痰声，患者自觉呼吸短促，其他征象不显著，亦有虚实之分，实证短气常有胸部窒闷、呼吸声粗、胸腹胀满等症状，虚证短气常兼声低息微、形体消瘦、神疲乏力等。

②关系　二者均有呼吸异常的表现，病理性质均有虚实之分。短气往往是喘证之渐。

（6）喘证与气短

①区别　气短亦即少气，又称气微，是指呼吸微弱而声低，气少不足以息，言语无力的症状，似喘而无声，尚可平卧。正如《证治汇补·胸膈门·喘病》中所述："若夫少气不足以息，呼吸不相接续，出多入少，名曰气短，气短者，气微力弱，非若喘症之气粗奔迫也。"气短多为久病体虚或肺肾气虚不足所致，为患者的自觉症状，不似喘证有形可循。

②关系　同为呼吸异常，气息短促，胸闷不畅。气短不若喘证呼吸困难之甚，但气短进一步加重，亦可呈现虚喘的表现。

（四）喘证的辨证与治则

1. 辨证要点

喘证的辨证首当分清虚实。实喘者呼吸深长有余，呼出为快，气粗声高，伴有痰鸣咳嗽，脉数有力，病势多急；虚喘者呼吸短促难续，深吸为快，气怯声低，少有痰鸣咳嗽，脉象微弱或浮大中空，病势徐缓，时轻时重，遇劳则甚。实喘又当辨外感、内伤。虚喘应辨肺虚，肾虚，心气、心阳衰弱。肺虚者劳作后气短不足以息，喘息较轻，常伴有面色白，自汗，易感冒；肾虚者静息时亦有气喘，动则更甚，伴有面色苍白、颧红，怕冷，腰酸膝软；心气、心阳衰弱时，喘息持续不已，伴有发绀，心悸，浮肿，脉结代。

2. 治疗原则

应分清虚实邪正。实喘治肺，以祛邪利气为主，区别寒、热、痰、气的不同，分别采用温化宣肺、清化肃肺、化痰、理气的方法。虚喘以培补摄纳为主，或补肺，或健脾，或补肾，阳虚则温补之，阴虚则滋养之。至于虚实夹杂、寒热互见者，又当按具体情况分清主次，权衡标本，辨证选方用药。

3. 临证备要

（1）注意寒热的转化与兼见　喘证的证候之间存在一定的联系。临床辨证除分清实喘、虚喘之外，还应注意寒热的转化。如实喘中的风寒壅肺证，若风寒失于表散，入里化热，可出现表寒肺热；痰浊阻肺证，若痰郁化热，或痰阻气滞，血行瘀滞，又可呈现痰热瘀肺，或痰瘀阻肺证。

（2）掌握虚实的错杂　本病反复发作，虚实错杂见于邪气尚实而正气已虚，表现肺实肾虚的上实下虚证。因痰浊阻肺，见咳嗽痰多，气急，胸闷，苔腻；肾虚于下，见腰膝酸软，脉沉细或滑。治疗宜化痰降逆，温肾纳气，并根据上实下虚的主次来辨证论治，上实为主，加苦杏仁、白芥子；下虚为主，加酒萸肉、桂枝；若见阳虚饮停，上凌心肺，泛溢肌肤，肢体浮肿，咳喘，心悸，舌胖大，苔腻者，治疗当温肾益气行水；若见痰饮凌心，心阳不振，血脉瘀阻，肌肤甲错者，可加活血化瘀药。

（3）虚喘尤重治肾，扶正当辨阴阳　虚喘中有补肺、补肾及健脾、养心等不同治法，且多有所不同侧重。但肾为气之根，必须重视对肾的治疗，方能纳气归原。扶正除辨清脏腑所属以外，还应进一步分阴阳。阳虚者温养阳气，阴虚者滋阴填精，阴阳两虚者辨证论治。

二、现代医学对喘证的认识

（一）喘证概述

喘是以症状命名的一种临床常见病证，其临床症状轻重不一，轻者仅见呼吸困难，不能平卧；重者稍动则喘息不已，甚则鼻翼煽动，张口抬肩。喘剧时腹壁肌肉紧张，随呼吸运动而上下起伏，是呼吸困难严重的表现。病情进一步发展，可出现喘脱危证，表现为喘促持续不解，稍动则咳喘欲绝，烦躁不安，汗出如珠，肢冷，面青唇紫，脉浮大无根或见歇止等，故需密切观察病情变化，以免错过急救时机，危及生命。

喘证所涉及的疾病范围较广。从现代医学来说，以喘证为主要临床表现的诸多疾病，如肺气肿、喘息性支气管炎、肺炎、肺结核、肺栓塞、硅肺、心源性哮喘、肺源性心脏病、气胸等。

（二）喘证的发病机制

1. 寒邪是导致哮喘发作的重要因素

现代研究表明，哮喘多发作于秋冬季。在侯伟搜集的 206 例门诊哮喘患儿中，有 41.5% 的患儿是冬季发病，32.1% 的患儿是秋季发病，提示支气管哮喘的发作与气候有密切关系。同时现代研究发现，免疫因素在哮喘的发病中具有重要作用。

有研究表明，在气温骤降时哮喘患者血浆 $CD3^+$、$CD8^+$ 降低，$CD4^+$、$CD4^+/CD8^+$ 升高，血清 IgG、IgA、IgM 升高，说明气温下降可以影响哮喘患者的全身体液和细胞免疫调节，导致其免疫力下降，易受感染而发病。以上试验说明，气温下降时支气管哮喘患者机体免疫力下降，易感受寒邪而发病。

哮喘多在夜间及凌晨发作。李美琴等发现，在前来就诊的 160 例哮喘患儿中，后半夜至清晨症状加重的占总人数的 67.5%。杨季国等也发现，冷饮是可能诱发和加重儿童哮喘的重要饮食因素，可以加重气道高反应性，提示寒冷饮食导致哮喘发作是肺先为寒邪所客，若肺气实，则虽有邪气侵袭，但不至于发病。

2. 寒邪是形成“夙根”的主要因素之一

哮喘是一种慢性反复发作性疾病，其发作除了与外邪侵袭有关外，还与“夙根”相关。近现代医家根据自己的临床观察并结合现代医学对哮喘发病机制的研究，提出了“痰瘀”“伏风暗瘀宿痰”“脾虚”“肾虚”等新的看法，对传统的夙根学说进行了补充与拓展，认可哮喘夙根中痰饮是极其重要的一部分。

综上，寒邪贯穿于哮喘疾病发展的各个阶段，是研究哮喘不可忽视的重要因素。在哮喘发作时，寒邪影响痰瘀生成，使气道挛急收缩，从而引起哮喘一系列症状的出现。

（三）喘证的诊断

1. 症状

一般而言，支气管哮喘的主要症状有反复发作的胸闷、气喘及呼吸困难、咳嗽等。在发作前常有鼻塞、打喷嚏、眼痒等先兆症状，发作严重者可在短时间内出现严重呼吸困难、低氧血症。另外，在夜间或凌晨发作和加重是支气管哮喘的特征之一。

2. 相关检查

（1）查体　听诊两肺可闻及哮鸣音或干、湿啰音，肺呼吸音可有减低，视诊可见部分患者呈桶状胸，叩诊胸部呈过清音，心浊音界缩小或消失，肝浊音界下移。

（2）其他辅助检查　肺部感染时，血中白细胞总数及中性粒细胞可升高，胸部 X 线检查可有肺纹理增多或片状阴影等表现。必要时完善肺功能、一氧化氮呼气测定、心电图、肺部 CT、血气分析、痰培养等检查。心电图、胸部 X 线检查或肺部 CT 检查有助于判断喘证是心源性（如心源性哮喘、心力衰竭等）还是肺源性（如肺结核、COPD、肺栓塞、肺炎、硅肺、气胸等），肺源性哮喘多有肺脏病史，肺部以哮鸣音为主；心源性哮喘既往多有心脏病史，喘憋不能平卧，常有夜间阵发性呼吸困难，肺部听诊双下肺可闻及细小湿啰音，可随体位变化，且常伴有其他心功能不全症状。

（四）喘证的现代医学治疗

支气管哮喘是一种常见的多发性呼吸道疾病，常表现为咳嗽、呼吸急促、少痰或无痰、喘息、胸闷等症状，可引起气道变应性，严重影响患者的肺功能和生活质量，发作严重时甚至会危及生命安全。临床上治疗支气管哮喘主要采用扩张支气管药物、抗感染药物等药物疗法，可以有效抑制炎症反应，增强机体免疫力，但仍有部分患者治疗效果不理想。

支气管哮喘是一种变态反应性疾病，以气道高反应性、气道慢性炎症为主要特征，易受到环境、饮食、变应原、遗传及细菌或病毒感染等因素影响，受到刺激后会引起气道强烈收缩，导致气道变窄，进而诱发胸闷、喘息、咳嗽、呼吸窘迫等症状。轻者可采用药物治疗缓解或自行缓解，重者可能出现支气管扩张症、肺气肿、间质性肺炎、肺不张等并发症，严重损害患者身体健康。临床上主要采用β2受体激动剂、糖皮质激素等药物治疗本病，可以有效治疗哮喘，但仍有部分患者未得到控制。

三、寒邪与喘证

（一）对寒邪与喘证的认识

寒邪过盛，损伤正气，正气抵抗无力，导致寒邪入里直中少阴，使得真阳衰微，肾不纳气，以致四肢厥冷，脉沉细。《素问·至真要大论》云：“寒淫于内，治以甘热，佐以苦辛。”寒邪入里而喘者，宜温热药温之。理中、四逆、八味等皆有温里之功。但若汗出发润，喘不休者，为难治也。

（二）古代医籍对寒邪与喘证的相关论述

金元以后，众医家逐渐充实了内伤致喘的理论，并以“虚”为辨证纲领。如金代刘完素从火热论喘，在《素问玄机原病式·六气为病》中有“故病寒则气衰而息微，病热则气甚而息粗……热则息数气粗而为喘也”的观点。《儒门事亲·嗽分六气毋拘于寒述》引申其论，有“热乘肺者，急喘而嗽，面赤潮热”及“火乘肺者，咳喘上壅，涕唾出血”等论述。张子和纠正刘完素“火热致喘”之偏，立“寒湿致喘”之说，其认为“寒乘肺者或因形寒饮冷，冬月坐卧湿地，或冒冷风寒，秋冬水中感之，嗽急而喘”。《丹溪心法·喘》中述：“六淫七情之所感伤，饱食动作，脏气不和，呼吸之息，不得宣畅而为喘急。亦有脾肾俱虚，体弱之人，皆能发喘……又因痰气皆能令人发喘。”在总结前人经验的基础上，朱丹溪认识到，除六淫致病之外，七情、饮食所伤、体虚等内因皆可成为喘证的病因。

（三）喘证与寒邪相关证型的治疗

1. 风寒壅肺证

症状：喘息咳逆，呼吸急促，胸部胀闷，痰多稀薄带泡沫，色白质黏，常有头痛，恶寒，或有发热，口不渴，无汗，舌苔薄白而滑，脉浮紧。

证机概要：风寒上受，内舍于肺，邪气壅实，肺气不宣。

治法：宣肺散寒。

代表方：华盖平喘散加减。

药物组成分析：麻黄、桂枝、杏仁可宣利肺气，止咳平喘；炒白果敛肺化痰定喘，令肺气宣而不散，敛而不滞；桔梗能宣利肺气，以复肺肃降之职；防风、地龙祛风解表通络；徐长卿祛风止痒；半夏、陈皮、紫苏子、紫菀、前胡、白前等化痰降气平喘；甘草和中。

2. 表寒肺热证

症状：喘逆上气，胸胀或痛，息粗，鼻煽，咳而不爽，吐痰稠黏，伴形寒、身痛、身热、烦闷，有汗或无汗，口渴，苔薄白或腻黄，舌边红，脉浮数或滑。

证机概要：寒邪束表，热郁于肺，肺气上逆。

治法：解表清里，化痰平喘。

代表方：华盖平喘散合泻白散加减。

药物组成分析：炙麻黄、桂枝、炒杏仁、炒白果、桔梗、徐长卿等宣肺散寒，降气平喘；石膏、知母、黄芩、桑白皮、地骨皮、金银花、枇杷叶、浙贝母等清热化痰。

（四）穴位贴敷疗法

《素问·四气调神大论》云：“所以圣人春夏养阳，秋冬养阴，以从其根。”根据这一理论，冬病夏治应运而生，成为中医学的特色之一，其理论日渐成熟，三伏贴即是该疗法的典型代表。穴位贴敷疗法历史悠久，最早出自汉代《五十二病方》。清代张璐在《张氏医通》中云：“冷哮灸肺俞、膏肓、天突，有应有不应。夏月三伏中，用白芥子涂法往往获效。方用白芥子净末一两、延胡索一两，甘遂、细辛各半两，共为细末，入麝香半钱，杵匀，姜汁调涂肺俞、膏肓、百劳等穴，涂后麻瞀疼痛，切勿便去，候三炷香足，方可去之。十日后涂一次，如此三次，病根去矣。”这是关于穴位贴敷治疗慢性呼吸道疾病的最早记载，沿用至今。本法常用于反复感冒、慢性咳嗽、慢性咽炎、支气管哮喘、慢性支气管炎、肺气肿等疾病的治疗。穴位贴敷疗法属中医外治法，该疗法在中医学理论指导下，选取某些穴位贴敷相应药物，通过药物对穴位的刺激以通经络、调气血，从而达到调整脏腑阴阳的目的，既可统治外症，亦可内病外治，具有疗效佳、不良反应小等特点。正如《理瀹骈文》中所言：“外治之理即内治之理，外治之药亦即内治之药，所异者法耳。”

“邪之所凑，其气必虚”，喘证以咳、痰、喘为主要临床表现，阳虚体质者多在秋冬之季因风寒之邪侵袭而诱发或加重，本病虽然在夏季极少发作，但其宿根常存体内。应用三伏贴治疗喘证的机制是，夏季三伏天气温最高，自然界阳气最旺盛，人体阳气也最旺盛，肌肤疏松开泄，经络气血流注旺盛，便于药物吸收，此时对处于疾病缓解期的阳虚者选用助阳之药，药物之阳借助机体升发之阳，两阳相合，可辅助机体之阳驱散体内阴寒之气，以扶阳祛寒、扶正祛邪，同时亦可为秋冬储存阳气，从而使机体阳虚得到纠正，阳气足则不易受寒邪侵袭。三伏贴治疗喘证符合中医学“缓则治其本”的治病原则，亦体现了中医学“天人相应”的整体观念。现将具体选穴、用药、疗程与时间、贴敷后的反应、不宜贴敷人群及注意事项介绍如下。

1. 选穴

以定喘、肺俞、膻中、天突、大椎、肾俞等为主穴，并可根据患者具体病情，对穴位进行适当加减。如阳虚型鼻炎患者，可加贴迎香穴；脾胃虚寒者，可加贴脾俞穴等。背俞穴皆位于背部胸椎两旁交感神经链附近，是呼吸道疾病的病理反射区，是针灸治疗肺部疾病的主要穴位，如治疗喘证所选取的肺俞穴是肺经经气输注于背部的穴位，具有宣肺平喘之功。

2. 用药

三伏贴治疗喘证时多采用具有刺激性和芳香走窜类药物，如白芥子、麻黄、细辛、肉桂、延胡索、麝香、甘遂等，将上述药物研磨成粉后，用生姜汁调成糊状，贴敷于相应穴位上，并用脱敏胶布固定，共奏温肺散寒、化痰散结、止咳平喘、开窍通络之效。

3. 疗程与时间

贴敷时间为夏季三伏天，分头伏、中伏、末伏、加强 4 个疗程；冬季为三九天，分一九、二九、三九、加强 4 个疗程，连续贴敷 3 年效果更佳。一般成人每次贴敷时间为 5 ~ 8 小时，儿童 4 ~ 6 小时，根据个体差异，贴敷时间也可以适当调整。

4. 贴敷后的反应

如贴敷后局部皮肤出现色素沉着、微红或轻度瘙痒等均属正常反应；若贴敷后局部皮肤出现灼热、刺痒难忍、疼痛等不适，需立即取下药膏，不宜擅自涂抹药物，一般可自行痊愈，禁止抓挠；若皮肤出现较大水泡或有少量渗出，或皮肤出现破溃、露出皮下组织、出血等现象，应及时就医。

5. 不宜贴敷人群

不宜贴敷者有：阴虚火旺者，6 个月以下婴幼儿，孕妇、哺乳期妇女，皮肤易过敏者及接触性皮炎等皮肤病患者，肺部急性感染期或发热患者，咳吐黄脓痰或咯血等热证患者，贴敷穴位局部皮肤有破溃者，糖尿病血糖控制不佳者，瘢痕体质者等。

6. 贴敷期间注意事项

贴敷注意事项：忌食辛辣油腻及寒凉之品，忌烟酒，忌过度运动，避免低温直吹空调，风扇，充足睡眠，忌熬夜等。其他谨遵医嘱。

（五）转归与预后

喘证的转归视其性质、治疗等不同而有差异。一般情况是实喘日久，可由实转虚，或虚喘再次感邪而虚实兼夹，上实下虚；痰浊致喘者，因治疗因素而有寒热的转化。喘证日久，因肺气不能调节心脉、布散津液，常因喘而致痰瘀阻痹，痰瘀阻痹而又加重喘证，喘证日久可转成肺胀。喘证属重危病，但其预后也不尽相同。一般来说，实喘因邪气壅阻，只要祛邪利气，一般易治愈。但若邪气极甚，高热、喘促不得卧，脉极数者，病情重，预后差。虚喘于根本不固，气衰失其摄钠，补之不能速效，故治疗难；若虚喘再感新邪，且邪气较甚，则预后差；若发展至喘脱，下虚上实，阴阳离决，孤阳浮越之时，病情极险，应积极抢救，或可救危亡于万一。

（六）预防与调摄

日常生活中，应时刻注意保持室内空气清新、流通，温度、湿度适宜，避免接触有刺激性的气体、粉尘等，尽量远离可能诱发喘证的花草树木；饮食宜清淡、营养、易消化，少食辛辣、生冷、油腻之品，以防助湿生痰动火；有痰者，可根据病情需要适当拍背，以促进痰液排出，尽量保持呼吸道通畅；平日需防寒保暖，以免受邪而反复诱发或加重喘证；可根据个人病情轻重及体质强弱，选取适当的运动方式及活动量，以加强锻炼，增强机体抵抗力；保持乐观的心态；急性发作时，应卧床休息或采取半卧位；禁烟酒，适房事。

第五节　寒邪与肺胀

一、中医学对肺胀的认识

肺胀病名首见于《内经》，如《灵枢·胀论》曰“肺胀者，虚满而喘咳”，《灵枢·经脉》曰“肺手太阴之脉……是动则病，肺胀满，膨膨而喘咳”，指出了本病虚满的基本性质和典型症状。汉代张仲景《金匮要略》还观察到肺胀可出现浮肿、烦躁、目如脱等症状，认为本病与痰饮有关，应用越婢加半夏汤、小青龙加石膏汤等方药进行辨证论治。隋代巢元方《诸病源候论》记载肺胀的发病机制是由于“肺虚为微寒所伤，则咳嗽，嗽则气还于肺间，则肺胀，肺胀则气逆，而肺本虚，气为不足，复为邪所乘，壅痞不能宣畅，故咳逆短乏气也”，可见隋代对本病病机的认识已经较为深刻。

肺胀是多种慢性肺系疾病反复发作，迁延不愈，致肺气胀满，不能敛降的一种病证。临床表现为胸部胀满，憋闷如塞，气促喘息，咳嗽痰多，甚者可出现烦躁、心悸、唇甲发绀、面色晦暗、脘腹胀满、肢体浮肿等，危重者可出现心动悸、面唇发绀、神昏、惊厥、喘脱等症状，肺胀已经成为目前临床常见而多发的慢性疾病，且多难治愈，久病患者苦不堪言。

隋代之后的医籍多将本病附载于肺痿、肺痈之后，有时亦散见于痰饮、喘促、咳嗽等门，对本病的认识不断有所充实和发展。如金元时期，朱丹溪的《丹溪心法·咳嗽》云“肺胀而咳，或左或右，不得眠，此痰挟瘀血碍气而病”，在病理上充实了痰瘀阻碍肺气的理论。清代张璐《张氏医通·肺痿肺胀》云：“盖肺胀实证居多。”清代李用粹《证治汇补·胸膈门·咳嗽》认为肺胀“气散而胀者，宜补肺，气逆而胀者，宜降气，当参虚实而施治”，提示肺胀应当分虚实辨证论治，更加完善了肺胀的辨证理论。

（一）历代医家对肺胀的论述

“肺胀”一词最早出现在《内经》中，在《灵枢》中出现两处。《灵枢·经脉》言：“肺手太阴之脉……是动则病，肺胀满，膨膨而喘咳。”《灵枢·胀论》言：“肺胀者，虚满而喘咳。”两处“肺胀”不同，《灵枢·经脉》中的“肺胀”指的是肺部胀满的一种症状，是病名；《灵枢·胀论》中的“肺胀”是指病位在肺之胀病，为病名，此病名突显了疾病病机及病位，也明确了肺胀的症状为肺部胀满、咳嗽、喘。

《金匮要略·肺痿肺痈咳嗽上气病脉证治》中明确将“肺胀”作为病名来论述，曰“上气喘而躁者，属肺胀”“咳而上气，此为肺胀，其人喘，目如脱状，脉浮大者，越婢加半夏汤主之”“肺胀，咳而上气，烦躁而喘，脉浮者，心下有水，小青龙加石膏汤主之”，提出肺胀的主症除肺部胀满、咳嗽、喘之外，还有烦躁、短气、目如脱状、脉浮等，用越婢加半夏汤和小青龙加石膏汤治疗。

诸多对《金匮要略》进行注释的著作，皆效仿仲景之意，将“肺胀”作为病名来分析其病因病机、症状与治法。如《金匮要略浅注·肺痿肺痈咳嗽上气病脉证治》曰：“此详肺胀证，而出其正治之方也。”《金匮玉函经二注·水气病脉证治》言：“太阳病……骨节痛，咳而喘，不渴者，此为肺胀，其状如肿，发汗则愈。”《金匮玉函要略述义·痰饮咳嗽病脉证并治》言：“今验肺胀证，多是宿饮为时令触动者，而不必具表候……此与肺胀痈痿之咳嗽不同，而肺胀、痈、痿，乃陡起之证。”《医宗金鉴·水气病脉证并治》言“此又详申风水、皮水、黄汗、肺胀四证之治法也”，本句“肺胀”与风水、皮水、黄汗同为疾病病名而论。《重订广温热论·温热兼症医案》言“寒遏伏热，肺为邪侵，气不通利，肺痹喘咳上逆，一身气化不行，防变肺胀”，此处亦明显将“肺胀”作为病名应用。

（二）肺胀的病因病机

1. 病因

肺胀源于《内经》，发挥于汉代张仲景，成熟于后世历代医家。本病的发生多因久病肺虚，痰瘀潴留，每因复感外邪诱使病情发作或加剧。《症因脉治》说“肺胀之因，内有郁结，先伤肺气，外复感邪，肺气不得发泄，则肺胀作矣”，说明内虚邪乘是本病的始动因素，邪气侵犯后又因机体内在生理状态不同而形成不同的证或产生不同的病理产物。因此中医学中肺胀的病因可分为以下几种。

（1）久病肺虚　若内伤久咳、久喘、久哮、肺痨等肺系慢性疾病迁延不愈，损伤肺阳，累及肾阳，肾阳受损，肺阳更伤。肺气宣发肃降失常，气的升降出入运行不畅，水液不得温化布散，痰饮潴留，内伏于肺，肺气胀满不能敛降而形成肺胀。《景岳全书·咳嗽》说："内伤之嗽，必起于阴分，盖肺属燥金，为水之母，阴损于下，则阳孤于上，水涸金枯，肺苦于燥，肺燥则痒，痒则咳不能已也。"《景岳全书·喘促》说："虚喘者无邪，元气虚也。"《丹溪心法·喘》说："亦有脾肾俱虚，体弱之人，皆能发喘。"

（2）感受外邪　肺虚卫外不固，寒邪易袭，诱使本病反复发作，日益加重。《素问·咳论》说："皮毛者，肺之合也，皮毛先受邪气，邪气以从其合也。其寒饮食入胃，从肺脉上至于肺，则肺寒，肺寒则外内合邪，因而客之，则为肺咳。"《河间六书·咳嗽论》说："寒、暑、燥、湿、风、火六气，皆令人咳嗽。"《症因脉治》说："肺胀之因，内有郁结，失伤肺气，外复感邪，肺气不得发泄，则肺胀作矣。"

（3）痰瘀互结　病久肺气受损，长期受损可导致肺器质性损伤。内有郁结之痰，复感外邪，肺气郁结，气壅于胸，滞留于肺，痰瘀阻结肺管气道，导致肺体胀满，收缩无力，不能敛降而成肺胀。痰饮、痰瘀互结是肺胀发病的重要因素。《素问·逆调论》说："夫不得卧，卧则喘者，是水气之客也。"朱丹溪强调说："哮喘专主于痰。"《血证论》说："内有瘀血，则阻碍气道。不得升降，愈是以壅而为咳，气壅即水壅，气即是水故也。水壅即为痰饮，痰饮为瘀血所阻。则愈冲犯肺经，坐立则肺覆。"

综上，古代医家对肺胀病因的认识可以概括为外感六淫是主要的外因，其中以寒邪为主；肺气虚是主要的内因；痰瘀互结是肺胀复发的主要条件。肺胀的主要病因病机特点可以概括为本虚标实，内脏阳虚是其本，而重在肺、脾、肾三脏阳气之衰。痰饮阻肺是其标，尤以寒饮内停为多。随着疾病的进展，"久病多瘀"，到后期痰瘀相结阻肺，使病情更加复杂难愈。外感六淫、饮食失宜、劳倦过度、情志失调等是本病的诱因，但外感六淫尤其是风寒之邪是其主要的诱发因素。其病位初期在肺，随着病情的日益进展，逐渐累及脾、肾等脏。

2. 病机

古代医家对肺胀的病机也有较多记载。《诸病源候论·咳逆短气候》说"肺虚为微寒所伤，则咳嗽，嗽则气还于肺间，则肺胀，肺胀则气逆，而肺本虚，气为不足，复为邪所乘，壅痞不能宣畅，故咳逆短乏气也”，指出肺胀病机为久病肺虚。《读医随笔·论喘》说：“气急者，寒也。”《丹溪心法·咳嗽》说“肺胀而嗽，或左或右，不得眠，此痰挟瘀血碍气而病”，强调肺胀病机在于痰瘀阻碍肺气。《诸病源候论·上气鸣息候》说“肺主于气，邪乘于肺则肺胀，胀则肺管不利，不利则气道涩，故气上喘逆，鸣息不通”，指出肺胀的病机是“肺管不利”“气道涩”。《类证治裁·喘》说：“肺为气之主，肾为气之根。肺主出气，肾主纳气，阴阳相交，呼吸乃和。若出纳升降失常，斯喘作矣。”《血证论·咳嗽》说“须知痰水之壅，由瘀血使然，但去瘀血则痰水自消”，指出了痰与瘀的关系。从上述可以看出，古代医家对本病的症状有了形象的认识，对其病机进行了深刻的阐述。

肺气亏虚是肺胀的前提和基础，是肺胀发生和发展的内在条件。肺病日久，子耗母气，脾气亦虚；咳喘积年，反复发作，累及肾脏，致肺肾俱虚，脾肾虚损是肺胀病情进展的表现。肺虚不能行水，脾虚不能化津，肾虚不能蒸化，津液不归正化，炼液成痰，痰浊愈益潴留；肺为贮痰之器，痰浊蕴肺，病久势深，肺气瘀滞，肺失治节，心脉失畅，不能鼓动血脉，则血瘀为凝。同时，气虚致血运无力，也易致瘀，由此痰瘀互结互病，胶结难解。

寒饮蕴肺证发生、发展、变化的机制是，寒凉侵袭，卫外郁遏，人身阳气受损，机体阴阳失调，肺阳受损，行水功能失常，通调水道失司；脾阳受损，运化水液功能失常，脾失健运；肾阳受损，主水功能失常，使脾肺阳气的运化和输布水液的功能下降，形成阳气不足，水液不得正常输布，聚而成痰饮，“肺为贮痰之器”，痰饮之邪伏留于肺，影响肺的呼吸功能，感邪即发。

寒饮蕴肺证的形成过程中，肺阳虚是关键病因。肺阳虚则宣发、推动、温煦无力，由脾转输至肺的水液得不到正常输布、运行、温化，则聚而为水饮，水饮壅积于肺，阻塞气道，影响气体交换，表现为本虚标实之寒饮蕴肺证。下面从肺阳虚来看寒饮蕴肺证的形成机制。

（1）形寒饮冷，伤及肺阳　肺为娇脏，不耐寒热，若寒邪外侵，轻则卫阳被遏，肺气壅塞不得宣通，重则肺中阳气受损。外感寒邪，皮毛为肺之合，皮毛受邪则从其外内传于肺。肺为娇脏，病理上，外感六淫之邪从皮毛或口鼻而入，常易犯肺而为病。《临证指南医案·肺痹》说：“肺为呼吸之橐龠，位居最高，受脏腑上朝之清气，禀清肃之体，性主乎降，又为娇脏，不耐邪侵，凡六淫之气，一有所着，即能致病。”若寒邪外侵，内干于肺，易损伤肺阳，影响肺的呼吸及行水功能。肺阳受损，则复受寒邪外袭，外内合邪，水液更不得肺阳气化布散，凝而停积于肺中，阻塞气道，加重呼吸困难，发为寒饮蕴肺证。

（2）寒饮伏肺，肺阳受损　痰饮为水液代谢障碍形成的病理产物，一般以较稠浊的称为痰，清稀的称为饮。痰饮的形成，多为外感六淫，或七情内伤，或饮食不节等，导致脏腑功能失调，气化不利，水液代谢障碍，停聚而形成痰饮。如肺失宣降，津液不布，水道不利，则聚水而生痰饮。痰饮一旦产生，可随气流窜全身，外而经络、肌肤、筋骨，内而脏腑，全身各处，无处不到，从而产生各种不同的病变。痰饮阻肺，可致肺宣降失职，水液不布。因此，痰饮致病能影响人体水液的输布与排泄，使水液进一步停留于体内，加重水液代谢障碍。痰饮内伏于肺，必耗伤肺阳，使肺阳虚弱。反之，肺阳亏虚，温化水液乏权，水湿停聚，又可聚为痰饮。水湿痰饮壅积于肺，而加重肺阳虚。所以二者相互影响。

总之，肺胀乃本虚标实之证，病位在肺，与脾、肾密切相关；气虚是其病理基础，痰浊、瘀血为主要病理因素，肺气闭郁，气机不畅是病机关键。可见，肺胀在病程上为慢性迁延性疾病，正虚邪恋，病情顽缠；在病理上多痰、多瘀，络脉不畅；在临床上表现为下虚上实，本虚标实。

（三）肺胀的诊断与鉴别诊断

1. 临床表现

喘、咳、痰、胀，即喘息气促、咳嗽、咳痰、胸部膨满、胀闷如塞等是肺胀的证候特征。病久可见唇甲发绀、心悸、浮肿等症。兼外邪或调治不当，其变证坏病可见昏迷、抽搐，以至喘脱等。

肺胀由多种慢性肺系疾病后期转归而成，故有长期咳嗽、咳痰、气喘等症状，胸肺膨胀和病变由肺及心的过程是逐渐形成的。早期除咳嗽、咳痰外，仅有疲劳或活动后心悸气短，随着病程的进展，肺气壅塞肿满逐渐加重，叩之膨膨作响，自觉憋闷如塞，心悸气急加重或颜面、爪甲发绀；进一步发展可出现颈脉动甚，右胁下癥积，下肢浮肿，甚至有腹水。病变后期，喘咳上气进一步加重，倚息不能平卧，白黏痰增多或咯黄绿色脓痰，发绀明显，头痛，有时烦躁不安，有时神志模糊，或嗜睡或谵语，或有震颤、抽搐，甚或出现咯血、吐血、便血等。舌质多为暗紫、紫绛，舌下脉络瘀暗增粗。

2. 诊断依据

（1）有慢性肺系疾病病史多年，反复发作，时轻时重，经久难愈，多见于老年人。

（2）临床表现为咳逆上气，痰多，胸中憋闷如塞，胸部膨满，喘息，动则加剧，甚则鼻煽气促，张口抬肩，目胀如脱，烦躁不安，日久可见心慌动悸，面唇发绀，脘腹胀满，肢体浮肿，严重者可出现喘脱。

（3）常因外感而诱发，其他如劳倦过度、情志刺激等也可诱发。

3. 鉴别诊断

肺胀与哮病、喘证均以咳而上气、喘息为主症，有类似之处，但又各不相同。其区别如下。

哮病是一种发作性的痰鸣气喘疾病，常突然发病，迅速缓解，且以夜间发作多见，其证候特点与肺胀的喘咳上气有显著不同。肺胀由包括哮病在内的多种慢性肺系疾病后期转归而成，主要由外感诱发而逐渐加重，经治疗后逐渐缓解，发作时痰瘀阻痹的症状较明显，二者有显著不同。

喘证以呼吸困难为主要表现，可见于多种急、慢性疾病的过程中，常为某些疾病的主要症状和治疗重点。而肺胀由多种慢性肺系疾病迁延不愈发展而来，喘咳上气仅是肺胀的一个症状。从肺胀、哮病、喘证三者的相互关系来看，肺胀可以隶属于喘证范畴，喘证与哮病日久不愈又可发展为肺胀。

（四）肺胀的辨证与治则

1. 辨证要点

（1）明主诉　首先要明确最主要的症状，本病常以胸部胀满，憋闷如塞，气促喘息，咳嗽痰多为主症，有较长喘咳病史。

（2）辨病位　本病病位主要在肺、脾、肾，病久可涉及心、脾、肝、脑。喘息急促，咳吐白痰，病位在肺；呼多吸少，喘声浊恶，病位在肾。实证多责之于肺，虚证多责之于肾。气喘伴大汗淋漓，当属心阳虚脱。

（3）定病性　肺胀的病性当分虚实，实证以寒、热、痰、湿为主，虚证以气阴两虚为主。实证者呼吸深长有余，呼出为快，气粗声高，张口抬肩，咳吐黄白痰；虚证者呼吸短促难续，深吸为快，气怯声低；喘作不重、活动后气难接续，咳嗽无力，咳痰不爽，甚至神志恍惚，属虚实夹杂。一般病久多属虚中夹实。老年人多脏腑虚弱，肺脾肾不足，或因喘咳日久，正气亏虚，病性多为虚证或本虚标实证。一般缓解期以本虚为主，发作期以邪实为主。

2. 治疗原则

本病治疗原则按虚实论治。实证治肺，治以祛邪利气，应区别寒、热、痰、气的不同，分别采用温宣、清肃、祛痰、降气等不同治法。虚证治在肺肾，以肾为主，治宜培补摄纳，针对脏腑病机，采用补肺、纳肾、温阳、益气、养阴、固脱等法。虚实夹杂，当分清主次，权衡处理。治疗应遵“急则治其标，缓则治其本”原则。急性加重期以清热、涤痰、活血、宣肺降气、开窍而立法，兼顾气阴。稳定期以益气（阳）、养阴为主，兼祛痰活血。

3. 临证备要

痰、瘀、虚是肺胀发病的关键环节。肺胀的病理变化为本虚标实。急性加重期病机为痰（痰热、痰浊）壅或痰瘀互阻，气阴受损，时伴腑气不通，以痰瘀互阻为关键。稳定期痰瘀危害减轻但稽留难除，正虚显露而多表现为气（阳）、阴虚损，集中于肺、脾、肾，气（阳）、阴虚损中以气（阳）为主，肺、脾、肾虚损以肾为基。故稳定期病机以气（阳）虚、气阴两虚为主，常兼痰瘀。急性加重期以实为主，稳定期以虚为主。急性加重期常见风寒袭肺、外寒内饮、痰热壅肺、痰湿阻肺、痰蒙神窍等证，稳定期常见肺气虚、肺脾气虚、肺肾气虚、肺肾气阴两虚等证。血瘀既是肺胀的主要病机环节，也是常见兼证，常兼于其他证候中，如兼于痰湿阻肺证则为痰湿瘀肺证，兼于痰热壅肺证则为痰热瘀肺证，兼于肺肾气虚证则为肺肾气虚瘀证。

二、现代医学对肺胀的认识

（一）肺胀概述

慢性阻塞性肺疾病（COPD）属于中医学“肺胀”范畴。COPD是一种具有气流受限特征的肺部疾病，气流受限不完全可逆，呈进行性发展。COPD是呼吸系统疾病中的常见病和多发病，其患病率和死亡率高。在世界上，COPD的死亡率居所有死因的第三位，有逐年增加之势。

COPD与慢性支气管炎及肺气肿密切相关。慢性支气管炎是指支气管壁的慢性、非特异性炎症。如患者每年咳嗽、咳痰达3个月以上，连续2年或以上，并排除其他已知原因的慢性咳嗽，即可诊为慢性支气管炎。肺气肿是指肺部终末细支气管远端气腔出现异常持久的扩张，并伴有肺泡壁和细支气管的破坏而无明显肺纤维化。当慢性支气管炎和肺气肿患者肺功能检查出现气流受限并且不能完全可逆时，则诊断为COPD。如患者只有慢性支气管炎和肺气肿，而无气流受限，则不能诊断为COPD，应视为COPD的高危期。支气管哮喘也有气流受限，但支气管哮喘是一种特殊的气道炎症性疾病，其气流受限具有可逆性，故不属于COPD。一些已知病因或具有特征性病理表现的气流受限疾病，如支气管扩张症、肺结核、弥漫性泛细支气管炎和闭塞性细支气管炎等均不属于COPD。

（二）肺胀的发病机制

COPD确切的病因尚不清楚，可能与下列因素有关。

1. 吸烟

吸烟为COPD重要的发病因素。吸烟者慢性支气管炎的患病率比不吸烟者高2～8倍，吸烟时间越长，吸烟量越大，COPD患病率越高。烟草中的焦油、尼古丁和氢氯酸等化学成分可损伤上皮细胞，使巨噬细胞吞噬功能降低和纤毛运动减退；黏液分泌增加，使气道净化能力减弱；支气管黏膜充血水肿和黏液聚集，引起感染。慢性炎症及吸烟刺激，引起支气管平滑肌收缩，气流受限。烟草、烟雾还可以使氧自由基增多，诱导中性粒细胞释放蛋白酶，抑制抗蛋白酶系统，使肺弹力纤维受到破坏，诱发肺气肿。

2. 职业性粉尘和化学物质

职业性粉尘及化学物质，如烟雾、变应原、工业废气及室内空气污染等，浓度过大或接触时间过长，均可导致与吸烟无关的COPD。

3. 空气污染

大气中的二氧化硫、二氧化碳等有害气体可损伤气道黏膜并有细胞毒作用，使纤毛的清除功能下降，黏液分泌增多，为细菌感染创造条件。

4. 感染

感染是COPD发生的重要因素之一，长期、反复感染可破坏气道的正常功能，损伤支气管和肺泡，病毒、细菌和支原体感染是本病急性加重的重要因素。病毒主要为流感病毒、鼻病毒和呼吸道合胞病毒等；细菌感染以肺炎链球菌、流感嗜血杆菌、卡他莫拉菌及葡萄球菌多见。

5. 蛋白酶－抗蛋白酶失衡

蛋白酶对组织有损伤破坏作用，抗蛋白酶对弹性蛋白酶等多种蛋白酶有抑制作用。正常情况下，弹性蛋白酶与其抑制因子处于平衡状态。蛋白酶增多和抗蛋白酶不足均可导致组织结构破坏，形成肺气肿。

6. 其他

机体的内在因素如呼吸道防御功能及免疫功能降低，营养、气温突变等都可能参与 COPD 的发生和发展。

（三）肺胀的诊断

1. 症状

（1）病史　危险因素：吸烟史、职业性或环境有害物质接触史。既往史：包括哮喘史、过敏史，儿童时期呼吸道感染及其他呼吸系统疾病。家族史：COPD 有家族聚集倾向。发病年龄和好发季节：多于中年以后发病，症状好发于秋冬寒冷季节，常有反复呼吸道感染及急性加重史，随着病情进展，急性加重愈渐频繁。合并疾病：心脏病、骨质疏松症、骨骼肌肉疾病和肺癌等。对患者生活质量的影响：多为活动能力受限、劳动力丧失、抑郁和或焦虑等。慢性肺源性心脏病史：COPD 后期出现低氧血症和（或）高碳酸血症，可合并慢性肺源性心脏病和右心衰竭。

（2）症状　COPD 的特征性症状是慢性和进行性加重的呼吸困难、咳嗽和咳痰。慢性咳嗽和咳痰常先于气流受限多年而存在，然而有些患者也可以无慢性咳嗽和咳痰的症状。常见症状如下。

①呼吸困难　这是 COPD 最重要的症状，也是患者体能丧失和焦虑不安的主要原因。患者常描述为气短、气喘和呼吸费力等。早期仅在劳力时出现，之后逐渐加重，以致日常活动甚至休息时也感到气短。

②慢性咳嗽　通常为首发症状，初起咳嗽呈间歇性，晨起较重，以后早晚或整日均有咳嗽，但夜间咳嗽并不显著，少数病例咳嗽不伴有咳痰，也有少数病例虽有明显气流受限但无咳嗽症状。

③咳痰　咳嗽后通常咳少量黏液性痰，部分患者在清晨较多，合并感染时痰量增多，常有脓性痰。

④喘息和胸闷　部分患者特别是重症患者有明显喘息，听诊有广泛的吸气相或呼气相哮鸣音，胸部紧闷感常于劳力后发生，与呼吸费力和肋间肌收缩有关。临床上如果听诊未闻及哮鸣音，并不能排除 COPD 的诊断，也不能由于存在上述症状而确定哮喘的诊断。

⑤其他症状　COPD 的临床过程中，特别是程度较重的患者可能会发生全身

性症状，如体重下降、食欲减退、外周肌肉萎缩及功能障碍、精神抑郁和（或）焦虑等，长时间剧烈咳嗽可导致咳嗽性晕厥，合并感染时可咳血痰。

（3）体征　COPD 的早期体征可不甚明显，随着疾病进展，常出现以下体征。

①视诊及触诊　胸廓形态异常，如胸部过度膨胀、前后径增大，剑突下胸骨下角（腹上角）增宽和腹部膨凸等，常见呼吸变浅、频率增快、辅助呼吸肌（如斜角肌和胸锁乳突肌）参与呼吸运动，重症患者可见胸腹矛盾运动，患者不时用缩唇呼吸以增加呼出气量，呼吸困难加重时常采取前倾坐位，低氧血症患者可出现黏膜和皮肤发绀，伴有右心衰竭的患者可见下肢水肿和肝脏增大。

②叩诊　肺过度充气可使心浊音界缩小，肺肝界降低，肺叩诊可呈过清音。

③听诊　双肺呼吸音可减低，呼气延长，平静呼吸时可闻及干啰音，双肺底或其他肺野闻及湿啰音，心音遥远，剑突部心音较清晰响亮。

2. 相关检查

（1）肺功能检查　肺功能检查是判断气流受限重复性较好的客观指标，对 COPD 的诊断、严重程度评估、疾病进展、预后及治疗反应等均有重要意义，气流受限是以 FEV_1/FVC 降低来确定的。FEV_1/FVC 是 COPD 的一项敏感指标，可检出轻度气流受限。FEV_1 占预计值百分比是评价中、重度气流受限的良好指标，因其变异性小，易于操作，应作为 COPD 肺功能检查的基本项目。患者吸入支气管舒张剂后的 $FEV_1/FVC < 70\%$，可以确定为持续存在气流受限。

（2）胸部 X 线检查　X 线检查对确定肺部并发症及与其他疾病（如肺间质纤维化、肺结核等）鉴别具有重要意义。COPD 早期胸部 X 线片可无明显变化，以后出现肺纹理增多和紊乱等非特征性改变。主要 X 线征象为肺过度充气，肺容积增大，胸腔前后径增长，肋骨走向变平，肺野透亮度增高，横膈位置低平，心脏悬垂狭长，肺门血管纹理呈残根状，肺野外周血管纹理纤细稀少等，有时可见肺大疱形成。并发肺动脉高压和肺源性心脏病时，除右心增大的 X 线特征外，还可有肺动脉圆锥膨隆、肺门血管影扩大及右下肺动脉增宽等。

（3）胸部 CT 检查　CT 检查一般不作为常规检查。但是在鉴别诊断时，CT 检查有益，高分辨率 CT 对辨别小叶中心型或全小叶型肺气肿及确定肺大疱的大小和数量有很高的敏感性和特异性，对预计肺大疱切除或外科减容手术等的效果有一定价值。

（4）血氧饱和度监测和血气分析　COPD 稳定期患者如果 FEV_1 占预计值百

分比 ＜40%，或临床症状提示有呼吸衰竭或右心衰竭时应监测血氧饱和度。如果血氧饱和度 ＜92%，应该进行血气分析检查。呼吸衰竭的血气分析诊断标准为海平面呼吸空气时动脉血氧分压 ＜60 mmHg，伴或不伴动脉血二氧化碳分压 ＞50 mmHg。

（四）肺胀的现代医学治疗

COPD 的病程可分为稳定期和急性加重期。稳定期患者的咳嗽、咳痰和气短等症状稳定或症状轻微，病情基本恢复到急性加重前的状态。急性加重期患者呼吸道症状超过日常变异范围的持续恶化，并需改变药物治疗方案，在疾病过程中，患者常有短期内咳嗽、咳痰、气短和（或）喘息加重，痰量增多，脓性或黏液脓性痰，可伴有发热等炎症明显加重的表现。

1. 稳定期的管理与治疗

（1）管理

①减轻当前症状　包括缓解症状，改善运动耐量和改善健康状况。

②降低未来风险　包括防止疾病进展，防止和治疗急性加重，减少病死率。

③控制职业性或环境污染　避免或防止吸入粉尘、烟雾及有害气体。

（2）治疗

①药物治疗　药物治疗用于预防和控制症状，减少 COPD 急性加重的频率和严重程度，提高运动耐力和生活质量。根据疾病的严重程度，逐步增加治疗，如没有出现明显的药物不良反应或病情恶化，则应在同一水平维持长期的规律治疗。根据患者对治疗的反应及时调整治疗方案。

A. 支气管舒张剂　松弛支气管平滑肌、扩张支气管、缓解气流受限，是控制 COPD 症状的主要治疗措施。主要的支气管舒张剂有 β2 受体激动剂、抗胆碱药及茶碱类药物。联合应用 β2 受体激动剂、抗胆碱药物和（或）茶碱，可以进一步改善患者的肺功能与健康状况。

B. 激素　COPD 稳定期长期应用吸入激素治疗并不能阻止其 FEV_1 的降低趋势。吸入激素和 β2 受体激动剂联合应用较分别单用的效果好，目前已有氟替卡松 / 沙美特罗、布地奈德 / 福莫特罗两种联合制剂。

C. 其他药物　祛痰药（黏液溶解剂）：常用药物有盐酸氨溴索、乙酰半胱氨酸等。抗氧化剂：应用抗氧化剂（N- 乙酰半胱氨酸、苯甲司坦等）可降低疾病反复加重的频率。免疫调节剂：该类药物对降低 COPD 急性加重的严重程度可能具有一定作用，但尚未得到确证，不推荐作为常规药物使用。疫苗：流行性感冒（流感）疫苗有灭活疫苗和减毒活疫苗，应根据每年预测的流感病毒种类制备，该疫苗可降低COPD患者的严重程度和病死率，可每年接种1次（秋季）或2次（秋、冬季）。肺炎球菌疫苗含有23种肺炎球菌荚膜多糖，虽已用于COPD患者，但尚缺乏有力的临床观察资料。

②氧疗　长期氧疗的目的是使患者在海平面水平静息状态下达到动脉血氧分压＞60 mmHg和（或）使动脉血氧饱和度升至90%，这样才可维持重要器官的功能，保证周围组织的氧气供应。

③通气支持　无创通气已广泛用于极重度COPD稳定期患者。无创通气联合长期氧疗对某些患者，尤其是在日间有明显高碳酸血症的患者或许有一定益处。无创通气可以改善生存率但不能改善生活质量。COPD合并阻塞性睡眠呼吸暂停综合征的患者，应用持续正压通气在改善生存率和降低住院率方面有明确益处。

④康复治疗　康复治疗包括呼吸生理治疗、肌肉训练、营养支持、精神治疗和教育等多方面措施。呼吸生理治疗包括帮助患者咳嗽，用力呼气以促进分泌物清除；使患者放松，进行缩唇呼吸及避免快速浅表呼吸，以帮助患者克服急性呼吸困难等措施。肌肉训练有全身性运动和呼吸肌锻炼，前者包括步行、登楼梯、踏车等，后者有腹式呼吸锻炼等。营养支持的要求应达到理想体重，同时避免摄入高碳水化合物和高热量饮食，以免产生过多二氧化碳。

⑤外科治疗　外科治疗包括肺大疱切除术、肺减容术、支气管镜肺减容术、肺移植术。

2. 急性加重期的管理与治疗

COPD急性加重是指以呼吸道症状加重为特征的临床事件，其症状变化程度超过日常变异范围将导致药物治疗方案改变。COPD急性加重是COPD病程的重要组成部分，因为急性加重可降低患者的生命质量，使症状加重、肺功能恶化，数周才能恢复，加快患者肺功能下降速度，特别是与住院患者的病死率增加相关，加重社会经济负担。

（1）管理　COPD急性加重的诊断主要依靠患者急性起病的临床过程，其特征是呼吸系统症状恶化超出日间的变异，并由此需要改变其药物治疗。主要表现有气促加重，常伴有喘息、胸闷、咳嗽加剧、痰量增加、痰液颜色和（或）黏度改变及发热等，也可出现全身不适、失眠、嗜睡、疲乏、抑郁和意识不清等症状，当患者出现运动耐力下降、发热和（或）胸部影像学异常时也可能为 COPD 急性加重的征兆。气促加重、咳嗽痰量增多及出现脓性痰常提示有细菌感染。

COPD 急性加重的评估基于患者的病史、反映严重程度的体征及实验室检查。病史包括 COPD 气流受限的严重程度、症状加重或出现新症状的时间、既往急性加重次数（总数 / 住院次数）、合并疾病、目前治疗方法和既往机械通气使用情况。对于严重 COPD 患者，意识变化是病情恶化和危重的指标，一旦出现需及时送医院救治。是否出现辅助呼吸肌参与呼吸运动、胸腹矛盾呼吸、发绀、外周水肿、右心衰竭和血流动力学不稳定等征象，也有助于判定 COPD 急性加重的严重程度。实验室检查包括肺功能测定、动脉血气分析、胸部影像学检查、心电图检查及其他实验室检查（如红细胞计数、血细胞比容、白细胞计数）。

（2）治疗　当 COPD 患者症状加重、有脓性痰时，应给予抗生素治疗，若患者对初始抗生素治疗反应不佳，则应进行痰培养及抗菌药物敏感性试验。降钙素原是细菌感染的特异性标志物，可能有助于决定是否使用抗生素。此外，血液生化检查有助于确定引起 COPD 急性加重的其他因素，如电解质紊乱（低钠、低钾和低氯血症等）、糖尿病危象或营养不良等，也可发现合并存在的代谢性酸碱失衡。

COPD 急性加重的治疗目标为最小化本次急性加重的影响，预防再次急性加重的发生。主要治疗原则为根据患者的临床症状、体征、血气分析和胸部影像学检查等指标评估病情的严重程度，采取相应的治疗措施。

①氧疗　氧疗是治疗 COPD 急性加重期住院患者的一个重要部分，氧流量调节以改善患者的低氧血症、保证 88% ~ 92% 氧饱和度为目标，氧疗 30 ~ 60 分钟后应进行动脉血气分析，以确定氧合满意而无二氧化碳潴留或酸中毒，面罩（高流量装置）较鼻导管提供的氧流量更准确，但患者难以耐受。

②抗菌药物　虽然导致急性加重的病原体可能是病毒或细菌，但急性加重期是否应用抗菌药物仍存在争议。目前推荐抗菌药物治疗的指征：呼吸困难加重、痰量增加和脓性痰是 3 个必要症状；脓性痰在内的 2 个必要症状；需要有创或无创机械通气治疗。初始抗菌治疗的建议：对无铜绿假单胞菌危险因素者，主要依据急性加重严重程度、当地耐药状况、费用和潜在的依从性选择药物，病情较轻者推荐使用青霉素、阿莫西林加或不加用克拉维酸、大环内酯类、氟喹诺酮类、第一代或第二代头孢菌素类抗生素，一般可口服给药，病情较重者可用 β- 内酰胺类 / 酶抑制剂、第二代头孢菌素类、氟喹诺酮类和第三代头孢菌素类；有铜绿

假单胞菌危险因素者，如能口服则可选用环丙沙星，需要静脉用药时可选择环丙沙星、抗铜绿假单胞菌的β-内酰胺类，不加或加用酶抑制剂，同时可加用氨基糖苷类药物；应根据患者病情的严重程度和临床状况是否稳定选择使用口服或静脉用药，静脉用药3天以上，如病情稳定可以改为口服。

③支气管舒张剂　短效支气管舒张剂雾化吸入治疗较适用于COPD急性加重期的治疗，对于病情较严重者可考虑静脉滴注茶碱类药物，由于茶碱类药物的血药浓度个体差异较大，治疗窗较窄，监测血清茶碱浓度对评估疗效和避免发生不良反应都有一定意义。由于受体激动剂、抗胆碱药物及茶碱类药物的作用机制及药代动力学特点不同，且分别作用于不同级别的气道，所以联合用药的支气管舒张作用更强。

④激素　住院的COPD急性加重患者宜在应用支气管舒张剂基础上口服或静脉滴注激素，激素剂量要权衡疗效及安全性，建议口服泼尼松30～40 mg/d，连续用10～14天后停药，对个别患者视情况逐渐减量停药；也可以静脉给予甲泼尼龙40 mg，每天1次，3～5天后减量或改为口服。

⑤辅助治疗　在监测出入量和血电解质的情况下适当补充液体和电解质，注意维持液体和电解质平衡，注意补充营养，对不能进食者需经胃肠补充饮食或给予静脉高营养；对卧床、红细胞增多症或脱水的患者，无论是否有血栓栓塞性疾病史，均需考虑使用肝素或低分子肝素抗凝治疗。此外，还应注意痰液引流，积极排痰治疗（如刺激咳嗽，叩击胸部、体位引流和湿化气道等），识别及治疗合并疾病（如冠心病、糖尿病和高血压等）及其并发症（如休克、弥散性血管内凝血和上消化道出血等）。

⑥机械通气　可通过无创或有创方式实施机械通气，无论何种方式都只是生命支持的一种手段，在此条件下，通过药物治疗消除COPD急性加重的原因，使急性呼吸衰竭得到逆转。进行机械通气的患者应有动脉血气监测。

A. 无创通气　根据病情需要可首选此方法，具体应用指征如下。

适应证：具有下列至少1项。呼吸性酸中毒［动脉pH＜7.35和（或）动脉血二氧化碳分压＞45 mmHg］；严重呼吸困难且具有呼吸肌疲劳或呼吸增加的临床征象，或二者皆存在，如使用辅助呼吸肌、腹部矛盾运动或肋间隙凹陷。

禁忌证：符合下列条件之一。呼吸抑制或停止；心血管系统功能不稳定（低血压、心律失常和心肌梗死）；嗜睡、意识障碍或患者不合作；易发生误吸（吞咽反射异常、严重上消化道出血）；痰液黏稠或有大量气道分泌物；近期曾行面部或胃食管手术；头面部外伤，固有的鼻咽部异常；极度肥胖；严重胃肠胀气。

B. 有创通气　在积极的药物和无创通气治疗后，患者的呼吸衰竭仍进行性恶化，出现危及生命的酸碱失衡和（或）意识改变时，宜用有创机械通气治疗，待病情好转后，可根据情况采用无创通气进行序贯治疗，具体应用指征如下：不能耐受无创通气，或无创通气失败，或存在使用无创通气的禁忌证，呼吸或心搏骤停；呼吸暂停导致意识丧失或窒息；意识模糊、镇静无效的精神运动性躁动；严重误吸；持续性尿道分泌物排出困难；心率 <50 次 / 分，且反应迟钝；严重的血流动力学不稳定，补液和血管活性药无效；严重的室性心律失常；危及生命的低氧血症，且患者不能耐受无创通气。

在决定终末期 COPD 患者是否使用机械通气时，还需充分考虑到病情好转的可能性、患者本人及家属的意愿，以及优化治疗条件是否许可。使用最广泛的 3 种通气模式包括同步间歇指令通气（synchronized intermittent mandatory ventilation，SIMV）、压力支持通气（pressure support ventilation，PSV）和 SIMV 与 PSV 联合模式。

三、寒邪与肺胀

（一）对寒邪与肺胀的认识

寒者，冷也。中医学认为，凡致病具有寒冷、凝结、收引特性的外邪，称为寒邪。《素问・阴阳应象大论》说“阴胜则寒”“阴胜则阳病”。寒乃冬季之主气，故冬季多寒病。但寒邪为病也可见于其他季节，如气温骤降、涉水淋雨、汗出当风、空调过冷、内外温差大、长期服用寒凉食物，亦常为感受寒邪的重要原因。张景岳说：“夫寒之为病，有寒邪犯于肌表者，有生冷伤于脾胃者。”寒邪侵入所致病证，称为外寒病证。寒客肌表，郁遏卫阳者，称为“伤寒”；寒邪直中于里，伤及脏腑阳气者，称为“中寒”。

寒饮蕴肺病证的发病充分体现了中医学的“外内合邪”发病观。首先，中医学认为，发病的原理在于邪正的相互作用，是邪正斗争的反映。一方面，强调正气不足是疾病发生的内在因素。《灵枢・百病始生》说：“风雨寒热，不得虚，邪不能独伤人。卒然逢疾风暴雨而不病者，盖无虚，故邪不能独伤人。此必因虚邪之风，与其身形，两虚相得，乃客其形。”另一方面，邪气是疾病发生的重要条件。没有邪气的侵袭，机体一般不会发病。寒饮蕴肺证实为肺阳不足，内生痰饮，积于肺中，复感外寒之邪，影响肺的正常呼吸功能而发病。肺阳不足，肺行水功能失调，水液不布，聚而为饮。肺为贮痰之器，痰饮伏于肺中，形成一种病理产物。而痰饮的形成与肺、脾、肾等脏有关。一般情况下，痰饮多伏而未发，一旦寒邪诱因作用，则感而即发。寒饮蕴肺证的哮喘、肺胀等多在冬季复发。其次，各种寒凉诱因，导致肺阳虚，肺阳温化、推动、输布水液的功能减退，水道失调，水液停聚为饮，留滞于肺，成为宿根。若复有风寒外袭，外寒引触内伏之痰饮即外内合邪，使痰饮内动，阻塞气道，呼吸不利，形成寒饮蕴肺之病证。临床所见寒饮蕴肺之哮喘、肺胀等，每逢气温变冷，温差过大，食用寒凉食物等诱因而发作。正是因伏于肺中之宿根——痰饮被寒邪诱发而致病。《金匮要略心典》说："倚息，倚几而息，能俯而不能仰也。肺居上焦而司呼吸，外寒内饮，壅闭肺气，则咳逆上气，甚则但坐不得卧也。"《症因脉治·哮病》说："哮病之因，痰饮留伏，结成窠臼，潜伏于内，偶有七情之犯，饮食之伤，或外时令之风寒束其肌表，则哮喘之症作矣。"陈修园说："一发则肺腧之寒气与肺膜之浊痰狼狈相依，窒塞关隘，不容呼吸。而呼吸正气，转触其痰，鼾齁有声，非泛常之药所能治，宜《圣济》射干丸主之。"

王洪武寒饮蕴肺证的理论研究及其辨证要点的临床调研指出，寒饮蕴肺证的形成机制是"外内合邪"。内外之寒合并伤肺，致使肺气失调，宣降失职，气逆而上，发生咳嗽、气喘、肺痨、肺胀。病机是两寒相感，外内合邪，中外皆伤。形寒饮冷，伤及肺阳，肺为娇脏，不耐寒热，五脏之中唯肺窍通于天，且外合皮毛，极易着邪。这种"外内合邪"而致肺病的理论思想对临床工作有许多启迪。"外内合邪"造成"重寒伤肺"形成肺阳虚，属本虚标实，故治疗上多采用温阳化饮的方法，解表兼祛里寒，用麻黄、桂枝、细辛、黄芪等辛温之药。

历代医家治肺胀多用温肺化饮、温胃化痰、利湿等方法，如用小青龙汤、麻黄汤等加减。《金匮要略·肺痿肺痈咳嗽上气病脉证治》说："肺痿吐涎沫而不咳者，其人不渴，必遗尿，小便数。所以然者，以上虚不能制下故也。此为肺中冷，必眩，多涎唾，甘草干姜汤以温之。"《读医随笔·肺中伏风有专寒夹温不同》说："专寒是口鼻吸受风寒于内……治之宜用温散，如桂枝、茯苓、干姜、细辛，皆要药也。"《伤寒论纲目·咳》说："而小青龙所主，为水饮与表寒相合而咳者。真武汤所主，为水饮与里寒相合而咳者。"《中西汇通医经精义·五脏所伤》说：

"形寒饮冷则伤肺……治宜温降。"《医灯续焰》说："形寒寒饮伤肺，肺伤少气、咳嗽鼻鸣。(宜小青龙汤、麻黄汤之类。)"《读医随笔·论咳嗽》说："经曰：形寒寒饮则伤肺，咳逆而上气。然饮冷是由胃络入肺也，其声略重，宜温胃，略兼利湿。"《张氏医通·咳嗽》说："咳逆倚息不得卧。小青龙汤主之。"《金匮要略》根据其病证的不同，采用不同的方药，但总体而言，不离"病痰饮者，当以温药和之"之宗旨，所用的方药为小青龙汤、射干麻黄汤、厚朴麻黄汤等，其中的药物多为麻黄、桂枝、干姜、细辛等辛温之品。

（二）古代医籍对寒邪与肺胀的相关论述

"肺胀"一词除代表症状、病名含义外，在历代的文献中亦表示病机，或证候与病机同现，或病名与病机同现，或即为咳嗽上气等含义。如《伤寒论条辨·辨太阳病脉证并治中篇》云"胸满者，肺胀也"，此处"肺胀"为病机，即由肺气胀满所致的胸膈胀满之症。《伤寒悬解·太阳经上篇》云"或火升金燥而为渴，或气阻肺胀而为喘"，此句"火升金燥"是渴症之发病机制，"气阻肺胀"则为喘证之发病机制，即"肺胀"作为病机而论。《伤寒悬解·阳明经上篇》云"太阳与阳明合病，经迫腑郁，胃逆，肺胀，故喘而胸满"，此句"肺胀"既有病名之意，又有致喘而胸满之病机之意。

《诸病源候论》提出肺胀发病有虚、实两个方面。虚证发病机制为"肺虚为微寒所伤，则咳嗽，嗽则气还于肺间，则肺胀。肺胀则气逆，而肺本虚，气为不足，复为邪所乘，壅痞不能宣畅，故咳逆短乏气也"；实证发病机制为"肺主气，肺气有余，即喘咳上气。若又为风冷所加，即气聚于肺，令肺胀，即胸满气急也"。

《太平圣惠方》曰"夫肺气不足，为风冷所伤，则咳嗽。而气还聚于肺，则肺胀……痰饮留滞，喘息短气，昼夜常嗽，不得睡卧也"，提示痰饮留滞是肺胀的主要致病因素。《丹溪心法·咳嗽》曰"肺胀而嗽，或左或右，不得眠，此痰挟瘀血碍气而病"，论述了肺胀的病机为痰挟瘀血，阻碍气机。《证治汇补》对肺胀病因病机的认识更为全面，诸如"痰挟瘀血碍气""风寒郁于肺中，不得发越""停水不化，肺气不得下降""肾虚水枯，肺金不敢下降而胀""气散而胀""气逆而胀"等，且明确指出对肺胀的治疗"当参虚实而施治"。

综上所述，"肺胀"既表示肺胀病的临床证候，又表示发生在肺脏之胀病之名。在后世医家著作中，又可见其作为病机，等同于咳嗽上气或作为咳嗽病证之名等含义出现。因此在阅读、参考、研究肺胀中医古代文献资料时，既要了解古代汉语言叙述特点，又要掌握中医术语及中医理论的特有含义，以辩证的、多方位的思维角度来判断、探求“肺胀”在诸多文献资料中的具体指向，从而透过现象看本质，为更准确地分析、研究中医古代文献资料，对肺胀理、法、方、药等特点的认识而做准备。

（三）寒邪致病的传变过程

《素问·热论》云：“今夫热病者，皆伤寒之类也……伤寒一日，巨阳受之，故头项痛，腰脊强。二日阳明受之，阳明主肉，其脉挟鼻，络于目，故身热目痛而鼻干，不得卧也。三日少阳受之，少阳主胆，其脉循胁络于耳，故胸胁痛而耳聋。三阳经络皆受其病，而未入于脏者，故可汗而已。四日太阴受之，太阴脉布胃中，络于嗌，故腹满而嗌干。五日少阴受之。少阴脉贯肾，络于肺，系舌本，故口燥舌干而渴。六日厥阴受之……”此篇概括了外感热病的一般传变规律。

论及寒邪致病的传变，必须要提及《伤寒杂病论》。《伤寒杂病论》主要是按六经辨证，六经即太阳、阳明、少阳、太阴、少阴、厥阴。三阳经中，太阳主表，阳明主里，少阳主半表半里；三阴经中，太阴主表，厥阴主里，少阴主半表半里。三阳经的传变多由太阳开始，或传入少阳，或传入阳明。在正虚邪盛，机体的抵抗力不足时，也可以传入三阴经。三阴经病多由太阴开始，然后传入少阴、厥阴。

（四）肺胀与寒邪相关证型的治疗

1. 风寒袭肺证

（1）症舌脉　主症：咳嗽，喘息，恶寒，痰白清稀，舌苔薄白，脉紧。次症：发热，无汗，鼻塞，流清涕，肢体酸痛，脉浮。

（2）治法　宣肺散寒，止咳平喘。

（3）代表方药　三拗汤合止嗽散加减。炙麻黄，杏仁，荆芥，紫苏叶，紫苏子，白前，百部，桔梗，枳壳，陈皮，炙甘草。

（4）临证参考与用药　痰多白黏、舌苔白腻者，加法半夏、厚朴、茯苓；肢体酸痛甚者，加羌活、独活；头痛者，加白芷、藁本；喘息明显者，加厚朴。

（5）中成药

①通宣理肺丸

组成：紫苏叶，前胡，桔梗，苦杏仁，麻黄，甘草，陈皮，半夏（制），茯苓，枳壳（炒），黄芩等。

用法用量：每次 7 g（水蜜丸）或 8 ~ 10 丸（浓缩丸），每天 2 ~ 3 次，口服。

功效：解表散寒，宣肺止嗽。

适应证：用于风寒外感所致的咳嗽，发热恶寒，鼻塞流涕，头痛无汗，肢体酸痛。

②杏苏止咳颗粒

组成：苦杏仁，陈皮，紫苏叶，桔梗，前胡，甘草。

用法用量：每次 12 g，每天 3 次，冲服。

功效：宣肺散寒，止咳祛痰。

适应证：用于风寒外感所致咳嗽、气逆。

③感冒疏风颗粒

组成：麻黄，苦杏仁，桂枝，白芍（酒炙），紫苏叶，防风，独活，桔梗，谷芽（炒），甘草等。

用法用量：每次 3 g，每天 2 次，口服。

功效：散寒解表，宣肺和中。

适应证：用于风寒外感所致的发热咳嗽，头痛怕冷，鼻流清涕，骨节酸痛，四肢疲倦。

2. 外寒内饮证

（1）症舌脉　主症：咳嗽，喘息气急，痰多，痰白稀薄、泡沫，胸闷，不能平卧，恶寒，舌苔白滑，脉弦紧。次症：痰易咳出，喉中痰鸣，无汗，肢体酸痛，鼻塞，流清涕，脉浮。

（2）治法　疏风散寒，温肺化饮。

（3）代表方药　小青龙汤合半夏厚朴汤加减。炙麻黄，桂枝，干姜，白芍，细辛，法半夏，五味子，紫苏子，杏仁，厚朴，炙甘草。

（4）临证参考与用药　咳而上气，喉中如有水鸡声，加射干、款冬花；饮郁化热，烦躁口渴、口苦者，减桂枝，加生石膏（先煎）、黄芩、桑白皮；肢体疼痛者，加羌活、独活；头痛者，加白芷。

3. 肺气虚证

（1）症舌脉　主症：咳嗽，乏力，易感冒。次症：喘息，气短，动则加重，神疲，自汗，恶风，舌质淡，苔白，脉细、沉、弱。

（2）治法　补肺益气固卫。

（3）代表方药　人参胡桃汤合人参养肺丸加减。党参，黄芪，白术，胡桃肉，百部，川贝母，杏仁，厚朴，紫苏子，地龙，陈皮，桔梗，炙甘草。

（4）临证参考与用药　咳嗽痰多、舌苔白腻者，减黄芪、川贝母、百部，加法半夏、茯苓；自汗甚者，加浮小麦、煅牡蛎；寒热起伏，营卫不和者，加桂枝、白芍。

（5）中成药

①玉屏风颗粒

组成：黄芪，白术（炒），防风。

用法用量：每次 5 g，每天 3 次，开水冲服。

功效：益气，固表，止汗。

适应证：用于表虚不固，自汗恶风，面色㿠白，或体虚易感风邪者。

②黄芪颗粒

组成：黄芪。

用法用量：每次 4 g，每天 2 次，冲服。

功效：补气固表。

适应证：用于气短心悸，自汗。

4. 肺脾气虚证

（1）症舌脉　主症：咳嗽，喘息，气短，动则加重，纳呆，乏力，易感冒，舌体胖大、边有齿痕，舌质淡，苔白。次症：神疲，食少，脘腹胀满，便清，自汗，恶风，脉沉、细、缓、弱。

（2）治法　补肺健脾，降气化痰。

（3）代表方药　六君子汤合黄芪补中汤加减。党参，黄芪，白术，茯苓，紫菀，浙贝母，杏仁，薤白，枳壳，地龙，淫羊藿，陈皮，炙甘草。

（4）临证参考与用药　咳嗽痰多、舌苔白腻者，加法半夏、白蔻仁；咳痰稀薄，畏风寒者，加干姜、细辛；纳差食少明显者，加神曲、白蔻仁、炒麦芽；脘腹胀闷，减黄芪，加木香、莱菔子、白蔻仁；大便溏者，减紫菀、杏仁，加葛根、泽泻、芡实；自汗甚者，加浮小麦、煅牡蛎。

（5）中成药

①慢支固本颗粒

组成：黄芪，白术，当归，防风。

用法用量：每次 10 g，每天 2 次，开水冲服。

功效：补肺健脾，固表和血。

适应证：用于慢性支气管炎非急性发作期之肺气虚、肺脾气虚证。

②金咳息胶囊

组成：蛤蚧（去头、足、鳞），生晒参，黄芪，川贝母，五味子，桑白皮（蜜制），苦杏仁（炒），玄参，当归，白芍，茯苓，甘草等。

用法用量：每次 4 ~ 5 粒，每天 3 次，口服。

功效：补肺纳气，止咳平喘，理肺化痰。

适应证：用于肺脾两虚、肾不纳气所致久咳痰白，气喘阵作，动则益甚，疲乏无力，畏寒背冷，苔白，脉沉等症。或用于慢性支气管炎迁延、缓解期，轻度慢性阻塞性肺气肿见上述证候者。

③玉屏风颗粒　见“肺气虚证”。

5. 肺肾气虚证

（1）症舌脉　主症：喘息，气短，动则加重，神疲乏力，腰膝酸软，易感冒，舌质淡，舌苔白，脉细。次症：恶风，自汗，面目浮肿，胸闷，耳鸣，夜尿多，咳而遗溺，舌体胖大、边有齿痕，脉沉、弱。

（2）治法　补肾益肺，纳气定喘。

（3）代表方药　人参补肺饮加减。人参，黄芪，枸杞子，山茱萸，五味子，淫羊藿，浙贝母，紫苏子，赤芍，地龙，陈皮，炙甘草。

（4）临证参考与用药　咳嗽明显者，加炙紫菀、杏仁；咳嗽痰多、舌苔白腻者，加姜半夏、茯苓；动则喘甚者，加蛤蚧粉（冲服）；面目虚浮、畏风寒者，加肉桂（后下）、泽泻、茯苓；腰膝酸软者，加菟丝子、杜仲；小便频数明显者，加益智、金樱子；畏寒、肢体欠温者，加肉桂（后下）、干姜。

（5）中成药

①百令胶囊

组成：发酵虫草菌粉。

用法用量：每次 4 ~ 6 粒，每天 3 次，口服。

功效：补肺肾，益精气。

适应证：用于肺肾两虚引起的咳嗽、气喘、腰背酸痛。

②金水宝胶囊

组成：发酵虫草菌粉。

用法用量：每次 3 粒，每天 3 次，口服。

功效：补益肺肾，秘精益气。

适应证：用于肺肾两虚，精气不足所致的久咳虚喘、神疲乏力、不寐、健忘、腰膝酸软。

③固肾定喘丸

组成：熟地黄，附片（黑顺片），牡丹皮，牛膝，盐补骨脂，砂仁，车前子，茯苓，盐益智，肉桂，山药，泽泻，金樱子肉。

用法用量：每次 1.5 ~ 2 g，每天 2 ~ 3 次，口服。

功效：温肾纳气，健脾化痰。

适应证：用于肺脾气虚、肾不纳气所致的咳嗽、气喘，动则尤甚；慢性支气管炎、肺气肿、支气管哮喘见上述证候者。

6. 肺肾气阴两虚证

（1）症舌脉　主症：咳嗽，喘息，气短，动则加重，乏力，自汗，盗汗，腰膝酸软，易感冒，舌质红，脉细、数。次症：口干，咽干，干咳，痰少，咳痰不爽，手足心热，耳鸣，头昏，头晕，舌质淡，舌苔少、花剥，脉弱、沉、缓、弦。

（2）治法　补肺滋肾，纳气定喘。

（3）代表方药　保元汤合人参补肺汤加减。人参，黄芪，黄精，熟地黄，枸杞子，麦冬，五味子，肉桂，紫苏子，浙贝母，牡丹皮，地龙，百部，陈皮，炙甘草。

（4）临证参考与用药　咳甚者，加炙枇杷叶、杏仁；痰黏难咳明显者，加百合、玉竹、沙参；手足心热甚者，加知母、地骨皮；盗汗者，加煅牡蛎（先煎）、糯稻根须。

（5）中成药

①生脉饮口服液

组成：人参，麦冬，五味子。

用法用量：每次 10 mL，每天 3 次，口服。

功效：益气养阴。

适应证：用于气阴两虚证。

②养阴清肺丸

组成：生地黄，玄参，麦冬，川贝母，牡丹皮，白芍，薄荷，甘草。

用法用量：每次 1 丸（9 g），每天 2 次，口服。

功效：养阴清肺，清热利咽。

适应证：用于阴虚肺燥，症见咽喉干燥疼痛，干咳少痰，痰中带血。

③麦味地黄口服液

组成：熟地黄，山茱萸（制），山药，茯苓，牡丹皮，泽泻，麦冬，五味子。

用法用量：每次 10 mL，每天 2 次，口服。

功效：滋肾养肺。

适应证：用于肺肾阴亏，症见潮热盗汗，咽干，眩晕，耳鸣，腰膝酸软等。

（五）转归与预后

以痰蒙神窍、肺肾气虚、阳虚水泛者尤为危重，如不及时控制则预后不良。

1. 老年、病久防止感邪恶化，变证丛生

老年、久病体虚的后期患者，每因感邪使病情恶化，若不及时控制，极易发生变端，出现神昏、痉厥、出血、喘脱等危重证候。因正气衰竭，无力抗邪，正邪交争之象可不显著，故凡近期内咳喘突然加剧，痰色变黄，舌质变红，虽无发热恶寒表证，亦要考虑有外邪的存在，应注意痰的色、质、量等变化，结合全身情况，综合判断。

2. 整体调治，因势利导

由于肺以清肃为顺，以壅阻为逆，肺经受病而咳喘痰壅，治宜宣肺祛痰，此即顺肺之生机，反之为逆。若直接止咳，反致咳嗽迁延不愈，成为肺胀之渐。因此，注重因势利导，透邪则咳自止，豁痰则喘自平。此外，慢性咳喘，冬受风寒湿之邪，痰涎壅盛，而夏令暑燥火使气道干燥，故肺胀多为冬季发作，夏季缓解，采用冬病夏治法常可达到预防性治疗效果。

（六）预防与调摄

1. 化瘀勿忘清肺

患者常见痰热郁阻肺络，气机不畅而致瘀，故应用化瘀药的同时，勿忘配伍黄芩（炙）、枇杷叶、桑白皮、金银花等品，以消解肺热，其代表方剂为太圣肃白方。

2. 活血勿忘固表

患者因血瘀络滞，脏腑失养，正气不足易感外邪。笔者研究团队在玉屏风散基础上化裁出“屏风防感方”，以补肺固卫，扶助正气，有效提高免疫力，减少肺胀的发作次数。

3. 行瘀兼顾扶正固本

肺胀迁延难愈，病至晚期气血阴津均亏耗，脏腑经络失养，阴阳俱虚，故出现喘促气短难续、汗出、口干、唇暗、脉细无力等症状。笔者团队在活血化瘀的同时，注重应用党参、黄芪、熟地黄、山药、山茱萸、麦冬、百合等益气养阴之品，以健脾益肾、纳气固本，调养五脏六腑，从而使喘消咳止，维持正常的生命活动，代表方剂为“泰中济肺饮”“培元啸天饮”。

4. 注重早期预防

尊崇“未病先防，既病防变”之旨，做到肺胀早期预防，以防止其传变。

第六节　寒邪与肺痿

一、中医学对肺痿的认识

肺虚津枯，肺脏失于濡养，导致肺叶痿弱不用的病证称为肺痿。本病为肺脏的慢性虚损性疾病。临床以喘息短气、咳吐浊唾涎沫为主症。

（一）历代医家对肺痿的论述

《内经》中已有肺痿的相关记载，但尚未明确提出“肺痿”这一特定的病名。《素问·至真要大论》云“诸痿喘呕，皆属于上”，指出痿证的病变部位在上焦，病变脏腑责之于肺脏。《素问·痿论》曰：“肺热叶焦，则皮毛虚弱急薄，著则生痿躄也。心气热……虚则生脉痿，枢折挈，胫纵而不任地也。肝气热，则胆泄口苦筋膜干，筋膜干则筋急而挛，发为筋痿。脾气热，则胃干而渴，肌肉不仁，发为肉痿。肾气热，则腰脊不举，骨枯而髓减，发为骨痿。帝曰：何以得之？岐伯曰：肺者，脏之长也，为心之盖也，有所失亡，所求不得，则发肺鸣，鸣则肺热叶焦。故曰：五脏因肺热叶焦，发为痿躄。此之谓也。”该篇所论述的筋痿、肉痿等不同的病证，以肢体萎废不用为主要特点，但尚无明确的内脏痿证记载。

汉代张仲景《金匮要略》第一次明确定义“肺痿”病变名称。其对肺痿的病因、病机、临床表现、辨证论治等均做了较为系统的论述，奠定了后世医家肺痿辨证论治的基础，并专篇论述了肺痿这一疾病的含义、临床表现、鉴别诊断及证治。在《金匮要略·肺痿肺痈咳嗽上气病脉证治》中载有“寸口脉数，其人咳，口中反有浊唾涎沫者何？师曰：为肺痿之病”“热在上焦者，因咳而为肺痿”。本篇所论述的肺脏痿弱、功能不振的病证，属于“脏痿”。张仲景认为，本病病因为“重伤津液”，病机总属“肺燥津伤”“肺气虚冷”两端。肺燥津伤者，“寸口脉数，其人咳，口中反有浊唾涎沫”，可服用麦门冬汤以养阴润燥；肺气虚冷者，“吐涎沫而不咳，其人不渴，必遗尿，小便数”“必眩，多涎唾”，可予甘草干姜汤治疗以温补肺气，扶阳散寒。

晋代葛洪《肘后备急方》治“肺痿”有四方，总体治疗原则是益气滋阴，温阳散寒，润燥固本。隋代巢元方《诸病源候论·肺萎候》扩展了对肺痿病因病机的认识，首提“肺气壅塞”，明确了“邪实”在肺痿发病中的作用，如《诸病源候论·咳嗽病诸候》言“肺主气，为五脏上盖，气主皮毛，故易伤于风邪，风邪伤于腑脏，而气血虚弱，又因劳役大汗之后，或经大下而亡津液，津液竭绝，肺气壅塞，不能宣通诸脏之气，因成肺萎也”。在该篇中，巢元方对本病的转归亦做了探讨，其言“咳唾咽燥欲饮者必愈；欲咳而不能咳，唾干沫，而小便不利者难治”。

唐代孙思邈则强调肺痿以虚为本，重视“正虚”的疾病本质，明确指出本病分为热在上焦和肺中虚冷，认为“肺痿虽有寒热之分，从无实热之例”，治疗上虚寒型肺痿可给予生姜甘草汤、甘草汤，对虚热型肺痿可用炙甘草汤、麦门冬汤等治疗，对《金匮要略》的治法有所补充。王焘《外台秘要》云：“肺气嗽，经久将成肺痿，其状不限四时冷热，昼夜嗽常不断，唾白如雪，细沫稠黏，喘息气上。”其对肺痿的症状进行了总结，并指出肺痿可见大便症，“伤于津液，便如烂瓜，亦如豚脑”。王焘还指出肺痨久嗽，劳热熏肺，肺阴大伤，可进一步发展成肺痿。

宋代陈无择从气血角度补充了肺痿的病机认识。《三因极一病证方论·肺痿肺痈绪论》言“肺为五脏华盖，百脉取气，运动血脉，卫养脏腑，灌注皮毛，将理失宜，气与血乱，则成肺痿肺痈矣”，《圣济总录》提出虚寒肺痿“当以温药和之”的原则等，均丰富了肺痿的治法。元代朱丹溪认为，“肺痿治法，在乎养血、养肺、养气、清金”。清代，众医家在肺痿本虚论的基础上对其治疗方法进行了补充，张璐《张氏医通·肺痿》将其治疗要点概括为生胃津、润肺燥、下逆气、开积痰、止浊唾、补真火、散火热七个方面，旨在“以通肺之小管”“以复肺之清肃”。对“邪实”论亦给予了重视。尤怡在《金匮要略心典·肺痿肺痈咳嗽上气病脉证治》中进一步阐明：“痿者萎也，如草木之萎而不荣，为津烁而肺焦也。”周学海认为，“阴虚血瘀”为其责，《读医随笔·论咳嗽》言“养液行瘀”之法可缓解肺痿络涩瘀滞之证。喻昌则补充了肺痿“逆气”“积痰”“火热”的病机要素，并提出治痿大法，《医门法律·肺痿肺痈门》曰“肺痿者，其积渐已非一日，其寒热不止一端，总由胃中津液不输于肺，肺失所养，转枯转燥，然后成之……《金匮》治法，非不彰明，然混在肺痈一门，况难解其精意。大要缓而图之，生胃津，润肺燥，下逆气，开积痰，止浊唾，补真气以通肺之小管，散火热以复肺之清肃”。同时，喻昌指出了肺痿治疗的宜忌，“凡肺痿病……漫然不用生津之药，任其肺日枯燥，医之罪也……恣胆用燥热之药，势必熇熇不救，罪加等也……故行峻法，大驱涎沫，图速效，反速毙，医之罪也”。沈金鳌《杂病源流犀烛·肺病源流》对肺痿的用药宜忌等亦做了补充，其言“切忌升散辛燥温热”。叶天士《叶选医衡》亦有“患此必十死八九，最为难治”的论述，说明了本病为疑难病、危候，预后差，死亡率高。清代亦有关于肺痿流行病学的记载，《脉诀汇辨》载：“谓戊子、戊午、戊寅、戊申四年也”“谓乙巳、乙亥二年也……民病肺痿寒热咳血。”

《金匮要略·肺痿肺痈咳嗽上气病脉证治》在肺痿的辨证分型方面，论述了“虚热肺痿”的病因、病机、临床表现等，而对于张仲景是否将肺痿分为“虚热”“虚寒”两种证型，后世医家存在一定争议，较具有代表性的医家是清代陈修园和唐容川。

陈修园认为，张仲景将肺痿分为虚热肺痿及虚寒肺痿两证，且提出两种证型均可导致肺燥津枯，肺叶失养成痿。其在《金匮要略浅注》中曰：“肺（不用而）痿（其饮食游溢之精气，不能散布诸经，而但上溢于口，则时）吐涎沫，（且邪气之来顺）而不咳者，（痿则冥顽而不灵也。）其人（以涎沫多，而）不（觉其）渴，（未溺时）必（自）遗尿，（溺时）小便（短而频）数，所以然者，以上（焦气）虚不能制（约）下（焦之阴水）故也。此为肺中冷。（盖肺痿皆由于热，何以忽言其冷？然冷与寒迥别，谓得气则热，不得气则冷，即时俗冷淡冷落之说也。

肺为气主，气虚不能自持于上，则头）必眩。（气虚不能统摄于中，则口）多涎唾，（宜）甘草干姜汤以温之。（经云：肺喜温而恶寒，又云：肺喜润而恶燥。可知温则润，寒则燥之理也。且此方辛甘合而化阳，大补肺气，气之所至，津亦至焉。若草木之得雨露，而痿者挺矣。）”

唐容川则认为，肺痿由虚热所致，“肺中冷”实非肺痿证型，张仲景列于该篇主要是提醒医家遇此情况不应以肺痿论治。唐容川在《金匮要略浅注补正》中曰：“仲景书皆互相比较，以明其意，非板论也……此为肺中冷，仲景著此四字，正是大声疾呼，明其非肺痿之热证，读者不当作肺痿治矣。必眩多涎唾，宜甘草干姜汤以温肺，若作痿症而用清润，则反误矣。”

另外，历代医家均认识到肺痿是多种肺系疾病的慢性转归，肺痈、肺痨、久嗽、喘哮等伤肺，均有转化为肺痿的可能。根据历代文献，关于肺痿病名的认识，自汉至今，其含义甚为明晰，发端于《素问》，病名确立出于《金匮要略》，其病性、病位明确，并一直被绝大多数医家所承认，沿袭至今。

（二）肺痿的病因病机

先天禀赋不足，或久病损肺、药食失宜、情志失节及劳倦内伤等，致肺肾亏虚、肺津不足，加之外感六淫邪毒而导致肺痿。肺痿的基本病机为阳虚、气虚、寒凝、痰阻、血瘀、毒滞，并且寒、痰、瘀、毒痹阻肺络贯穿疾病始终。病位首先在肺，继则影响脾、肾，后期病及于心。病理因素主要为痰毒、瘀毒，且二者之间相互转化，兼夹为病。病理性质多属本虚标实，但有偏实、偏虚的不同，且多以标实为急，标实以痰瘀阻络为主，本虚主要包括阳虚、气虚、阴虚、津伤。

1. 病因

肺痿发生是因先天禀赋不足，或久病损肺，导致肺肾失养，肺津亏虚，加之反复感受外邪，而致肺之气血痹阻肺络，肺叶痿弱不用。另外，药食失宜、情志失节及劳倦内伤也是影响本病发生的因素。其病因大致可分为内、外两个方面。

（1）内因

①先天禀赋不足，肺肾失养　肺痿多发生在50岁以上人群，中医学认为，此年龄阶段的人肾气渐衰，肾不纳气，加之反复感邪，而致肺肾不足，先天禀赋不足是本病发病的重要因素。肺痿有着与其他疾病不同的发病和病情进展，即使感受相同的外邪，也不是每个人都会罹患本病。其根本病因在于先天禀赋不足，素质不强，肾气不足，若久病咳喘，肺气亏虚，与先天之肾虚相合，便成为本病

发病的根本。

②久病损肺　肺居上焦，脏腑娇嫩，不耐寒热，肺热久咳，热伤肺阴，或肺痹虚热，伤及津液，或肺痈发病，热毒伤及肺阴，或消渴病阴虚内热，消耗肺津，肺阴因燥受损，不能濡润肺脏，日久则发为肺痿。或因发病日久，如哮病迁延，久喘而至肺虚等，导致肺气虚耗，逐渐引起人体阳气损伤；阳气失于温煦，肺虚有寒，人体阴津不能发挥其正常生理功能，不能濡养肺脏，反而生为涎沫，则肺叶终致萎废不用。此即《金匮要略》所谓“肺中冷”之类。

③药食失宜　饮食不节，过饥则气血生化乏源，土不生金，肺络失养，因虚致痿；过饱或偏嗜肥甘厚味、辛辣炙煿，或嗜酒成性，而致脾胃损伤，气血生化乏源，肺失濡养而致肺痿；运化水液功能失常，则痰湿（热）内生，内蕴于肺而致肺痿。王焘在《外台秘要》中提出“饮食将息伤热”是导致肺痿的重要环节，而薛立斋更是明确指出“或醇酒炙煿，辛辣厚味，熏蒸于肺”可致肺痿。金代张从正则在《儒门事亲·肺痈》中记述了大量食用樱桃和过量饮酒导致肺痿的案例。张从正还指出误服温燥药物可致肺痿的发生，“慎勿服峻熟有毒之药。若服之，变成肺痿，骨蒸潮热，咳嗽咳脓，呕血喘满，小便不利，寝汗不止，渐至形瘦脉大”。

④情志内伤　《素问·举痛论》云：“百病生于气也，怒则气上，喜则气缓，悲则气消，恐则气下……惊则气乱……思则气结。”说明悲伤过度，耗伤肺气，致肺络失养，日久成痿。另外，情志不畅，郁怒伤肝，肝失条达，气机不畅，日久气郁化火，气火循经上犯于肺，亦发为肺痿。

⑤劳欲过度　巢元方在《诸病源候论》中论及肺痿的病因时说“劳逸大汗”。《景岳全书》亦言“大抵劳伤气血，则腠理不密，风邪乘肺，风热相搏，蕴结不散，必致咳嗽”，指出劳伤气血是肺痿发病的基础。薛立斋指出“劳伤血气，腠理不密”可致“风邪乘肺”而发肺痿，“或入房过度，肾水亏损，虚火上炎”亦可致之，此皆为劳欲之因。

（2）外因　肺为华盖，主皮毛，开窍于鼻，六淫多从皮毛、口鼻侵入人体。反复感受外邪是本病发生的外因。肺痿的发病，在外感邪气中，主要与风、寒、燥、热（暑、温、疠）、毒邪关系密切。

①风　风性善行而数变，属阳邪，多侵袭人体阳位，因肺居高位，为五脏之华盖，在人体上焦，因此肺脏易为风邪侵扰。《素问·太阴阳明论》曰：“伤于风

者，上先受之。”风邪袭肺，肺络失调，气血津液濡养失用，日久肺燥津伤或肺中虚冷，肺叶痿而不用，终致肺痿。巢元方《诸病源候论》曰“虚邪中于肺，肺痿之病也”，指出风邪伤于脏腑可致肺痿；《景岳全书》明言“风邪乘肺”可致肺痿等。风邪在肺痿发病中主要表现为两点：一是风为百病之长，易挟燥、热之邪侵及肺卫；二是风性轻扬开泄，腠理不固，易致诸邪来犯，肺病丛生，转归成肺痿。

②寒　外邪侵袭，重感风寒，邪袭于肺，外闭皮毛，内遏肺气，肺气不得宣畅，气机壅阻，上逆作喘。若风寒表邪未解，郁而化热，邪热壅滞气道；或肺热素盛，寒邪外束，热不得泻，则热为寒郁。肺失宣降，亦可气逆作喘。风热之邪，侵犯肺卫，清肃失司；或邪热内盛，蒸液成痰，痰热瘀阻肺气，升降失常，发为喘逆。饮食不当，过食生冷、恣食肥甘、嗜酒好烟，损伤脾胃，脾失健运，酿生痰浊，上干于肺，肺气不宣，气逆而喘。若痰湿郁久化热，或肺火素盛，痰受热蒸，则痰火交阻于肺，痰壅火迫，肺气不降，上逆为喘。若湿痰转从寒化，可见寒饮伏肺，常因外邪袭表犯肺，引动伏饮，壅阻气道，发为喘促。如复加外感诱发，可见痰浊与风寒、邪热等内外合邪。情志不遂，悲忧伤肺，肺气痹阻；或郁怒伤肝，肝气上逆犯肺；或惊恐伤肾，气机逆乱，肺气升降失调，气逆而喘。久病肺弱，咳伤肺气，肺气虚衰，气失所主，而发生喘促。肺气不足，血行不畅，气虚血瘀，气短、喘促加重。若久病迁延不愈，由肺及肾，或劳欲伤肾，精气内夺，肺之气阴亏耗，不能下荫于肾，肾之真元伤损，根本不固，不能助肺纳气。气失摄纳，上出于肺，出多入少，逆气上奔为喘。若肾阳衰弱，肾不主水，水邪泛滥，干肺凌心，肺气上逆，心阳不振，亦可致喘。肺不主气，肾不纳气，摄纳失常，则气不归原，阴阳不相顺接，则呼吸困难，气浮于上而喘，气短难续，动则益甚，日益加剧。

③燥　肺属金，通于秋气，肺为娇脏，喜润恶燥，燥邪易伤肺及络。燥性干涩，易伤津液，肺络为肺脏布津之通道，燥邪来犯，一方面直接戕伐肺之津液，另一方面使肺络涩滞，影响肺络布津功能，而致肺叶失于濡养，辗转成痿。

④热（暑、温、疠）　热、暑、温邪皆属阳邪，其性炎上，叶天士言“暑由上受，先入肺络”“温邪上受，首先犯肺”“吸入温邪，鼻通肺络，逆传心胞络中”。邪热犯肺，多从口鼻而入，邪气炽张，伤津耗气，肺失气津濡养，肺叶痿弱不用。另外，疠气（具有传染性的外感邪气）侵袭人体，发病急骤，来势凶猛，变化多端，可侵及人体多个脏腑，而肺脏多首当其冲，在邪正剧争后，邪去正亦

虚，日久肺脏痿弱不用。

⑤毒　毒邪学说作为病因学说的一种，近年来备受关注。毒的含义，分析归纳为以下几种：毒即为邪气，是指相对于人体正气的一种致病物质，正气与邪气是相对的，无邪就无所谓疾病；毒为病邪之甚者，指风邪过度偏亢导致的致病因素；毒指疫毒，至明清温病学说兴起后，毒邪逐渐延伸为疫毒，即具有传染性的一类致病物质。肺痿属本虚标实之病证，其病因可责之于毒。根据肺痿的形成过程，毒有内毒和外毒之分。

除外感六淫邪气外，感受“外毒”亦直接损伤于肺，外毒有病毒、菌毒、虫毒、烟毒、粉毒、药毒和放射毒。当今社会，环境污染应属于致病外因之一，其不同于六淫、杂气，而是一种新的病邪——环境毒。环境毒伤人，无论正气是否亏虚，感之均损伤正气。存在于空气中的各种毒性物质为“气毒”，常见的气毒有飘尘、二氧化硫、氮氧化物、一氧化碳及光化学烟雾等。近年来雾霾天气频现，雾霾的成分非常复杂，包括多种化学颗粒物质，能直接进入并黏附、沉积于呼吸道和肺泡中，导致肺组织的不可逆损害，环境气毒吸入肺脏后，直接消耗肺气，降低肺气的抗邪能力。还有烟毒，烟草味辛、性燥、易耗气伤津，为大辛、大热之物，其气酷烈，善耗气伤津，生风动血。吸烟日久，肺液被劫，毒邪蓄积，肺热叶焦而痿。若肺气较强，毒虽伤肺而正仍能抗毒，则毒可被排于体外；正不胜毒则致肺伤毒留，阴阳失衡。吸入气毒直接损伤肺后可导致肺气机不畅、血运失调，引起瘀邪痰浊内阻于肺络，使肺络不通。

所谓内毒，是指因肺脏本身，或因其他脏腑功能失调产生的病理产物，影响于肺。肺为娇脏，不耐寒热，每因外感或内伤致肺脏生理功能失调，病理产物蓄积于体内化为内毒，并由外邪引动发为肺痿。内毒主要包括痰毒及瘀毒。具体可参考下文。

2. 病机

肺痿病变逐渐进展，随着病情加重，病变多从气到血，病变脏腑由肺逐渐影响到脾、肾。肺痿病变脏腑主要在肺，发病原因多系先天禀赋不足，肺肾亏虚；邪气侵袭，耗伤人体。

目前对于肺痿的病因病机认识不一。有学者认为，肺痿可归属于络病范畴，指出其病位在肺络，基本病因可分为外邪、内伤阻络、痰瘀阻络、久病入络四个方面，最终的病机结局为络痹、络瘀。也有学者认为，肺痿具有病位从浅到深、从功能性到器质性病变的特点，将肺痿的病变分为三期，初期主要为气机紊乱、功能失调，表现为外邪侵入人体导致肺络气机失调；中、后期主要为病程日久，肺虚失荣、瘀血痹阻肺络，导致日久虚瘀互结，相互交杂而发病。晁恩祥教授认为，应重视肺主宣降及肺为娇脏的生理规律，提出气虚血瘀、肺肾两虚为本病的主要病机，因此指出治疗本病应重视宣肺降气。可见，肺痿的发生、发展与阳虚、浊邪、痰瘀等密切相关，浊邪、痰瘀皆为阴性病理产物，又可损伤人体阳气，加重病程进展。阳虚贯穿肺痿发生、发展的全过程。多数肺痿患者多因久病、久咳后，肺脏阳气受损，而肺为华盖，又为娇脏，最易受寒邪侵扰；肺阳虚弱，肺气虚冷，不能温化，亦不能固摄津液，由气虚导致津亏，或阴伤及阳，久虚亦可致实，气不化津，津液内停，聚而成痰浊，痰浊易阻滞气机，加重痰浊的生成，阳虚无力推动气血的运行则瘀血内生，而痰浊、瘀血既为病理产物又为致病因素，亦可加重阳气亏虚，以致肺失濡养，渐致肺叶枯萎不用。疾病发展至中后期肺阳亏虚终将损及脾、肾，致脾肾阳虚，温煦无力，阴盛阳虚，病情预后极差。

（三）肺痿的诊断与鉴别诊断

1. 诊断依据

主症：咳嗽，咳吐浊唾涎沫，唾呈细沫稠黏，或白如雪，或带白丝，或不咳，气息短，或动则气喘。

兼症：面色㿠白，或青苍，形体瘦削，神疲，头晕，或时有寒热。

有多种慢性肺系疾病史，久病体虚。

2. 鉴别诊断

（1）肺痿与肺痈　肺痈失治久延，可以转为肺痿，但二者在病因病机、病性、主症、脉象等各方面均存在差异。肺痿多因久病肺虚、误治津伤致虚热肺燥或虚寒肺燥而成，以咳吐浊唾涎沫为主症，病性总属本虚标实而以本虚为主。而肺痈多因外感风热、痰热内盛，致热壅血瘀、蕴酿成痈、血败肉腐化脓而成，以咳则胸痛，吐痰腥臭，甚则咯吐脓血为主症，病性属实。肺痿脉象多为虚数或虚弱，肺痈则为浮数、滑数。

（2）肺痿与肺痨　肺痨是由痨虫入侵所致的具有传染性的慢性虚损性疾病，主症为咳嗽、咯血、潮热、盗汗及身体逐渐消瘦等，与肺痿以吐涎沫为主症有别，但肺痨后期可以转为肺痿。

（四）肺痿的辨证与治则

1. 辨证要点

肺痿病因多强调致虚因素，肺气津液不足为其核心病机，临床表现以虚象为主，特点是肺叶痿弱不用，咳吐浊唾涎沫。肺痿咳吐之涎沫的特点是中间不带痰块，胶黏难出，伴口燥咽干，白沫之泡小于粟粒，轻如飞絮，结如棉球，有时黏在唇边，吐而不爽。需要指出的是，一般肺燥津伤之轻者，肺气布散津液救急于内，多发为无痰之干咳，而虚热肺痿之肺燥津伤较重，部分肺叶痿弱不用，津液有所不至，相对有余，且肺气布散津液之功受损，可致津停、热烁上泛为浊唾。

2. 治疗原则

肺痿初起以寒邪侵袭者居多，寒易伤阳，肺阳首当其冲，极易耗伤，肺阳既虚，津液不布，必聚而成饮，肺朝百脉，阳虚运血无力，血滞为瘀，饮瘀互结，络脉痹阻，凡此皆以肺阳虚为内在病理基础，在此基础上，外感风、寒、湿、热诸邪频频诱发。基于此，笔者团队立温补肺阳为基本大法，经云“辛甘发散为阳”“肺欲收，急食酸以收之，用酸补之”，以辛甘热配合酸甘温的温补法治疗肺阳虚，将温补肺阳、化饮通络作为肺痿的治疗法则。

肺痿虽然有急性发作期与慢性迁延期之分，但治疗应灵活处理好疾病之标本缓急。肺痿患者在急性发作期可能兼挟外邪，不能一味祛邪，一味祛邪必然损伤人体正气，致使肺阳更衰，痰瘀更壅；治疗应在温阳散寒、化痰行瘀的基础上加用疏散外邪之品。因此，肺痿在其发生、发展过程中，由于患者所处的阶段不同，其兼挟证可不尽相同，但“阳虚寒凝，痰滞血瘀”则是其共同病机，故笔者团队主张“温阳散寒，化痰行瘀”为肺痿全程总的施治原则。

3. 治疗方法

（1）扶正益气

①温肺化饮，温阳补肾　先天禀赋不足，肺肾失养。治以温肺化饮，温阳补肾。

温肺化饮：肺痿病程日久，久则肺虚，肺主气功能失常，影响呼吸出入，肺气失宣，通调失司，津液失于布散，则聚为痰饮。《金匮要略》曰“病痰饮者，当以温药和之”，故当温肺化饮，使肺得以温养，宣降正常疏布。临床常用麻黄、干姜、细辛、桂枝之品。

温补肾阳：肾主一身之阴阳，为先天之本。肺为气之主，肾为气之根，长期肺气虚冷致金不生水，肾气虚惫，肺不主气，肾不纳气，则呼吸困难加重。治当温补肺肾，临床常用制附子、真武汤加减。

②从“治痿独取阳明”论治肺痿 “治痿独取阳明”被历代医家奉为痿证的治疗大法。张景岳认为：“阳明虚则血气少，不能润养宗筋，故弛纵，宗筋纵则带脉不能收引，故足痿不为用，此所以当治阳明也。”

“治痿独取阳明”，意在调补脾胃。脾胃为后天之本，吸收水谷精微并输布全身，以营养五脏六腑、四肢百骸，使其发挥正常功能。若脾胃虚弱，水谷精微生成和输布障碍，肌肉不得所养，必致瘦削，软弱无力，而致萎废不用。痿证的形成除与脾胃关系密切外，还与心、肝、肺、肾相关，心主血脉，肝主筋，肺主皮毛，肾主骨，若心、肝、肺、肾精气耗伤，精血津液亏损，则筋脉肌肉失养而弛纵。而脾为后天之本，心、肝、肺、肾之精气充盈需赖脾之运化转输，脾气健运，则心、肝、肺、肾才能精气充盈，筋脉肌肉才能得其所养而不致痿，是以“治痿者，独取阳明”。

由上可知，肺痿与痿证之病机存在相似之处，皆因脏腑津气耗伤，肺叶或筋脉肌肉失养，痿弱不用所致，故“独取阳明”在肺痿的治疗中也占有重要地位。一方面，脾为肺之母，维持肺主气、司呼吸生理功能所需的谷精，谷气与津液均来自中焦脾胃，只有脾气健运，水谷精微才可上输于肺，肺得其所养，才能正常主气、司呼吸，而不致咳、喘；另一方面，脾主运化水液，脾气上输水液于肺，肺气宣降以行水，若脾失健运，水液不化，聚湿生痰，痰随气升，上输于肺，则肺失宣降而见痰、喘、咳，是其标在肺，而其本在脾，故有“脾为生痰之源，肺为贮痰之器”之说。故在肺痿的治疗中，宜调补脾胃，中焦脾胃生理功能正常，则精血津液充盈，肺体得养，肺痿得愈。

（2）活血化瘀

①活血化瘀的重要意义 瘀是影响肺痿进展的重要因素。瘀血不仅是肺痿的病理产物，而且会进一步加重肺痿的进展，因此，活血化瘀药的使用是非常重要的。肺痿是慢性消耗性疾病，久则入络伤血，使得肺间质处于瘀血停留的高凝状态，而瘀血的产生与正虚相关，血不利则为水，血液运行不利易助痰浊等阴性病理产物堆积，而瘀血也属于阴邪，故温通经络，有助于气血的运行及痰浊的消散。在临床中，采用丹参、当归、川芎、赤芍等活血之品的同时，常配入紫苏梗、桂枝等理气温阳之品以助血行。

②临床应用活血化瘀法的注意事项　在临床应用活血法时，应重视以下方面的结合。

化瘀活血与宣降肺气相结合：肺系病久，必导致肺之功能失调，肺失宣降，并出现相关症状，或以咳嗽为主症，或以气喘为主症，故应结合宣降肺气，以利于改善临床症状。

活血与扶正补虚相结合：肺系病久，多为虚实夹杂为患，正虚是其病变的主要方面。肺之虚证，或气虚，或阴虚，或气阴两虚，故应结合益气、养阴之法治疗。临证应详辨虚实之主次，补通并行，或补而兼通，或通而兼补，合理调整补虚与活血的关系。

活血与整体调治相结合：肺系疑难病常与其他脏腑病变联系，如心、脾、肾、大肠等，应注意从整体观念出发，处理好局部与整体的关系，综合舌象、脉象及具体状态，在运用活血法的同时，注意整体调理。

（3）中药治疗特色

①膏方治疗肺痿的优势——养正固本除积　针对病机复杂的肺痿，笔者研究团队独辟蹊径，重视“肺毒”对本病的影响。认为“毒”即一切致病因素的总称，在肺痿患者中着重表现为“痰毒”“瘀毒”。“肺毒”的存在，阻碍了气血津液的生成，加重了肺痿患者对自身精微物质的耗损。

《灵枢·营卫生会》云：“中焦亦并胃中……化其精微，上注于肺脉乃化而为血，以奉生身，莫贵于此。”笔者团队认为，肺痿属于消耗性疾病，痰瘀胶结，上焦郁阻，水津失布、精血难生，虽化痰、逐瘀等攻伐之品可祛邪实，尚不及补养精血。笔者团队考易水学派养正之旨，高度重视“养正祛邪”在治疗肺痿中的积极作用，进一步扩大了“养正积自除”的临床运用。

肺痿患者机体处于日渐消耗的状态，笔者团队遵《内经》“虚则补之”“精不足者补之以味”旨意，于膏方中配以大剂量西洋参、党参、阿胶、鹿角胶、龟甲胶、蜂蜜等，不乏血肉有情之品，补益亏耗之躯。

②减弱糖皮质激素引起的不良反应　现代医学常规采用糖皮质激素联合免疫抑制剂治疗间质性肺炎，患者多表现出不同程度的不良反应。肾阴亏耗，阴虚火旺：激素药性偏阳，归肾经，在外源性激素超生理量长期使用的情况下，其作用机制类似于“壮火食气”，故伤及肾阴（阳盛则阴病）。阴液耗伤，阴不制阳，阳热之气偏旺，患者常表现出烦躁易怒、潮热盗汗、口燥咽干等症状。膏方佐以

滋阴降火类药物，以纠其偏。正气不足，御邪乏力：久用糖皮质激素，部分患者机体免疫力明显下降，辅用提高免疫力药物的同时，其呼吸道、肺内感染的概率仍较高，膏方配伍扶正、补益类中药，可补其虚。中气失运，胆胃失和：久服糖皮质激素可诱发胃、十二指肠溃疡，临床虽配合抗消化性溃疡药物，患者仍有反酸、胃灼热、胃痛等不良反应，膏方配伍理气和胃等芳香类药物可有效缓解胃肠道反应。肾精亏损，骨质疏松：长期使用糖皮质激素，暗耗肾精，精髓空虚，骨骼失养而致骨质疏松，甚则骨折。膏方配伍滋肾填精、滋阴降火类药物，可补其亏。另外，某些中药本身具有类激素作用，能够显著增强和延长激素的疗效，减少激素的服用量。

笔者团队认为，糖皮质激素引发的不良反应复杂多样，与患者先天禀赋、身体素养关系密切，治疗上应因人制宜、随证化裁。

③经验膏方“太圣清肺膏” 基于上述认识，笔者团队本着养正祛邪、标本兼顾的原则，结合数十年临床经验，创制“太圣清肺膏”，并指出，针对肺痿患者本虚标实的根本病机，需灵活把握养正与祛邪的用药分寸，遵循以下组方原则。

攻补兼施：张从正云“先论攻其邪，邪去而元气自复也”，叶天士谓“只要精气复得一分，便减一分病象”。笔者团队认为，太圣清肺膏效法于古，致新于今，扶正祛邪并举，攻补兼施。

固护中焦脾胃：《素问·玉机真脏论》云“五脏者，皆禀气于胃，胃者，五脏之本也”“脾脉者土也，孤脏以灌四旁者也”。《中藏经》言“胃者，人之根本。胃气壮，五脏六腑皆壮也”。脾胃为后天之本，脾胃健运则五脏得养，气血充盛，病势能缓。笔者团队注重培土生金，膏方配以炒白术、茯苓、炒白扁豆、薏苡仁、醋鸡内金、砂仁等药物培补脾胃，助中焦升清降浊之力，并指出脾胃功能健旺是患者预后良好的重要提示。

虫类药物配伍：虫类药物为血肉有情之品，长于通经活络、攻逐破坚，药力峻猛，起效迅速。虫类药与人体比较接近，容易吸收和利用，可起挽澜之功。笔者团队临证配制膏方，每遇喘嗽严重、动则尤甚，或机体瘦削、咳喘不止等重症患者，重用蜈蚣、炒地龙、蛤蚧等，常奏良功。

4. 临证备要

（1）重视调补脾胃 脾胃为后天之本，肺金之母，培土有利于生金。阴虚者宜润燥补胃津；气虚者宜补脾气以温养胃体；肾为气之根，主纳气，补肾可以助肺纳气。

（2）用药忌燥热、苦寒或祛痰峻剂　因肺痿病性属津液枯竭，故应注意养阴生津，不应二次伤津，不宜妄用温燥或寒凉之品，耗伤阴津，应注意君臣佐使的原则。肺痿属虚，故一般忌用峻剂逐水祛痰，宜徐徐图之。

（3）注意病机演变，法随证转　肺痿有虚热、虚寒之分，二者不仅可以相互转化，甚则相兼为患，还可见气阴两虚，阴阳互损，还有虚实寒热错杂之证。病久者可见血瘀，或兼见痰饮等。因此，辨证中应时刻注意病机演变，分清主次，兼顾次证。

二、现代医学对肺痿的认识

（一）肺痿概述

肺痿相当于现代医学的间质性肺疾病（ILD）。ILD 组织病理学以肺泡炎作为早期改变，以纤维化改变为结束，受累范围为肺间质，如结缔组织、淋巴管等，也可累及肺实质，如肺泡上皮细胞、血管内皮细胞等。可见 ILD 是一种最初为炎症性改变，末期纤维化的弥漫性实质性肺疾病（diffuse parenchymal lung disease，DPLD）。

ILD 不是一种独立性疾病，它有 200 多个病种。因 ILD 已知和未知原因，各疾病有各自的病理学特点，表现不尽相同，然而也具有一些共同的特征，如渐进性呼吸困难、放射线多呈弥漫性浸润、肺功能多表现为限制性通气功能障碍、弥散功能减低及血氧下降。本病病程长，破坏了正常的肺组织结构，最终发展为蜂窝肺，即肺间质纤维化，临床表现为呼吸衰竭。ILD 发病隐匿，多数以呼吸困难为主要症状，多伴有运动耐力下降，疾病原因大部分不明，在临床诊治过程中面对不小的挑战，一方面需与肺炎、肺结核等疾病相鉴别；另一方面，不恰当的治疗方案造成患者经济负担增加，病情延误，疾病进一步发展加重，出现合并疾病，肺代偿功能失常，出现呼吸衰竭，甚或死亡。

ILD 常见的 3 种类型：特发性肺纤维化（idiopathic pulmonary fibrosis，IPF）、特发性间质性肺炎（idiopathic interstitial pneumonia，IIP）、结缔组织病相关性间质性肺疾病（connective tissue disease associated interstitial lung disease，CTD-ILD）。

（二）肺痿的发病机制

ILD的发病机制仍然在研究中，认为炎症反应、免疫、胶原调节失衡及氧自由基损伤等的发生可能是其发病机制，但总体上可总结为3个阶段，分别是启动阶段、进展阶段、结局阶段。在ILD的初始启动阶段多为炎症反应，大多是由病毒、细胞因子、毒素、抗原等致病因子产生的。它们的产生主要对上皮间质细胞产生异常损害，最为关键的因素是炎症，这就是初始阶段的病理过程。早期阶段：上皮细胞反复正常的伤口愈合，不仅有炎症细胞干预，还有活性氧的产生，进一步加重上皮细胞损伤，上皮细胞凋亡、功能通路活化可能是由于抗氧化剂和促氧化剂之间的失衡。进展阶段：也就是肺泡炎，上皮、内皮、间质、胶原组织和基底膜、肺微血管内皮细胞损伤等离不开免疫细胞活化，分泌的各种炎症因子的参与，可介导炎症及免疫细胞的活化，还可直接分泌纤维化相关细胞因子及细胞外基质，如结缔组织生长因子（connective tissue growth factor，CTGF）和Ⅰ、Ⅳ型胶原蛋白等。结局阶段：肺纤维化形成，成纤维细胞、肌成纤维细胞增生，细胞外基质沉积，最终肺组织结构破坏，是肺纤维化的特征，肺纤维化的结局为慢性呼吸衰竭。

（三）肺痿的诊断

1. 症状

肺痿主要是指肺部慢性虚弱，以咳嗽、喘息、气促甚至呼吸困难为主要临床表现的一种慢性肺部疾病。而慢性肺部疾病包括ILD、支气管扩张、慢性支气管炎、COPD、肺纤维化、肺心病、肺癌等。可能会出现呼吸困难、口唇紫红、胸痛、失眠多梦、食欲不佳、大便溏薄、尿频尿急、便秘、喘息、胸闷等症状。

2. 相关检查

（1）体格检查

①肺部听诊velcro啰音　肺部听诊velcro啰音是间质性肺炎最常见的体征，也是早期体征，这种啰音表浅、细小、高调，似撕开尼龙扣带时发出的声音，分布以中下肺居多。

②杵状指　表现为手指或足趾末端增生、肥厚、呈杵状膨大，是慢性肺纤维化患者常见的表现，通常提示严重的肺结构破坏和肺功能受损。

③肺动脉高压和肺心病的表现　间质性肺炎进展到晚期，可以出现肺动脉高压和肺心病，进而表现为发绀、呼吸急促、下肢水肿等征象。

（2）影像学检查　胸部X线片和胸部CT检查可以提示患者炎症和肺纤维化的程度，如果胸片正常，也不能排除其他ILD。胸部高分辨率CT（high resolution CT，HRCT）可以更加细致地显示肺实质和肺间质异常的程度和性质。

（3）肺功能检查　间质性肺炎患者以限制性通气功能障碍和气体交换障碍为特征，表现为肺容量包括肺总量、肺活量和残气量均减少，肺顺应性降低，以及弥散量降低。

（4）实验室检查　常规进行全血细胞学、尿液分析、肌酸激酶、肝功能、肾功能、自身抗体和肿瘤标志物检查等，鉴别是否合并感染、肿瘤、全身疾病，特别是自身免疫疾病，这些检查对间质性肺炎的诊断具有重要意义。

（5）支气管镜检查　纤维支气管镜检查可以了解肺部病变的性质，对鉴别间质性肺炎的性质和病因都具有重要作用。

（6）肺活检　对于临床和HRCT特征不能明确诊断的间质性肺炎，通常需要经支气管镜肺活检、经皮穿刺肺活检，以及外科肺活检，明确病理改变。

（四）肺痿的现代医学治疗

肺痿相当于现代医学中的ILD，包括间质性肺炎及后期的肺纤维化，其主要分为两类：病因明确的归属于原发性疾病并发症或称继发性肺间质纤维化；病因不明的称特发性间质性肺炎。许多疾病可以导致ILD，包括职业性或环境相关性肺病，如硅肺、石棉沉着病、慢性铍肺、硬质合金尘肺、放射性肺炎等；药物（如抗肿瘤药物、非甾体抗炎药等）所致的ILD；CTD-ILD，如类风湿关节炎、系统性红斑狼疮、干燥综合征等。随着人类生存环境的变化，大气污染、病毒感染、大量使用某些药物等使ILD发病率日益增高。

肺痿对应现代医学中的弥漫性ILD这一类疾病，根据组织病理学特点，本病可分为不同的种类。鉴于具体发病机制及预后不同，临证时根据影像、病理、临床表现等多学科内容互参，对患者进行明确诊断，给出个体化的治疗方案。

1. 特发性肺纤维化

IPF是发病原因尚未明确的慢性进行性、致纤维化性间质性肺炎的一种特殊类型，患病人群主要为老年人，病变部位主要在肺部，组织病理学表现和（或）胸部影像学特点具有普通型间质性肺炎（usual interstitial pneumonia，UIP）特征。诊断为IPF时需要排除其他不同类型的ILD，包括其他分类的特发性间质性肺炎及与职业环境暴露因素、相关药物肺损伤或全身系统性疾病导致的ILD。

临证治疗时，对于有临床适应证的患者，有条件推荐使用吡非尼酮治疗 IPF 轻、中度患者。同时配合中药减轻本药的胃肠道等不良反应。

2. 隐源性机化性肺炎

隐源性机化性肺炎（cryptogenic organizing pneumonia，COP）属于 ILD 中较为常见、的一型。本病常亚急性起病，多有干咳、不同程度的呼吸困难等症状，患者可伴有厌食、体重减轻。较少见的症状有气道分泌物增多、盗汗、咯血、胸痛和关节痛等。

COP 影像学表现如下。①多发性斑片状肺炎型：双肺多发性斑片状浸润影是最常见、最具特征性的所见，阴影大小不等，可从数厘米至整个肺野。阴影的游走性是最重要的特征。②弥漫性间质性肺炎型：双肺弥漫性不对称浸润影还可以表现为网状、结节状，但没有蜂窝肺。③孤立局灶性肺炎型：孤立局灶性肺浸润影多发生于肺上野，边缘清楚，呈叶段分布。

诊断为本病的条件：亚急性起病；持续干咳、不同程度的呼吸困难，双肺可闻及 velcro 啰音，无杵状指；胸部 X 线片显示弥漫分布的肺泡和肺间质浸润影，具有多发性、多形性、多变性，阴影的游走性是最重要的特征；支气管肺泡灌洗液中淋巴比例增高；抗感染治疗无效，即除外感染性疾病。

本病对激素治疗反应较为敏感，治疗时给予规范疗程和剂量的糖皮质激素，及时控制症状。同时配合中药，减少复发，减轻激素的不良反应。

3. 非特异性间质性肺炎

非特异性间质性肺炎（nonspecific interstitial pneumonia，NSIP）是从 IPF 中分离出来的对糖皮质激素治疗反应较好的一种原发性间质性肺炎。起病通常为慢性，少数患者呈亚急性起病。干咳和逐渐加重的呼吸困难是最常见的症状。一些患者可有乏力、体重减轻、发热等临床表现。两肺可闻及 velcro 啰音，少数患者可见杵状指。胸部 X 线片主要表现为以两下肺分布为主的磨玻璃影或斑片影，也可见部分网格状影。目前关于 NSIP 的治疗以糖皮质激素为首选。HRCT 有大量磨玻璃影患者，激素治疗反应好。

4. 结缔组织病相关性间质性肺疾病

CTD-ILD 部分患者的肺间质纤维化可能由风湿性疾病继发引起，当出现以下症状时应及时检查，以排除风湿性疾病或者明确 ILD 的病因。①疼痛综合征：关节、肌肉、肌腱疼痛相当普遍，四肢大小关节均可累及，以对称性关节痛居多。

晨僵和雷诺现象是重要的伴随症状。②皮肤表现：多数患者有皮肤改变，呈特异性或非特异性。皮肤表现多种多样，如荨麻疹、环形红斑、丘疹性红斑、多形红斑、结节性红斑、面部红斑等。③眼部表现：眼部症状可先于全身症状数月或数年出现。症状有眼部干燥、眼内压增高、白内障、眶肌炎、眼肌麻痹、视力减退甚至失明。④消化系统表现：由于基本病理改变是广泛的小血管炎，消化系统受累范围亦广泛，如胃肠道出血、穿孔或肠梗阻，可危及生命。肝脏受累多见，且可能是突出表现，表现有肝大、黄疸、肝区痛、恶心、呕吐，多以慢性活动性肝炎形式出现。⑤心血管系统表现：心肌、心内膜、心包、传导系统、动静脉均可受累，临床表现为心脏扩大、心率加快、心脏瓣膜区收缩期杂音、心包摩擦音、血压高及各种心律失常，严重者有心力衰竭。⑥肾脏表现：肾脏病变相当普遍，有肾间质炎症、纤维化、膜性肾病、肾小球基底膜增厚、淀粉样变等。临床表现可见浮肿、多尿或少尿、蛋白尿、高血压和急慢性肾衰竭。⑦其他：可有溶血性贫血、血小板减少、口腔溃疡、腮腺肿大、中耳炎、色素沉着症等。

由免疫系统疾病导致的 ILD 与其他 ILD 相比，二者虽然发病原因不同，但 ILD 进展和结果却基本一致，二者皆有呼吸系统的表现，出现乏力、活动后气短、胸闷、咳嗽、无痰或白色泡沫痰。

三、寒邪与肺痿

（一）古代医籍对寒邪与肺痿的相关论述

张仲景《金匮要略·肺痿肺痈咳嗽上气病脉证治》言：“肺痿，吐涎沫而不咳者，其人不渴，必遗尿，小便数。所以然者，以上虚不能制下故也。此为肺中冷，必眩，多涎唾，甘草干姜汤以温之。若服汤已，渴者，属消渴。”后世诸多医家注解此条，如下述。

吴谦《医宗金鉴》言：“咳而不吐涎沫者，肺燥咳也；咳而吐涎沫者，肺热痿也。若似肺痿之吐涎沫而不咳者，此为肺中有冷饮，非为肺中成热痿也。肺中冷，则其人必不渴，遗尿，小便数，头眩，多涎唾。所以然者，以上焦阳虚，不能约制下焦阴水，下焦之水泛上而唾涎沫，用甘草干姜汤以温散肺之寒饮也。如服汤已，渴者，属消渴，谓始先不渴，服温药即转渴者，不但非肺中热，亦非肺中冷，乃胃中热也，则不当以属肺中冷寒饮治之，当以属胃中热消渴治之也。”

唐容川《金匮要略浅注补正》言：“仲景书皆互相比较，以明其意，非板论也，此篇肺痿肺痈为主，因肺痿肺痈必见咳嗽上气，故又举咳嗽上气与肺痿肺痈不同者，以明之也。此节甘草干姜汤证，是因肺痿必吐涎沫，故又举吐涎沫而不咳者，以明其非痿也。修园未知文法，乃以为肺痿正治之方，差误之至。予为之证曰：肺痿之证，自当吐涎沫，然必见咳渴，不遗尿，目不眩，乃为肺痿证也。若吐涎沫而不咳又不渴，必遗浊，小便数，以肺阳虚不能制下，此为肺中冷，仲景着此四字，正是大声疾呼，明其非肺痿之热证，读者不当作肺痿治矣。必眩多涎唾，宜甘草干姜汤以温肺，若作痿症而用清润，则反误矣。或服汤渴者，又为饮一溲二之下消证，亦非肺痿也。层层缴转，以辨其非肺痿，而仲师辨肺痿之真面目尽见，修园混此，以为肺痿正治，岂不滋谬？注肺冷为冷落，尤可笑。"

高学山《高注金匮要略》言："此与前条之痿不同，前条为重亡津液，阳气独胜，故热在上焦，而为肺火自刑之热痿。此则先因肺虚，虚则气削而生阴翳。譬之花痿春寒，叶垂秋冷之象，而为金寒水冷之痿也。吐涎沫者，肺无呵嘘下润之权，且不能收摄其津液而上泛也。无邪火以扰其肺管，故不咳，而亦不烦渴也。肺为水之源，且其气象天，尝有提挚黄泉，传送浊道之妙。肺虚不能提挈，故遗尿，肺寒不能传送，故小便又数也。此非上虚不能制下之故乎？肺中虚冷，天失阳健之德，地必起而上犯清虚，肝以木气上乘，故眩。肾以水气倒注，故多涎沫。虚则补其母，非温脾胃之中土以温肺金，无他法也。重用甘以守中之甘草，使之径趋脾胃。佐以辛温之干姜，是直从中土，升其生金之化，且辛为脾肺所喜之味，温为脾肺所宜之气，明明土息泥香，乘春蒸发，而东风动荡，却化为太空晴暖矣。至于辛则平肝以降眩，甘则制肾而镇涎，又其余事。两味药中，斡旋造化，烘染阴阳，其妙用乃如是也。若服汤已而忽然作渴，是肺中素有伏热未发，故见种种不摄不传之症。得辛甘以挑动之，则伏热顿起而作渴，此属另门之消渴，而非上虚不能制下之肺痿矣。"

李彣《金匮要略广注》言："吐涎沫者，脾为肺母，脾虚不能摄涎也。肺气虚而不逆，故不咳，内无热故不渴也，遗尿、小便数，为下虚。盖肺居上部，膀胱居下部，肺气虚不能约束津液而偏渗膀胱，此上虚不能制下也。虚则必寒，故肺中冷。以肺热则闭癃，肺寒则遗尿，（肺主通调水道，下输膀胱。）《经》所谓水液澄澈清冷皆属于寒是也。《经》云上虚则眩，甘草干姜汤以温肺经。服汤已，渴者，肺中有热，则遗尿便数，非肺痿乃消渴也。《内经》云：肺消者，饮一溲二，死不治。又云：心遗热于肺，传为膈消是也。"

肺痿临床以阴亏虚热者多见，如延治、误治，迁延日久，阴损及阳，虚热可以转化为虚寒。故虚寒肺痿，一因素体阳虚，肺中寒冷；一为虚热肺痿转化所致。但有人认为《金匮要略》此条乃似肺痿的肺中冷证，以其吐涎沫而不咳，与肺痿之吐涎沫而咳对勘，此说可供参考，《医宗金鉴》、何梦瑶、唐容川等皆持此观点。徐灵胎在《兰台轨范》中所言更为中肯，谓“此乃治肺冷之方，非肺痿通用指方也，不得误用”。临证要以病机及证候为主，有是证即用是药。

“吐涎沫”一症，上述诸家解释不同。对虚寒肺痿所致吐涎沫，似应解为上焦有寒，肺冷气沮，肺叶垂痿，不能散布饮食游溢之精气于诸经，而但上溢于口，且无呵嘘下润之权，不能收摄其津液而上泛。另吐涎沫与遗尿、小便数当是相互联系的，故仲景用一“必”字，以道明虚寒肺痿，上不能散布精气以展布化之用，下不能收摄其津液而失治节之权。

魏荔彤注“肺叶如草木之花叶……有冷之痿，如霜杀之则干矣”，对虚寒肺痿做了恰当比喻，并对肺胃之间功能上相互为用做了详尽解释，魏注稍胜一筹。

“上虚不能制下”是对此条病机的高度概括，正应《内经》言“脾气散精，上归于肺，通调水道，下输膀胱”。上虚则寒，故肺中冷，冷则气沮，气失固摄故“必遗尿，小便数”。

“若服汤已，渴者，属消渴”一句示人对肺中冷出现的遗尿、小便数等症与消渴相鉴别。对消渴之因，诸家解释亦不同，《医宗金鉴》认为是胃中热所致；高学山谓是肺中素有伏热未发，得辛甘以挑动之，则伏热顿起而作渴；李彣谓服汤已渴者，肺中有热，非肺痿乃消渴也。综观本条意，李彣注解较确。

（二）肺痿与寒邪相关证型的治疗

1. 风寒犯肺证

症状：咳吐涎沫，不渴，气短憋喘，恶寒重而发热轻，舌苔薄白，脉浮紧。

治法：疏风散寒，宣肺止咳。

代表方：麻黄汤合华盖散。

药物组成分析：麻黄汤由麻黄、桂枝、杏仁、甘草组成；华盖散由麻黄、紫苏子、杏仁、陈皮、桑白皮、赤茯苓、甘草组成。前方宣肺平喘、解表散寒力强，适用于咳喘、寒热身痛者；后方宣肺化痰、降气化痰功著，适用于喘咳胸闷、痰气不利者。若寒痰较重，痰白清稀，量多起沫者，加细辛、生姜；若咳喘重，胸满气逆者，加射干、前胡、厚朴、紫菀。

2. 外寒里饮证

症状：恶寒发热，无汗，身痛，咳喘痰多而稀，胸痞，干呕，浮肿身重，舌苔白滑，脉浮。

治法：温肺化饮。

代表方：小青龙汤。

药物组成分析：方中麻黄、桂枝相须为君，发汗散寒以解表邪，且麻黄又能宣发肺气而平喘咳，桂枝温阳以利内饮之化。干姜、细辛为臣，温肺化饮，兼助麻、桂解表。然而素有痰饮，纯用辛温发散，既恐耗伤肺气，又需防诸药温燥伤津，故配以五味子酸收敛气，芍药和营养血，并为佐制之用；半夏燥湿化痰，和胃降逆，亦为佐药。炙甘草益气和中，又能调和诸药，是兼佐使之用。全方配伍严谨，开中有阖，宣中有降，使风寒解，营卫和，水饮去，宣降有权，则诸症自平。

3. 虚寒证

症状：咳吐涎沫，不渴，短气不足以息，头眩，神疲乏力，食少，形寒，小便数，或遗尿，舌质淡，脉虚弱。

治法：温肺益气，生津润肺。

代表方：甘草干姜汤或生姜甘草汤。

药物组成分析：甘草干姜汤由甘草、干姜组成；生姜甘草汤由人参、生姜、甘草、大枣组成。前方甘辛合用，甘以滋液，辛以散寒；后方则以补脾助肺、益气生津为主。如脾气虚弱，纳少神疲，加白术、茯苓；肺虚失约，涎沫多而尿频者，加益智、白果等；肾虚而不能纳气者，加钟乳石、五味子，另吞服蛤蚧粉（每次 2 g，每天 2 次）。

4. 脾肾阳虚证

症状：咳唾涎沫，而色晄白，四肢不温，怕冷，腰膝酸软冷痛，浮肿，舌淡胖，苔白滑，脉沉细无力。

治法：温补肾阳，实脾利水。

代表方：真武汤。

药物组成分析：方中以大辛、大热的附子为君药，温肾助阳，以化气行水，兼暖脾土，以温运水湿。臣以茯苓、白术健脾利湿，淡渗利水，使水气从小便而出。佐以生姜之温散，既助附子以温阳祛寒，又伍茯苓、白术以散水湿；其用白芍者，乃一药三用，一者利小便以行水气，一者柔肝以止腹痛，一者敛阴舒筋以止筋惕肉瞤。诸药配伍，温脾肾，利水湿，共奏温阳利水之效。

5. 正虚邪实，虚实夹杂证

症状：乏力，语声低微，胸闷，咳嗽，咳唾涎沫，爪甲青紫，面色晦暗。

治法：补虚泻实，通补兼施。

代表方：痰瘀痹阻证治宜化痰平喘，祛瘀通络，可用桃红四物汤加减；肺脾两虚证治宜健脾益气通络，可用生脉散加减；肺肾两虚证根据阴阳侧重分别给予左归丸、右归丸加减；阴阳两亏证可选参附汤以回阳固脱，纳气定喘。

药物组成分析：桃红四物汤由四物汤加红花、桃仁构成。方中熟地黄、当归养血活血，为君药；川芎活血行滞，白芍敛阴养血，红花、桃仁破血行瘀，祛瘀生新，共为臣药。生脉散补肺清心，使元气充而脉复。方中人参甘温，大补肺气，为君；麦冬止汗，润肺滋水，清心泻热，为臣；五味子酸温，敛肺生津，收耗散之气，为佐。参附汤为回阳救逆，益气固脱之要方。方中人参大补元气，益气固脱；附子回阳救逆，补火助阳，散寒止痛。参附配伍，能上助心阳，下补肾阳，中健脾气，气阳同救，起到温而兼润、补而能固的功效。

6. 喘脱证

症状：喘逆剧甚，张口抬肩，鼻翼煽动，端坐不能平卧，稍动则喘剧欲绝，心慌动悸，烦躁不安，面青唇紫，汗出如珠，脉浮大无根，或见歇止。

治法：扶阳固脱，震慑肾气。

代表方：参附汤合黑锡丹。

药物组成分析：参附汤由人参、炮附子、生姜组成；黑锡丹由黑锡、硫黄、阳起石、附子、木香、胡芦巴、小茴香、肉豆蔻、桂心、沉香、川楝子、补骨脂组成。前方扶阳固脱，后方镇摄肾气。可配合蛤蚧粉加入汤方中服用，以温肾阳，散阴寒，降逆气，定虚喘。若阳虚甚，气息微弱，汗出肢冷，舌淡，脉沉细者，加干姜；阴虚甚，气息急促，心烦内热，汗出黏手，口干舌红，脉沉细数者，加麦冬、玉竹，人参改用西洋参；神昧不清者，加丹参、远志、菖蒲；浮肿者，加茯苓、炙蟾皮、万年青根。

（三）转归与预后

肺痿总以本虚为主，但在其发展过程中，多虚实夹杂，其中，痰瘀阻络为其邪实病机特点。气津不足，肺失所养，宣肃失常，肺络不能正常吸入清气化生宗气，而宗气贯心脉行气血，宗气不足致气虚血瘀；肺布津功能失宜，则致津停成痰；痰阻血行，痰凝气滞，气滞血瘀，血瘀津停，痰瘀互结，又“久病多瘀”“久病多痰”“久病入络”，终成痰瘀阻络之象。

上焦虚热，熏蒸肺叶，津枯则痿而不用；若肺气虚寒，则肺叶失于温养，日久亦痿而不用。如清代尤怡《金匮要略心典·肺痿肺痈咳嗽上气病脉证治》所云：“肺为娇脏，热则气烁，故不用而痿；冷则气沮，故不用而痿。”清代魏荔彤《金匮要略方论本义》所言更为形象：“肺叶如草木之花叶，有热之痿，如日炙之则枯；有冷之痿，如霜杀之则干矣。”然阴阳互根，上焦虚热与肺气虚寒可相互影响。盖上焦虚热，肺津不足，肺失濡养，阴病及阳，可致肺中虚冷。而肺气虚寒，温化失权，亦可致肺津生化不足或气不布津，致肺津相对不足。清代陈修园《金匮要略浅注》据《内经》“肺喜温而恶寒”“肺喜润而恶燥”之论，认为肺“温则润，寒则燥”，肺中虚冷确可致肺津不足。可见，在肺痿形成之初，上焦虚热与肺中虚冷病机可单见，但随着疾病进展，二者必兼夹，而肺津不足将贯穿肺痿疾病发展的始终。

另外，肺痿本身既可由某些肺病实证转化而来，疾病进展过程中又可因虚致实，导致痰、瘀、气滞等邪实征象，根据患者体质、病因、病程长短等因素的不同，肺痿患者邪实的偏重亦有所异，应具体分析，不得一概而论，但总以痰瘀阻络为其邪实关键。又“子病及母”“金水相生”，肺朝百脉，助心行血，肝与肺共司气机升降及气血运行，故肺痿日久，可影响脾胃、肾、心、肝之功能，表现相应症状，当知犯何逆，随证治之。

（四）预防与调摄

预防的重点在于积极治疗哮喘等肺部疾病，防止其向肺痿转变，同时，根据个人情况，加强体育锻炼；慎起居，生活规律，视气候随时增减衣服。时邪流行时，尽量减少外出，避免接触患者。

本病治疗时间长，要劝说患者安心养病，不可急躁。注意耐寒锻炼，适应气候变化，增强肺卫功能。戒烟，减少对呼吸道刺激，以利肺气恢复。饮食清淡，忌寒凉油腻。居处要清洁，避免烟尘刺激。

第七节　寒邪与悬饮

一、中医学对悬饮的认识

悬饮为痰饮之一，痰饮是指体内水液输布、运化失常，停聚于某些部位的一类病证。痰，是指水一类的可以“淡荡流动”的物质；饮，也是指水液，作为致病因素，则是指病理性质的液体。汉代张仲景在《金匮要略》中首创“痰饮”病名，并立专篇加以论述。痰饮有广义与狭义之分。广义的痰饮是诸饮的总称，狭义的痰饮是诸饮中的一个类型。由于水液停积部位不同，痰饮（广义）分为痰饮（狭义）、悬饮、溢饮、支饮四类。“悬饮”始见于《金匮要略·痰饮咳嗽病脉证并治》，如“饮后水流在胁下，咳唾引痛，谓之悬饮”“脉沉而弦者，悬饮内痛”，属于广义痰饮之范畴。由于肺气不足，外邪乘虚侵袭，肺失宣肃，肺络郁滞，气不布津，以饮邪停聚于一侧或双侧致胸胁胀痛为主。常表现为疼痛持续不解，且于呼吸、咳唾、转侧时加重，并伴有肋间饱满、咳嗽、咳痰等肺系症状。

（一）历代医家对悬饮的论述

痰饮是指肺、脾、肾三脏功能异常和三焦气化失常，水液在体内运化输布失常，停积于某些部位的一类病证。《内经》无“痰”之证，而有“饮”“饮积”之说。悬饮是肺系疾病的常见病证之一，属痰饮病的范畴，故历代医家多并入痰饮病中进行阐述。本病多因素体不强，或原有其他慢性疾病，肺虚卫弱，时邪外袭，肺失宣通，饮停胸胁，络气不和。若饮阻气郁，久则可以化火伤阴或耗损肺气。

关于“饮”之名，最早见于《素问·经脉别论》，如“饮入于胃，游溢精气，上输于脾，脾气散精，上归于肺。通调水道，下输膀胱，水精四布，五经并行”，论述了正常的水液代谢。《素问·至真要大论》载“岁太阴在泉……湿淫所胜……民病饮积心痛”“太阴之胜……饮发于中”；《素问·六元正纪大论》载“土郁之发……民病心腹痛……饮发注下”“太阴所至，为积饮痞隔”。上述论述，是对痰饮认识的开端，至汉代张仲景始有“痰饮”名称。综上所述，饮作为病理产物，其产生与脾肾功能失调，湿邪淫溢有密切关系。此外，古人重视天人合一，重视季节因素、环境变化对疾病产生的影响，指出六淫中湿邪偏胜可加剧饮邪的生成，与太阴脾土有关。

汉代张仲景在《金匮要略》中立专篇论述“痰饮”，开创了系统讲述“痰饮”病因病机的先河。《金匮要略·痰饮咳嗽病脉证并治》云：“问曰：夫饮有四，何谓也？师曰：有痰饮，有悬饮，有溢饮，有支饮。问曰：四饮何以为异？师曰：其人素盛今瘦，水走肠间，沥沥有声，谓之痰饮。饮后水流在胁下，咳唾引痛，谓之悬饮。饮水流行，归于四肢，当汗出而不出汗，身体疼重，谓之溢饮。咳逆倚息，气短不得卧，其形如肿，谓之支饮。”根据饮邪致病性质、部位、临床特征的不同，创造性地将“饮”分为痰饮、悬饮、支饮、溢饮四类。文中指出“病悬饮者，十枣汤主之”，简要而完备地论述了悬饮病的证治方药。该篇提出了“病痰饮者，当以温药和之”的基本治疗原则，至今仍为临床遵循。后世医家受张仲景思想的影响，对形成痰饮的病机阐述也较多。

《医门法律·痰饮留伏论》言：“虚寒痰饮，少壮十中间见一二，老人小儿，十中常见四五。若果脾胃虚寒，饮食不思，阴气痞塞，呕吐涎沫者，宜温其中。真阳虚者，更补其下，清上诸药不可用也。”

宋代严用和《济生方》指出，“人之气道，贵乎顺，顺则津液流通，决无痰饮之患，调摄失宜，气道闭塞，水饮停于胸膈，结而成痰”，从气与水的关系来论述痰饮病机，明确阐明了气滞津凝则生痰饮，甚为精辟。

宋代杨仁斋所著《仁斋直指方》将“痰”与“饮”的概念做了明确区分，指出饮清稀而痰稠浊。

金元四大家之一的朱丹溪论痰饮时主要强调病中皆有兼痰，“凡人身上中下有块者多是痰……痰挟瘀血，遂成窠囊”。

金元时期张子和《儒门事亲·饮当去水温补转剧论》认为本病成因有五，“有愤郁而得之者，有困乏而得之者，有思虑而得之者，有痛饮而得之者，有热时伤冷而得之者。饮证虽多，无出于此”。又说“夫治病有先后，不可乱投，邪未去时，慎不可补也；大邪新去，恐反增其气，转甚于未治之时也”，反对治疗饮证妄用温补。

明代张景岳《景岳全书·痰饮》认为，“痰之与饮，虽曰同类，而实有不同也，盖饮为水液之属，凡呕吐清水及胸腹膨满，吞酸嗳腐，渥渥有声等证，此皆水谷之余，停积不行，是即所谓饮也。若痰有不同于饮者，饮清澈而痰稠浊，饮惟停积肠胃，而则痰则无处不到。水谷不化而停为饮者，其病全由脾胃；无处不到而化为痰者，凡五脏之伤皆能致之”，强调治疗痰饮“当知所辨而不可不察其本也”。

明代戴元礼《证治要诀·停饮伏痰》言：“故善治痰者，不治痰而治气，气顺则身之津液，亦随气而顺矣……病痰饮而变生诸证，不当为诸证牵掣，妄言作名，且以治饮为先，饮消则诸证自愈。”此述提示治病当审证求因，示人以规范。

《临证指南医案·痰饮》邹滋九按语：“总之痰饮之作，必由元气亏乏及阴盛阳衰而起，以致津液凝滞，不能输布，留于胸中。水之清者，悉变为浊，水积阴则为饮，饮凝阳则为痰……阳盛阴虚则水气凝而为痰，阴盛阳虚则水气溢而为饮。”

清代叶天士在总结前人治疗痰饮病的基础上，提出了“外饮治脾，内饮治肾”的治疗大法，迄今仍为临证所遵循，为临床治疗拓宽了思路。近代学者提出“痰瘀同源”的理论，以活血化瘀治疗痰饮，可取得独特疗效。

（二）悬饮的病因病机

正常生理情况下，水液的输布排泄主要依靠三焦的气化作用和肺、脾、肾的功能活动。三焦气化失宣是形成痰饮的主要病机。三焦司全身的气化，为内脏的外腑，运行水谷津液的通道，气化则水行，若三焦失通失宣，阳虚水液不运，必致水饮停积为患。《圣济总录·痰饮统论》说：“夫三焦者，水谷之道路，气之所终始也。三焦调适，气脉平匀，则能宣通水液，行入于经，化而为血，灌溉周身。三焦气涩，脉道壅闭，则水饮停滞，不得宣行，聚成痰饮。”《素问·经脉别论》曰：“饮入于胃，游溢精气，上输于脾，脾气散精，上归于肺，通调水道，下输膀胱，水精四布，五经并行。”此外，肝失疏泄，气机不利，津液凝聚为痰，加剧了痰饮的形成。悬饮病因主要为外感寒湿、饮食不当、劳欲体虚、久病失治误治、正气不足等，病位在胸胁的一侧或两侧，主要涉及肺、脾、肾和三焦等脏腑。病机为中阳素虚，复加外感寒湿，饮食、劳欲所伤，三焦气化失宣，肺、脾、肾对津液的通调转输蒸化失职，阳虚阴盛，水饮内停，积于胁下，故中阳素虚，脏气不足，实是发病的内在病理基础。病理性质总属阳虚阴盛，输化失调，因虚致实，水饮停积为患。《症因脉治》说“悬饮之因，饮食不节，水浆不忌，脾肺不能运化，水流在胁下，上攻肺家，故咳而吐，气逆，阻绝肝胆生升之令，是以痛引胸胁，是成悬饮之症矣”，明确指出了悬饮病的发病原因及机制。

1. 病因

（1）外感邪气　风、寒、暑、湿、燥、火六淫之邪皆可侵袭机体，扰乱气机，影响脏腑经络化气行水的功能，以致发为本病，多受寒湿的影响。寒湿属阴，易伤阳气，且寒性收引、凝滞，湿性重浊、黏腻，皆易阻碍气机，影响津液的正常输布。寒邪外袭，肺合皮毛，则肺气郁遏，津液不得宣发输布，水饮流注于胁下；或因气候湿冷，或冒雨涉水，坐卧湿地，寒湿之邪侵袭肌表，困遏卫阳，致使肺不能输布水津，脾无以运化水湿，水津停滞，积而成饮。亦有因感染痨虫所致，古人认为“痨虫”内侵，从口、鼻、皮毛而入，首犯肺卫，由表入里致病。

另外，现代环境中某些物理、化学性致癌因子等侵入人体，气、痰、湿、瘀、毒聚结成瘤，血脉不畅，血不利则为水，聚而成饮，停于胁下成为悬饮。

（2）饮食不当　凡暴饮过量，平素喜嗜膏粱厚味，恣饮冷水，进食生冷；或炎夏受热及饮酒后，因热伤冷，冷热交结，中阳被遏，脾失健运，湿从内生，水液停积而为痰饮。如《金匮要略·痰饮咳嗽病脉证并治》说：“夫病人饮水多，必暴喘满；凡食少饮多，水停心下，甚者则悸，微者短气。”若夏季过度贪凉，冬季不注意防寒保暖，不仅耗伤阳气，还损伤脾胃，津液代谢失调，寒湿内生，水湿不化而聚于内，聚而为痰、为饮，流结于胸胁。

（3）劳欲体虚　水液属阴，全赖阳气之温煦蒸化输转。劳倦、纵欲太过，或久病体虚，肾精亏虚，气化不利，伤及脾肾之阳，水液失于输化，亦可停而成饮。若体虚气弱，或劳倦太过之人，一旦伤于水湿，更易停蓄为病，甚则凌心射肺致心悸、喘咳。如《儒门事亲·饮当去水温补转剧论》认为“人因劳役远来，乘困饮水，脾胃力衰”，亦为饮停之因素。

（4）七情所伤　七情之气，各有所伤，使脏腑功能失调；七情所伤，气机不畅，脉络受阻，津液无以正常输布，而偏渗胸胁，聚结成饮，尤其性情暴躁者。肝主疏泄，条达气机，对于津液代谢具有重要意义，且胁下为肝胆经循行之部位。另外，肝木郁遏而克脾土，或忧思伤脾，脾失健运均可导致水湿内停，聚而为饮，停于胸胁。

（5）正气不足　津液代谢“其制在脾，其本在肾”，久病体虚，或年老体衰，正气虚弱，特别是脾、肾二脏的虚损在本病发病中有更为重要的作用。脾气亏虚，不能运化水湿；肾气亏虚，则不能蒸腾，以致水液不运，停而成饮，或聚于胸胁，发为本病。

2. 病机

（1）基本病机　悬饮作为广义痰饮的一种，是临床中较为常见的肺系疾病，与肺、脾、肾功能失常及三焦气化失宣有关。肺居上焦，主气，有宣发肃降、通调水道之功。若因肺气失宣，通调失司，津液失于布散，则聚为痰饮。脾居中州，主运化，有运输水谷精微之功能，若因湿邪困脾，或脾虚不运，均可使水谷精微不归正化，聚为痰湿。肾为水脏，处下焦，主水液气化，有蒸化水液、分清泌浊的职责。若肾气、肾阳不足，蒸化失司，水湿泛滥，亦可导致痰饮内生。“三焦者，决渎之官，水道出焉”，三焦主司全身气化，沟通内外，为水谷津液运行之通道。悬饮之为病，当属脏腑经络功能失调，津液代谢失常，饮邪渗流于胸胁之下，停积不散，如物悬空，影响气血阴阳正常的升降输布，而发生以咳嗽、气急、胸胁疼痛等为主要表现的肺系病证。

①五脏生痰　肺生痰饮：肺的生理功能是主气，司呼吸，通调水道。肺主通调水道，是指肺的宣发和肃降作用对体内津液的输布、运行和排泄有疏通和调节作用。人体的水液虽由脾胃而来，但水液的输布、运行和排泄依赖于肺的疏通和调节，以维持动态平衡，故有“肺为水之上源”之说。当外邪袭肺或肺脏自病，导致肺宣降失司，通调水道、输布津液功能失常，则可以出现津液停滞，不归正化，聚湿生痰的病理变化。痰贮于肺，肺气不利，痰涌气道而发，必致咳嗽、咳痰。可见，肺生痰饮是由肺失通调水道而对水液疏通和调节能力下降所致。

脾失健运，化生不利，痰饮内生：脾胃为后天之本，气血生化之源。脾主升清，胃主降浊。脾胃功能健运，则胃受纳腐熟、脾运化升清功能正常而化生水谷精微物质，脾胃健运失司，日久清阳不升，浊阴不降，水谷精微失于输布，停留中焦，滋生湿浊。如患者平素嗜食膏粱厚味、醇酒肥甘及辛辣腥腻之品，影响脾胃功能，水谷不归正化，谷反为滞，水反为湿，酿生痰浊水湿。或过食生冷寒凉，脾阳失展，水谷化为痰湿。此外，思虑、劳倦过度也可伤脾而影响其运化功能，造成水湿内停而痰饮内生。由于脾胃中土为运化水谷的首要脏腑，功能失司会直接导致痰湿的产生，故有“脾为生痰之源”一说。

肾元不足，阴阳偏衰，间接生痰：肾阳为元阳，一身阳气之根本，肾阳虚衰，则蒸腾气化失常，气血津液代谢失调，易产生水饮、瘀血等病理产物，故云人身之水为肾所主，阳虚当为悬饮发病之根本。肾主水，主持和调节人体津液代谢，这一作用主要依靠肾阴、肾阳的平衡来完成。当出现肾元不足，阴阳偏衰时，会对津液代谢产生影响。分言之，各种原因导致肾阳不足时，蒸腾气化水液的能力下降，水湿不化，泛滥为害，泛滥于肌肤则为水肿，凌心射肺则心慌、咳嗽、憋喘、呼吸困难、不能平卧。肺受水饮影响，输布功能失司，从而产生痰湿，与水饮相合则为痰湿水饮，潴留于肺，胶结为害。当肾阴不足时，阴不制阳，虚火内生，煎熬津液成痰，痰邪随气机升降到达肺，影响肺的生理功能。

肝失疏泄，气机不利，津液化痰：悬饮所涉及之脏腑，一般认为主要是肺、脾、肾、三焦，并且以上焦与肺为重点，但从悬饮的病位考虑，胸为肺之所居，胁为肝之所居，饮停胸胁，影响肝之疏泄、肺之肃降，使水失运化而加重病情。肝木主升，肺金主降，二者的协调对于理顺津液代谢的气机亦具有重要意义。

“三焦者，决渎之官，水道出焉”：这是对三焦运化水液的生理概括。全身的水液代谢是由肺、脾、肾的协同作用完成的，但必须以三焦为通道，才能正常地升降出入。三焦气化不利则变证由生。当肺、脾、肾三脏功能失调时，影响三焦的气化作用，则水液运化失常，或产生水饮，或产生痰湿，出现相关的脏腑病证。可见，他脏生痰饮指的是除了肺之外的脏腑功能失调导致痰饮的产生。饮邪渗流于胸胁之下，出现咳嗽、憋喘、胸胁疼痛等悬饮证候。

②水瘀互结　中医学认为，“津血同源”。津液是血的组成部分之一，脉外津液经孙络渗入血脉之中，即成为血液的基本成分。饮停，则津液不能入脉中，血中津液随之减少，血液循环障碍，滞涩不畅而生瘀血；瘀血形成之后又可阻滞气机，影响津液的输布，导致水液停蓄，形成气滞血瘀水停的状态。临床实践发现，本病病机始终存在“水瘀互结”，因气机不利，络气失和，脉络痹阻，水饮与瘀滞互为因果。

③正虚邪结　本病多为机体正气内虚，邪毒瘀结，气化功能失调，津液停滞，留居胸胁而成饮邪，以脾失健运为关键。本病系痰瘀疫毒聚结于胸肺，气机闭郁，影响肺、脾、肾气化功能，致肺失宣肃通调之职，气化功能失常，进而水停为饮，入于胁下，上迫胸肺，壅塞胸中，痹阻胸阳。

（2）致病特点　痰饮一旦产生，可随气机流窜全身，外至经络、肌肤、筋骨，内至五脏六腑，全身各处，从而产生各种不同的临床病变。正如沈金鳌在《杂病源流犀烛》中所说：“其为物则流动不测，故其为害，上至巅顶，下至涌泉，随气升降，周身内外皆到，五脏六腑俱有。”概括起来，痰饮有以下几个方面的致病特点。

①阻滞气血运行　从病理产物角度而言，痰饮为有形之邪，能够随气升降，

或停留于经脉，或留滞于脏腑，阻滞气机，妨碍血行。若留滞于脏腑，则阻滞脏腑气机，使脏腑气机升降失常，出现不同的脏腑病证。如痰阻于肺，肺气失于宣降，则见胸闷气喘、咳嗽吐痰等；痰停于胃，胃气失于和降，则见恶心、呕吐等；痰浊闭阻心脉，血气运行不畅，可见胸闷、心痛等。

②影响水液代谢　痰饮本为水液代谢失常的病理产物，但是痰邪形成之后，又可作为一种继发性的致病因素反过来作用于人体，进一步影响人体肺、脾、肾等脏腑的功能活动，影响水液代谢。如痰湿困脾，脾气不升，可致水湿不运；痰邪阻肺，肺气宣降失职，可致水液不布；痰邪停滞下焦，影响肾气的蒸化，可致水液停蓄。因此，痰邪致病能影响人体水液的输布与排泄，使水液进一步停留于体内，加重水液代谢障碍，出现相关临床症状。

③易于蒙蔽心神　从病性而言，痰为浊物，与心神性喜清净相反。因此，痰饮为病，随气上逆时，易于蒙蔽清窍，扰乱心神，使神明活动异常，出现头晕目眩、精神不振等症，或者痰浊上犯，与风、火相合，蒙蔽心窍，扰乱神明，引动肝风，导致出现神昏谵妄，或引起癫、狂、痫等病。

④致病广泛，变化多端　痰饮能随气流行，内至五脏六腑，外而四肢百骸、肌肤腠理，一旦停滞可致多种疾病。由于其致病面广，发病部位不一，且又易兼邪致病，因而在临床上形成的病证也繁多，症状表现更是十分复杂，从而有“百病皆由痰作祟”之说。痰饮停滞于体内，其病性可随病变的发展而发生转化，既可伤阳化寒，又可郁而化火，既能挟风、挟热，又能化燥伤阴，既可上犯清窍，又可下注足膝，并且痰邪为病，病势多缠绵，病程也多较长。因此，痰饮为病，又具有变化多端和病证错综复杂的特点。

（三）悬饮的诊断与鉴别诊断

1. 诊断依据

悬饮是指肺气不足，外邪乘虚侵袭，肺失宣通，胸络郁滞，气不布津，以致饮停胸胁，出现咳唾胸胁引痛，或见胁肋饱满，喘促不能平卧，或有肺痨病史，属饮流胁下。悬饮需根据不同临床特征确定诊断。

初期以咳唾胸胁引痛，或伴有恶寒发热为主症，发病缓急不一。积饮形成后，胸痛减轻，胸闷逐渐明显，重者有呼吸困难。积饮消退，可后遗胸胁疼痛，咳声不扬，少痰，迁延不愈。少量积液时，患侧可闻及胸膜摩擦音，积液量多时病侧呼吸运动受限制，胸满隆起，肋间隙增宽，叩诊呈浊音或实音。血白细胞总数正常或偏高，红细胞沉降率增快。胸部X线检查可见肋膈角变钝或消失，积液多者患侧有密度均匀致密阴影，纵隔向健侧移位。包裹性积液边缘光滑饱满，不随体位改变而移动。超声波探查有积液。胸腔积液常规检查呈透明黄色或微浑浊，少数可呈血性；细胞计数以淋巴细胞为主，胸腔积液结核菌培养可为阳性。

2. 鉴别诊断

（1）悬饮与胸痹　二者均有胸痛。但胸痹为胸膺部或心前区闷痛，且可引及左侧肩背或左臂内侧，常于劳累、饱餐、受寒、情绪激动后突然发作，历时较短，休息或用药后得以缓解；悬饮胸痛表现为胸胁胀痛，持续时间长，咳嗽、呼吸、转侧、体位变化时疼痛加剧，肋间饱满伴有咳嗽、咳痰等肺部症状。

（2）悬饮与肺胀　二者均可出现咳嗽、咳痰、胸闷憋喘等症状。肺胀因久病肺虚，痰浊潴留，复感外邪，导致肺气胀满，不能敛降。症见胸部膨满，胀闷如塞，咳逆上气，本病胸胁刺痛不显，某些症状和悬饮相似。二者皆存在津液停积为患，故常常相互转化，如阳虚阴盛，气不化津，痰从阴化为饮，停聚胸胁则可为悬饮之证。

（四）悬饮的辨证与治则

1. 辨证要点

痰饮是因外感寒湿、饮食不当或劳欲所伤，致肺、脾、肾三脏功能失调，水谷不得化为精微输布全身，津液停积为患的一类水液代谢障碍性疾病。悬饮作为广义痰饮中的一种，是因肺、胸部的痨、癌等病变及某些全身性疾病，导致胸胁胀满、胀闷、咳唾引痛等胸肺部不适为主要特征，饮邪停积胸腔，阻碍气机升降为主要表现形式的一种疾病。本病虚实夹杂，初期邪袭肺卫，表现为寒热往来，胸胁疼痛，胸腔积液量多，转侧及呼吸时疼痛加剧，肋间拘迫，气短息促，舌苔薄白，脉弦滑。中、后期多邪衰正虚，表现为形体消瘦，气短乏力，胸胁隐痛不舒，干咳少痰，纳呆神疲，或畏寒肢冷，面浮肢肿，舌淡苔白滑，或舌红无苔或少苔，或脉细数或细弱。癌瘤所致的恶性胸腔积液，乃气血痰毒搏结，正虚邪实，不易治愈，甚则出现气促、心悸、发热之危重证候。

（1）辨标本的主次　掌握阳虚阴盛，本虚标实的特点，本虚为阳气不足，标实为水饮留聚。无论病之新久，都要根据症状辨别二者主次。

（2）辨病邪的兼夹　痰饮虽为阴邪，寒证居多，但亦有郁而化热者；初起若有寒热见症，为夹表邪，饮积不化，气机升降受阻，常兼气滞。

2. 治疗原则

（1）急则治其标，中病即止　悬饮的形成以阳虚为本，饮邪为标，临床辨治需掌握标本缓急。饮邪停留于胸腔，阻遏肺气，饮邪轻微时患者仅有胸闷、咳嗽，饮邪壅盛时可出现呼吸急促，喘憋动甚，故应当急则治其标。行胸腔穿刺术进行抽液引流，是改善患者呼吸困难症状直接有效的方法，同时配合中药攻逐水饮，能有效地缓解患者病情。

中医对于痰饮的治疗以温化为原则。因饮为阴邪，得温则行，遇寒则凝。通过温阳化气，可杜绝水饮之生成。故《金匮要略·痰饮咳嗽病脉证并治》提出“病痰饮者，当以温药和之”的观点，同时还应根据表里虚实的不同，采取相应的处理。水饮壅盛者，应祛饮以治标；阳微气虚者，宜温阳以治本；气滞血瘀者，应行气以活血；在表者，当温散发汗；在里者，应温化利水；正虚者补之；邪实者攻之；如属邪实正虚者，则当消补兼施；饮热相杂者，又当温清并用。笔者团队重视运用温药以祛悬饮，同时重视运用川贝母、百部、白果等润肺止咳；配合车前子、茯苓等渗湿利水；加用党参、白术、黄芪等补益肺气，达到标本兼治的目的。

（2）强调扶正，重视综合治疗　鉴于悬饮虚实夹杂的病机特点，治疗时应虚实并顾，攻补兼施，二者不可偏废。

《内经》云“正气存内，邪不可干”“邪之所凑，其气必虚”，正气虚弱是悬饮发病的内在条件，无论何种原因引起的悬饮，辨治都要考虑固护正气，悬饮患者后期多存在肺肾阴虚、肺脾气虚或脾肾阳虚证候。笔者团队采用扶正固本、消水利湿和抗痨杀虫治法，自拟方药辅助治疗结核性胸腔残余积液，方中含多种补益药物，如黄芪、党参、北沙参、当归、茯苓、白术、枸杞子，观察发现患者胸腔积液消失时间、肺活量及免疫功能等指标均有显著改善。恶性胸腔积液患者多处于癌症的中、晚期，正气已衰，不耐攻伐，辨治时尤其要注重扶正。临床研究已证实，以扶正为主的中医药治疗在改善恶性胸腔积液患者症状、提高生存质量、稳定病灶、延长生存期方面有较好的疗效，还有助于配合放、化疗治疗，起到减毒、增效作用，体现了中医药治疗的“带癌生存”特色。

辨治悬饮应重视并提倡综合治疗方案以提高疗效。诊断明确的胸腔积液患者应首选针对病因的治疗方案，如结核性胸腔积液，应在规范服用抗结核西药基础上进行中医辨证论治，积极抗感染治疗，因心力衰竭引起的胸腔积液应纠正心力衰竭，低蛋白血症予补充白蛋白等。在服用中药汤剂的同时还可选用多种方法配合治疗，如联合胸腔内注射抗癌中成药治疗恶性胸腔积液，不但可增强抗癌功效，还能促进胸膜粘连，达到抑制胸腔积液生长的作用。也可配合外治法，如艾灸疗法、药物贴敷等，均较单一治法能更有效控制胸腔积液。

（3）注意分期治疗　本病初期邪实饮盛，治以攻逐水饮为主，兼顾正气；后期邪恋正虚，应以扶正理脾为主，兼以祛邪。在病变过程中，常见痰热悬结不散，瘀水凝滞不易吸收之症，治以清化疏利和络尤为重要，旨在助少阳转枢之机，调畅气血，疏利三焦，使邪从内疏，水从下行，而获“上焦得通，津液得下”之效果。

（4）不同角度治疗　随着对悬饮病因病机研究的不断加深，笔者团队从不同角度辨治悬饮。具体治法总结如下。

①和解通利法　用于悬饮病初起，症见恶寒发热，或寒热往来，干咳少痰，胸胁刺痛。外邪侵袭，郁于少阳，少阳枢机不利，此时积饮尚未大量形成，表邪未解，若过早使用峻下之剂，易致悬饮变证，出现表邪未尽，邪热迫肺，水热互结。对于此证型悬饮病，笔者团队将治法概括为“和解通利”四字。所谓“和解”，是针对少阳枢机不利，肝气因之失于条达及手少阳三焦主决渎的功能失调，以致水停胸胁，予以和解少阳的治法，以小柴胡汤为主方进行加减治疗。所谓“通利”，是针对水停胸胁而为患的病机，因势利导，使水邪从小便而去。本法选用具有通利，水饮功效的五苓散，同时水停胸胁，必然影响气血运行，有气滞留瘀之弊，故佐桃仁、赤芍、枳实、青皮等以活血行气通瘀。若少阳枢机正常，三焦经水道通调，胸胁积蓄之水从小便而去，则停聚于胸胁的“积液”自然而愈。笔者团队运用和解通利法在小柴胡汤合五苓散基础上组方（柴胡、黄芩、法半夏、党参、炙甘草、桂枝、茯苓、猪苓、泽泻、白术、生姜、大枣、桃仁、赤芍），辅助治疗结核性包裹性胸腔积液获得较好临床疗效，可减轻胸膜肥厚，缩短疗程。悬饮乃饮停胸胁，络道被阻，气机升降不利所致，邪位于半表半里，涉及手少阳三焦经与足少阳胆经。外邪由表入里，踞于少阳，正气欲驱邪外出，邪气欲胜正入里，正邪纷争，互有胜负，正胜则热，邪胜则寒，因此有恶寒、发热之症；饮停胸胁，水流胁间，络道被阻，经气不舒，气机不利，胸胁胀满；正邪交争，邪气过盛，正不胜邪，正气渐虚，脾失健运，气血生化不足，故心下痞硬，不欲饮食，神疲乏力，形体消瘦，语音低微。肺居胸中，为水之上源，饮邪上迫肺气，则气促不能平卧，小柴胡汤方中寒热并用，攻补兼施，有和解少阳、疏利

三焦、条达上下、宣通内外、和畅气机、运行气血的作用，可使“上焦得通，津液得下，胃气因和，身濈然汗出而解也”，从而达到治疗悬饮的目的。

②温阳化饮法 《金匮要略·痰饮咳嗽病脉证并治》提出“病痰饮者，当以温药和之”的治疗原则，此法适用于脾肾阳虚、饮停于内证候，见胸闷气短，心悸，小便不利，畏寒肢冷，舌体胖大，苔少，脉沉细无力等表现者。笔者团队认为悬饮之病，病位在两胁，两胁之部乃阴阳气机升降之路，饮留于此，阻遏气机，升降失常。饮为阴邪，易伤阳气；脾为湿土，赖阳气以健运；脾不健运，则肺气壅滞不能化水，水湿停聚而为患。究其缘由，皆为阳不化气之故。肾阳为元阳，是一身阳气之根本。肾阳虚衰，则蒸腾气化失常，气血津液代谢失调，易产生痰饮、瘀血等病理产物，故阳虚当为悬饮发病之根本，应以温阳化饮法为治疗之大法。故临床中常仿火神派用附子之法，制附片与磁石为伍，意在用磁石之重沉而镇制附子剽悍不守之性，以附子为君，配磁石以令其直趋下焦，温肾阳，益命火，以达补火而不助热的作用，配以桂枝温阳利水，取得了较好临床疗效。笔者团队认为，治疗悬饮遵循“病痰饮者，当以温药和之”的治疗原则，即以温运脾肾之阳，温化水饮为治本之法。临床多运用真武汤温补脾肾，温阳利水，饮得温而化，加薏苡仁健脾利湿，桂枝通阳化饮，沙参养阴清肺，甘草和药，解附子毒。

笔者团队根据悬饮病证的实际情况，灵活运用前贤经验，采用辛开、苦降、逐饮、化痰、活血、扶正治则，或温或下，或和或逐，辨证施治，对于恢复期的治疗，则重视根据患者体质状况采取理气活血、和络止痛、滋阴清热、益气养阴等对症治疗。

另外，研究发现，白术作为单味药治疗悬饮具有一定的疗效。笔者团队认为，胸腔积液系临床常见病，多虚实夹杂，病证顽固难愈。治疗时若单纯抽吸，易损伤肺气，所谓“吐下之余，定无完气”；若一味机械呆补，则必然导致邪恋络阻，顽固难愈。在临证中，治疗此类病证则重用白术，取其利水消肿之功效，常获良效，白术量 30 g 以下，以补为主，可益气健脾；用至 30 g 以上，则以通利为主，或“利腰脐间血”，或“利腰脐间气”，或“利腰脐间水”，并可增强人体免疫功能，在治疗胸腔积液、预防胸膜粘连等方面具有独特作用。

3. 临证备要

（1）悬饮总属本虚标实证　初期以祛邪为主，后期证候多由实转虚，应以补虚为主。悬饮病变过程中虚实夹杂，应遵循“祛邪而不伤正，益气而不留邪”的原则。

（2）注意补益脾胃　饮停胸胁，本证多由平素饮食不节，脾失健运，加之外邪袭表不解，肺卫失宣，以致水停胸胁，清阳不升。

二、现代医学对悬饮的认识

悬饮在现代医学中相当于胸腔积液。人体脏层和壁层胸膜之间潜在的胸膜腔内有 3 ~ 15 mL 液体，在呼吸运动时起润滑作用。但胸膜腔中的积液量并非固定不变，即使是正常人，每 24 小时亦有 500 ~ 1 000 mL 液体形成与吸收。胸膜腔内液体自毛细血管静脉端再吸收，其余液体由淋巴系统回收至血液，滤过与吸收处于动态平衡。若因全身或局部病变破坏了此种动态平衡，致使胸膜腔内液体形成过快或吸收过缓，就会产生胸腔积液。悬饮主要见于现代医学的胸腔积液、结核病、癌症、肺炎等引起的渗出性胸膜炎，左心衰竭、低蛋白血症引起的漏出性胸腔积液，以及脓胸、血胸等。

胸腔积液常见的诱因如下。①感染性疾病：胸腔积液首要诱因是感染性疾病。各种感染所引发的炎症效应会使胸膜毛细血管通透性加强，导致大量渗出液体渗入胸膜腔，同时在渗出过程中积液胶体渗透压不断增强，加重积液症状。②结核性胸膜炎：常见于青壮年，伴有胸痛，存在结核中毒表现，胸腔积液中常以淋巴细胞为主，蛋白质通常超过 40 g/L，腺苷脱氨酶（adenosine deaminase，ADA）增高。如果一个年轻人是单侧渗出性胸腔积液，考虑结核。③恶性肿瘤：在胸腔积液发生过程中，恶性肿瘤也有一定的“助力”作用，最为常见的为原发性肺癌。恶性肿瘤不但会使胸膜通透性加强，亦可对淋巴管形成压迫，使胸腔积液发生回流障碍。并且，晚期肿瘤患者常存在低蛋白血症，亦可引发胸腔积液。

胸腔积液的常见症状除咳嗽、胸闷、呼吸困难等呼吸系统症状之外，还会出现一些全身性症状。症状严重程度多依赖于胸腔积液病因。因结核病所致胸腔积液，患者多有低热、全身无力等表现；因肺炎所致胸腔积液，患者多存在咳嗽、发热表现；因肝肿胀所致胸腔积液，患者伴肝区疼痛表现。

（一）悬饮概述

胸腔积液可分为漏出液、渗出液、脓胸、血胸、乳糜胸，以前两类为多见，针对不同的症状，应给予相应的治疗。胸膜炎症（结核病、肺炎）、肿瘤（恶性肿瘤转移、间皮瘤）累及胸膜等使胸膜毛细血管通透性增加，或淋巴引流受阻，产生胸腔渗出液。充血性心力衰竭、上腔静脉或肺静脉受阻等，胸膜毛细血管内胶体渗透压降低，如低蛋白血症、肝硬化、肾病综合征等易产生漏出液。胸腔积液可以单侧出现，也可双侧出现，其性状多为黄色、清亮，也可出现血性、浑浊，或乳糜状。临床上以渗出液多见，当积液量少于 0.3 L 时症状多不明显；若超过 0.5 L，患者可感到胸闷。进行体格检查时，局部叩诊呈浊音，呼吸音减低。积液量多时，两层胸膜隔开，不再随呼吸摩擦，胸痛亦逐渐缓解，但呼吸困难会逐渐加剧。若积液进一步增多，使纵隔脏器受压，患者会出现明显的心悸及呼吸困难。胸腔积液多见于青年人，常伴有发热、咳喘、胸痛等症状，多因劳累、熬夜、饮食不当等导致机体免疫力低下，如结核性胸膜炎等疾病。中老年人出现胸腔积液，应提高警惕，可能是恶性病变，如肿瘤等。

（二）悬饮的发病机制

胸膜毛细血管内静水压增高（如充血性心力衰竭）、胸膜通透性增加（如胸膜炎症、肿瘤）、胸膜毛细血管内胶体渗透压降低（如低蛋白血症、肝硬化）、壁层胸膜淋巴回流障碍（如癌性淋巴管阻塞）及胸部损伤等，均可引起胸腔积液，临床常见发病机制如下。

1. 漏出性胸腔积液

充血性心力衰竭、缩窄性心包炎、肝硬化、上腔静脉综合征、肾病综合征、肾小球肾炎、透析、黏液性水肿等引起的胸腔积液常为漏出性胸腔积液。

2. 渗出性胸腔积液

（1）胸膜恶性肿瘤　包括原发性间皮瘤和转移性胸膜瘤。

（2）胸腔和肺的感染　如结核病和其他细菌、真菌、病毒、寄生虫感染。

（3）结缔组织疾病　如系统性红斑狼疮、多发性肌炎、硬皮病、干燥综合征。

（4）淋巴细胞异常　如多发性骨髓瘤、淋巴瘤。

（5）药物性胸膜疾病　如米诺地尔、溴隐亭、二甲麦角新碱、甲氨蝶呤、左旋多巴等所致胸膜疾病。

（6）消化系统疾病　如病毒性肝炎、肝脓肿、胰腺炎、食管破裂、膈疝。

（7）其他　血胸、乳糜胸、尿毒症、子宫内膜异位症、放射性损伤、心肌梗死后综合征等。

（三）悬饮的诊断

1. 症状

初期以咳唾胸胁引痛，或伴有恶寒发热为主症，发病缓急不一。积饮形成后，胸痛减轻，胸闷逐渐明显，重者有呼吸困难。积饮消退，可后遗胸胁疼痛，咳声不扬，少痰，迁延不愈。少量积液时，患侧可闻及胸膜摩擦音，积液量多时病侧呼吸运动受限制，胸满隆起，肋间隙增宽，叩诊呈浊音或实音。

2. 相关检查

（1）实验室检查

①外观　漏出液透明清亮，静置不凝固，比重 1.018。脓性胸腔积液若为大肠埃希菌或厌氧菌感染常有臭味。血性胸腔积液呈程度不同的洗肉水样或静脉血样；乳状胸腔积液为乳糜胸；若胸腔积液呈巧克力色应考虑阿米巴肝脓肿破溃入胸腔的可能；黑色胸腔积液可能为曲霉菌感染。

②细胞　正常胸腔积液中有少量间皮细胞或淋巴细胞，胸膜炎症时，胸腔积液中可见各种炎症细胞及增生与退化的间皮细胞。中性粒细胞增多时提示为急性炎症；淋巴细胞为主则多为结核性或恶性；寄生虫感染或结缔组织病时嗜酸性粒细胞常增多。胸腔积液中红细胞超过一定数值时，可呈淡红色，多由恶性肿瘤或结核所致。胸腔穿刺损伤血管亦可引起血性胸腔积液，应谨慎鉴别。红细胞超过一定数值时应考虑创伤、肿瘤或肺梗死。恶性胸腔积液患者中约有 60% 可查到恶性肿瘤细胞，反复多次检查可提高检出率。胸腔积液中恶性肿瘤细胞常有核增大且大小不一、核畸变、核深染、核浆比例失常及异常有丝核分裂等特点，应注意鉴别。胸腔积液中间皮细胞常有变形，易误诊为肿瘤细胞。非结核性胸腔积液中间皮细胞超过 5%，结核性胸腔积液中常低于 1%。系统性红斑狼疮并发胸腔积液时，其胸腔积液中抗核抗体滴度可达 1∶160 以上，且易找到狼疮细胞。

③pH　结核性胸腔积液 pH 常为 7，$pH < 7$ 者仅见于脓胸及食管破裂所致胸腔积液。急性胰腺炎所致胸腔积液的 $pH < 7.30$；若 $pH < 7.40$，应考虑恶性胸腔积液。

④病原体　胸腔积液涂片查找细菌及培养，有助于病原诊断。结核性胸膜炎胸腔积液沉淀后做结核菌培养，阳性率仅为 20%，巧克力色脓液应镜检阿米巴滋养体。

⑤蛋白质　渗出液的蛋白含量，胸腔积液与血清比值 > 0.5。蛋白含量 30 g/L

时，胸腔积液比重约为 1.018（每加减蛋白 1 g，可使比重增减 0.003），漏出液蛋白含量较低，以白蛋白为主，黏蛋白试验阴性。

⑥类脂　乳糜胸时胸腔积液中中性脂肪、甘油三酯含量较高（4.52 mmol/L），呈乳状浑浊，苏丹 IV 染成红色，但胆固醇含量不高，可见于胸导管破裂时。乳糜样或胆固醇性胸腔积液（胆固醇 > 2.59 mmol/L），与陈旧性积液胆固醇积聚有关，可见于陈旧性结核性胸膜炎、恶性胸腔积液或肝硬化、类风湿关节炎等。胆固醇性胸腔积液所含胆固醇量虽高，但甘油三酯正常，呈淡黄或暗褐色，含有胆固醇结晶、脂肪颗粒及大量退变细胞（淋巴细胞、红细胞）。

⑦葡萄糖　正常人胸腔积液中葡萄糖含量与血中葡萄糖含量相近，随血葡萄糖的升降而改变。测定胸腔积液葡萄糖含量有助于鉴别胸腔积液的病因。漏出液与大多数渗出液的葡萄糖含量正常；而结核性、恶性、类风湿关节炎性及化脓性胸腔积液中葡萄糖含量可 < 3.35 mmol/L。若胸膜病变范围较广，葡萄糖及酸性代谢物难以透过胸膜，可使葡萄糖含量较低，提示肿瘤广泛浸润，其胸腔积液中恶性肿瘤细胞发现率亦高。

⑧酶　胸腔积液中乳酸脱氢酶（lactate dehydrogenase，LDH）含量增高，大于 200 U/L，且胸腔积液 LDH 与血清 LDH 比值 > 0.6，提示为渗出液，胸腔积液 LDH 活性可反映胸膜炎症的程度，其值越高，表明炎症越明显，常提示恶性肿瘤或胸腔积液已并发细菌感染。胸腔积液淀粉酶升高可见于急性胰腺炎、恶性肿瘤等，急性胰腺炎伴胸腔积液时，淀粉酶溢漏致使其在胸腔积液中含量高于血清中含量。部分患者胸痛剧烈、呼吸困难，可能掩盖其腹部症状，此时胸腔积液淀粉酶已升高，临床诊断应予注射 ADA，其在淋巴细胞内含量较高。结核性胸膜炎时，因细胞免疫受刺激，淋巴细胞明显增多，故胸腔积液中 ADA 可高于 100 U/L（一般不超过 15 U/L），其诊断结核性胸膜炎的敏感度较高。

⑨免疫学检查　随着细胞生物学与分子生物学的进展，胸腔积液的免疫学检查受到关注，在鉴别良性与恶性胸腔积液、研究胸腔积液的发病机制及今后开展胸腔积液的生物治疗中起一定作用。结核性与恶性胸腔积液时，T 淋巴细胞增高，尤以结核性胸膜炎为显著，可高达 90%，且以 T4（$CD4^+$）细胞为主。恶性胸腔积液中的 T 细胞功能受抑制，其对自体肿瘤细胞的杀伤活性明显较外周血淋巴细胞为低，提示恶性胸腔积液患者胸腔层局部免疫功能呈抑制状态。系统性红斑狼疮及类风湿关节炎引起的胸腔积液中补体 C 成分降低，且免疫复合物的含量增高。

（2）超声检查　可鉴别胸腔积液、胸膜增厚、液气胸等。对包囊性积液可提供较准确的定位诊断，有助于胸腔穿刺抽液。

（3）肿瘤标志物　癌胚抗原（carcinoembryonic antigen，CEA）在恶性胸腔积液中早期即可升高，且比血清更显著。若胸腔积液 CEA > 20 ng/L 或胸腔积液 CEA 与血清 CEA 比值 >1，常提示为恶性胸腔积液，其敏感性 40% ~ 60%，特异性 70% ~ 88%。胸腔积液端粒酶测定与 CEA 相比，其敏感性和特异性均大于 90%。其他肿瘤标志物检测，如糖链肿瘤相关抗原、细胞角蛋白 19 片段、神经元特异性烯醇化酶等，可作为鉴别诊断的参考，联合检测多种标志物，可提高阳性检出率。

（4）胸膜活检　经皮闭式胸膜活检对胸腔积液病因诊断有重要意义，可发现肿瘤、结核和其他胸膜肉芽肿性病变。拟诊断结核病时，活检标本除做病理检查外，还应做结核菌培养。脓胸或有出血倾向者不宜做胸膜活检。如活检证实为恶性胸膜间皮瘤，1 个月内应对活检部位行放射治疗。

（5）胸腔镜或开胸活检　对上述检查不能确诊者，必要时可经胸腔镜或剖胸直视下活检。胸腔镜检查对恶性胸腔积液的病因诊断率最高，可达 70% ~ 100%，可为拟定治疗方案提供依据。通过胸腔镜能全面检查胸膜腔，观察病变形态特征、分布范围及邻近器官受累情况，且可在直视下进行多处活检，故诊断率较高，肿瘤临床分期亦较准确。临床上有少数胸腔积液的病因虽经上述诸种检查仍难以确定，如无特殊禁忌，可考虑剖胸探查。

（6）支气管镜　对有咯血或疑有气道阻塞者可行此项检查。

（四）悬饮的现代医学治疗

1. 结核性胸膜炎

多数患者经抗结核药物治疗效果满意。少量胸腔积液一般不必抽液或仅做诊断性穿刺。胸腔穿刺不仅有助于诊断，且可解除肺及心、血管受压，改善呼吸，防止纤维蛋白沉着与胸膜增厚，使肺功能免受损伤。抽液后可减轻毒性症状，使患者体温下降。大量胸腔积液者可每周抽液 2 ~ 3 次，直至胸腔积液完全吸收，每次抽液量不应超过 1 000 mL，过快、过多抽液可使胸腔压力骤降，发生肺水肿或循环障碍，表现为剧咳、气促、咳大量泡沫样痰，双肺满布湿啰音，胸部 X 线片显示肺水肿征象。此时应立即吸氧，酌情应用糖皮质激素及利尿剂，控制入水量，严密监测病情及酸碱平衡。抽液时若患者发生表现为头晕、冷汗、心悸、面色苍白、脉细、四肢发凉的“胸膜反应”时，应立即停止抽液，使患者平卧，必要时皮下注射0.1%肾上腺素0.5 mL，密切观察病情，注意血压，防止休克。

糖皮质激素可减少机体的变态反应及炎症反应，改善毒性症状，加速胸腔积液吸收，减少胸膜粘连或胸膜增厚等后遗症，但亦有一定不良反应或导致结核播散，故应慎重掌握适应证。急性结核性渗出性胸膜炎全身毒性症状严重，胸腔积液较多者，在抗结核药物治疗的同时，可加用糖皮质激素，通常用泼尼松或泼尼松龙。待患者体温正常、全身毒性症状减轻或消退、胸腔积液明显减少时，即应逐渐减量至停用。停药速度不宜过快，否则易出现反跳现象，一般疗程为4～6周。

2. 脓胸

脓胸是指由各种病原微生物引起的胸膜腔感染，同时伴有外观浑浊、具有脓样特性的胸腔渗出液。细菌是脓胸的最常见病原体，大多数细菌性脓胸与细菌性胸膜炎未能有效控制有关。少数脓胸可由结核分枝杆菌或真菌、放线菌、奴卡菌等所致。目前感染性胸腔积液中最常见的病原体为革兰氏阴性杆菌，其次为金黄色葡萄球菌及肺炎链球菌。肺炎并发的脓胸常为单一菌感染，若为肺脓肿或支气管扩张并发脓胸，则多为混合菌感染。使用免疫抑制剂的患者中，真菌及革兰氏阴性杆菌感染甚为常见。

3. 恶性胸腔积液

恶性胸腔积液多为恶性肿瘤进展所致，是晚期恶性肿瘤常见并发症，如肺癌伴有胸腔积液者已属晚期。影像学检查有助于了解肺内及纵隔淋巴结等病变范围。由于胸腔积液生长迅速且持续存在，患者常因大量积液的压迫出现严重呼吸困难，甚至导致死亡。因此，对于这类患者需反复胸腔穿刺抽液，但反复抽液可使蛋白丢失太多，故治疗甚为棘手，效果不理想。

三、寒邪与悬饮

（一）对寒邪与悬饮的认识

悬饮相当于现代医学中的胸腔积液。中医学无“胸腔积液”的概念，根据悬饮的临床表现将其归属于“僻饮”“悬饮”“积饮”等范畴，早在张仲景的《金匮要略·痰饮咳嗽病脉证并治》中曾言：“饮后水流在胁下，咳唾引痛，谓之悬饮。”在《诸病源候论》中曾言“痰者，涎液结聚，在于胸膈”“诸痰者，此由血脉壅塞，饮水积聚而不消散，故成痰也”。中医学认为，悬饮属于常见的本虚标实、虚实夹杂之证，与机体肺、脾、肾器官紧密相连，本病主要发于肺部，其次是脾、肾。中医学理论认为，悬饮主要由机体久病不愈导致气血亏虚，长此以往损伤肺、脾、肾。肺主调节机体水道，脾主运化体内水湿，肾主气化，三者相互配合，共同维持的平衡。若肺失宣降，则导致气机不利，气滞痰凝，脉络壅塞；若脾气虚亏，则导致运化功能失衡，水液输送失常；若肾失温煦，则导致蒸化功能失常，关门不利。三焦水道壅阻，水液积聚成饮，停滞胸胁，发为积饮。此外，某些外感或内伤因素，如外感湿邪滞留体内、火邪伤人煎灼津液、嗜食肥甘厚味内生湿浊之气、七情内伤气郁水停、气血瘀滞水液不行、饮食不化内生痰饮等，也会导致痰饮。因此，中医学认为悬饮的病机特征是本虚标实，本虚属于阳虚气化失衡，脏腑虚弱，而标实则属于痰浊瘀阻内积，水饮停蓄。

中医学认为，悬饮的病因病机复杂多变，病变部位特殊，导致目前对于悬饮的辨证分型尚未达成一致的“中医证候诊断标准”。目前，结合悬饮的中医证候特点，临床分型共 5 种。①肺脾气虚型：此型多存在于疾病各个时期，患者主要临床表现为体虚偏胖，多汗，气短，平卧受限，咳嗽痰多，痰色白且易出，舌质淡且胖，舌苔白腻，脉搏细缓且无力。②水饮停聚型：此型多为疾病初期，正气未损，主要临床表现为咳嗽，喘憋，气促不能卧，舌质淡或暗沉，舌苔白腻，脉弦紧或滑。③脾肾阳虚型：此型多为疾病的中、晚期，病邪未除，正气已受损伤，或者正虚邪盛，主要表现为神疲畏寒，呼吸浅促，气喘，痰多，心悸，水肿，嗜睡，舌质淡胖水滑，舌苔厚腻或黑苔。④痰饮瘀结型：此型多为疾病的中、晚期，主要表现为面色晦暗，咳嗽，咳痰不利，气短胸痛，烦躁，舌质暗红，舌苔薄白或薄黄，脉沉涩或细。⑤气阴两虚型：此型多为疾病晚期，主要表现为乏力，消瘦，低热，可伴有盗汗，咳嗽痰少，胸闷胸痛，舌红且瘦薄，舌苔少且干，脉细微。悬饮的中医分型较多，但是追其根源为阳虚不能温化水饮，导致饮停胸胁。

（二）古代医籍对寒邪与悬饮的相关论述

悬饮病名始见于《金匮要略》，而十枣汤为治疗悬饮之主方，首见于《伤寒论》。

《伤寒论》第 152 条云：“太阳病中风，下利，呕逆，表解者，乃可攻之。其人 汗出，发作有时，头痛，心下痞硬满，引胁下痛，干呕则短气，汗出不恶寒者，此表解里未和也，十枣汤主之。”《伤寒论》中没有把十枣汤证称为悬饮，而《金匮要略》中悬饮用十枣汤治疗，二者既有联系又有区别。前者最后发展为饮邪停留胸胁而成为悬饮，其发病原因是外感，后者除外感因素外，也可由内伤而发。故《金匮要略·痰饮咳嗽病脉证并治》云：“饮后水流在胁下，咳唾引痛，谓之悬饮。”

（三）悬饮与寒邪相关证型的治疗

悬饮的中医证型分衍规律一直受到医家关注，但由于研究样本的不同，众医家得出的结果不一致，但证候要素主要与外邪、气虚、阴虚、瘀血等有关，病位主要涉及肺、脾、肾等。

笔者团队综合历代医家的见解，结合自己的临床经验进行辨证分型，将寒邪相关悬饮病展开具体叙述，以期对临床遣方用药具有指导意义。

1. 邪犯胸肺证

症状：多见于感染性胸腔积液初期。症见寒热往来，身热起伏，汗少或发热不恶寒，有汗身热不解，咳嗽少痰，气急，胸胁刺痛，呼吸转侧时疼痛加重，心下痞硬，干呕，口苦，咽干，苔薄白或黄，脉弦。

证机概要：邪犯胸肺，枢机不利，肺失宣降。

治法：和解通利。

代表方：小柴胡汤合五苓散加减。

药物组成分析：柴胡、黄芩清解少阳；瓜蒌、半夏、枳壳宽胸化痰开结；青皮、赤芍理气和络止痛；桔梗、杏仁宣肺止咳。诸药合用能和解清热，宣肺利气，涤饮开结，用于悬饮初期寒热往来、胸胁闷痛等。

痰饮内结，肺气失肃，见咳逆气急，加白芥子、桑白皮；胁痛甚者，加郁金、桃仁、延胡索以通络止痛；心下痞硬，口苦，干呕，加黄连，与半夏、瓜蒌合伍以苦辛开痞散结；热盛汗出，咳嗽气粗，去柴胡，加麻黄、杏仁、石膏以清热宣肺化痰。

2. 阳虚水泛证

症状：多见于心、肾功能不全等引起的胸腔积液。症见咳痰清稀，胸闷心悸，喘息气促，夜间不能平卧，畏寒肢冷，面浮肢肿，尿少，舌淡苔白滑，脉沉。

证机概要：阳虚气化不利，水液停积为患。

治法：温阳化饮。

代表方：真武汤合五苓散加减。

药物组成分析：熟附片、茯苓、白芍、白术、生姜、桂枝、猪苓、泽泻温阳化饮以散邪。尿少，肢肿明显，加防己、葶苈子、大腹皮；舌暗有瘀斑，加益母草、泽兰；语声低怯，气短不足以息明显，加黄芪、人参。两方均能行气利水，温化饮邪以致气机通畅，温肺化饮。

（四）转归与预后

本病属于津液代谢失常的一类病证，主要是肺、脾、肾和三焦的功能失常，无以化气行水，津液不循常道，而停积于胁下。另外，肝主疏泄，对于调畅津液代谢的气机亦有重要意义。病性以阳虚为本，阳气虚损，不能离照当空，消散阴霾，饮停为患，属于因虚致实，虚中夹实，饮郁气机，郁久可化为火热之邪，亦可阻碍血液运行，以致水瘀互结。若施治得法，一般预后尚佳。若饮邪内伏或久留体内，其病势多缠绵难愈，且易因感外邪或饮食不当而诱发。《金匮要略》根据脉诊推断痰饮病的预后，认为久病正虚而脉弱，是脉证相符，可治；如脉反实大而数是正衰邪盛，病为危重之候；脉弦而数亦为难治之症，因饮为阴邪，脉当弦或沉，如弦而数乃脉证相反之征。

（五）预防与调摄

悬饮是体内水液不得输化，停聚在胸部而形成的一类病证。本病病机主要为中阳素虚，复加外感寒湿，或为饮食、劳欲所伤，致使三焦气化失常，肺、脾、肾通调、转输、蒸化无权，阳虚阴盛，津液停聚而成。治疗应以温化为原则。因悬饮总属阳虚阴盛、本虚标实，故有治标、治本、善后调理等区别。其中，发汗、利水、攻逐为治标之法，只可权宜用之；健脾、温肾为治本之法，亦用作善后调理。凡有悬饮病史者，平时应避免风寒湿冷，注意保暖。注意劳逸适度，以防诱发。饮食宜清淡，忌肥甘、生冷，戒烟酒。

自古至今，医家一直在探索治疗悬饮的有效方法，除口服中药汤剂外，还在中药剂型及外治法方面取得了有意义的研究成果，如膏方、穴位贴敷、艾灸疗法、中药浸酒等。

第八节　寒邪与肺岩

一、中医学对肺岩的认识

（一）历代医家对肺岩的论述

“岩”等同于“瘤”“癌”。远在殷墟甲骨文就有“瘤”的记载。《说文解字》云：“瘤，肿也，从病，留声。”《圣济总录》说“瘤之为义，留滞而不去也”，对瘤的含义做了精辟的解释。而“癌”字首见于宋代东轩居士所著的《卫济宝书》，该书将“癌”作为痈疽五发之一。

肺岩，谓肺中有形之块，在中医古代文献中可归结于“肺积”，亦归为“息贲”“息积”“癖结”“痞癖”“肺壅”“肺疽”“咳嗽”“咯血”“胸痛”等范畴。《难经》首提五积之一的“肺积”，又称“息贲”，并指出其部位、体征。《素问·奇病论》云：“病胁下满，气逆，二三岁不已，是为何病？岐伯曰：病名曰息积，此不妨于食，不可灸刺，积为导引服药，药不能独治也。”根据肺岩的临床表现，中医古籍有关肺岩的论述散见于上述病证当中。《素问·咳论》云“肺咳之状，咳而喘息有音，甚则唾血”，《灵枢·邪气脏腑病形》云“肺脉急甚为癫疾，微急为肺寒热，怠惰、咳唾血，引腰背胸”，指出了肺岩的一些症状，如咳嗽、气喘、咯血、胸痛等。《素问·玉机真脏论》云“大骨枯槁，大肉陷下，胸中气满，喘息不便，内痛引肩项，身热，脱肉破”，还指出了肺岩晚期发热、胸痛引肩背、恶病质等症状，所述之症状类似于肺岩晚期临床表现，并指出了疾病预后不良。《脉经·平五脏积聚脉证》论述了肺岩胸痛的典型临床伴随症状及脉诊：“诊得肺积，脉浮而毛，按之辟易，胁下气逆，背相引痛，少气，善忘，目瞑，皮肤寒，秋瘥夏剧，主皮中时痛，如虱缘之状，甚者如针刺，时痒，其色白。”《诸病源候论·癖结候》中，认识到痰饮内停、饮食不节作为病因与肺岩的发病有密切关系，“此由饮水聚停不散，复因饮食相搏，致使结积在于胁下，时有弦亘起，或胀痛，或喘息，短气，故云癖结”。

金代李东垣创立了治疗肺岩的息贲丸。《医方考》云：“东垣，百世之师也……制息贲丸以治肺积。”明代王肯堂《证治准绳·杂病》中也记载了肺岩的治法方药："肺之积，名曰息贲，在右胁下，大如覆杯，气逆背痛，或少气喜忘目瞑，肤寒皮中时痛，如虱缘针刺，久则咳喘，宜大七气汤加桑白皮、半夏、杏仁各半钱，兼吞息贲丸。"明代《东医宝鉴·痈疽》云"痈疽发于肉者，当审脏腑。如中府隐隐而痛者，肺疽也"，其中"疽"字论定了肺岩的恶变性质。明代张景岳指出肺岩预后不良，《景岳全书·虚损》言"劳嗽，喑哑，声不能出，或喘息气促者，此肺脏之败也，必死"。清代喻昌《寓意草》中记载了肺岩晚期转移至锁骨及淋巴结的临床表现，"李继江二三年来，尝苦咳嗽生痰，胸膈不宽……见其两颐旁，有小小垒块数十高出，即已识其病之所在"。清代沈金鳌在《杂病源流犀烛·积聚癥瘕痃癖痞源流》中言"邪积胸中，阻塞气道，气不宣通，为痰，为食，为血，皆得与正相搏，邪既胜，正不得而制之，遂结成形而有块"，说明肺岩的病因病机与邪犯于肺，气机不通，痰、食、血与正气相互搏结有关，对于后世研究肺岩的发病和治疗均具有重要的启迪意义。

（二）肺岩的病因病机

肺岩属于癌病的一种，癌病是发生于五脏六腑、四肢百骸的一类恶性疾病。多因正气内虚，感受邪毒，情志抑郁，饮食损伤，宿有旧疾等，使脏腑功能失调，气血津液运行失常，产生气滞、血瘀、痰凝、湿浊、热毒等病理变化，蕴结于脏腑组织，相互搏结，日久渐积而成。

1. 病因

肺岩的病因尚未完全明了，但据癌病的起病经过及临床表现，其发生与正气亏虚、烟毒内蕴、六淫侵袭、情志内伤、劳逸失度、饮食失调、宿有旧疾、久病伤正、年老体衰等有密切关系。

（1）正气亏虚　《诸病源候论·积聚候》云："积聚者，由阴阳不和，脏腑虚弱，受于风邪，搏于腑脏之气所为也。"正气内虚，脏腑阴阳气血失调，是罹患肺岩的主要病理基础，正如《医宗必读·积聚》所说"积之成者，正气不足，而后邪气踞之"。

（2）烟毒内蕴　首先，"烟为辛热之魁"，长期吸烟，热灼津液，阴液内耗，致肺阴不足，气随阴亏，加之烟毒之气内溢，稽留肺窍，阻塞气道，而致痰湿瘀血凝结，形成肿块。另外，工业废气、石棉、煤焦烟雾、放射性物质等邪毒之气，由表入里，若正气不能抗邪，则致客邪久留，脏腑气血阴阳失调，而致气滞、血瘀、痰浊、热毒等，病变久则可形成结块。其次，"肺为华盖，其脏娇嫩"，本身易受邪毒侵袭，如工业废气、汽车尾气、石棉、矿石粉尘、放射性物质等致癌物质的侵袭，致使肺气肃降失司，郁滞不宣，进而血瘀不行，毒瘀互结，久而形成肿块。

（3）六淫侵袭　肺为娇脏，六淫之邪侵袭，导致肺脏宣降功能失司，肺气壅遏，血行受阻，气滞血瘀，日久形成积块。《素问·至真要大论》曰："夫百病之始生也，皆生于风、寒、暑、湿、燥、火，以之化之变也。"

风为阳邪，为百病之长，其性开泄。风邪善行而数变，具有生发、向上、向外的特性。风邪侵袭首先犯肺，风温化热，热极生风，互相转化，郁结不散，而成热毒，热毒侵肺，肺内壅塞，宣肃失司，脉络不畅，气滞血瘀，而成肺岩。

寒为阴邪，易伤阳气。寒邪侵袭机体，血得寒则凝，血瘀则气滞，津液失于温化，痰饮水湿停聚，停留日久，著而成块。如《灵枢·百病始生》云："积之始生，得寒乃生，厥乃成积也……卒然外中于寒，若内伤于忧怒，则气上逆，气上逆则六输不通，温气不行，凝血蕴里而不散，津液涩渗，著而不去，而积皆成矣。"

火（热）为阳邪，"火曰炎上"。火邪不仅可以迫津外泄，津随气耗，还可直接消灼津液，耗伤人体阴气。火热遏肺，灼伤肺阴，肺气失之宣散；或者嗜烟酒过度，火毒上蒸；或五志过极化火，久而郁热烁腐肺叶，发为肺岩。火热还可侵入血脉，迫血妄行或损伤血络，轻则血行加速而脉数，甚则灼伤脉络，引起各种出血证。若实火或虚火灼肺，损伤肺络，迫血妄行，则会出现咯血。

燥性干涩，"燥胜则干"。燥邪易耗伤人体津液，出现各种干燥、滞涩的症状。金代刘完素《素问玄机原病式》云："诸涩枯涸，干劲皴揭，皆属于燥。"肺为华盖，喜润恶燥，开窍于口鼻，故燥邪容易从口鼻而入，所以有"燥易伤肺"之说。燥邪伤肺，肺失于濡润，则肺气宣肃失职，肺气壅塞，脉络不畅，久之血瘀气滞，酿成肺岩。燥邪与火（热）邪相兼，灼伤肺津，损伤肺络，迫血妄动，出现干咳少痰，痰黏难咳，或痰中带血，甚则喘息胸痛等表现。

湿为阴邪，黏滞不爽，阻滞气机，缠绵难愈。湿邪犯肺，易出现咳嗽反复发作，痰黏色白，质稠量多，舌苔浊腻，脉濡缓或濡滑。湿邪日久，容易生痰化热，郁之成毒。湿毒袭肺，损伤肺络，宣降功能失调，肺络受阻，壅塞不通，而成肺岩。

（4）情志内伤　情志不遂，气机郁结，久则导致气滞血瘀，或气不布津，津聚为痰，痰瘀渐而成块，正如《类证治裁·郁证》所说"七情内起之郁，始而伤气，继必及血"。

喜、怒、忧、思、悲、恐、惊为“七情”。宋代严用和《济生方》云：“有如忧、思、喜、怒之气，人之所不能无者，过则伤乎五脏。逆于四肢，传克不行，乃留结而为五积。”张从正《儒门事亲·五积六聚治同郁断》亦曰：“积之成也，或因暴怒、喜、悲、思、恐之气。”

肺岩的发病主要与“悲”“怒”等情志内伤密切相关。“悲则气消”，肺在志为悲（忧），过度悲忧，则肺气耗散，日久气虚津停，气虚血瘀，气滞、痰浊、瘀血互结，壅塞不通，日积月累，形成肺内积块，如《金匮翼·积聚统论》言“凡忧思郁怒，久不得解者，多成此疾”，《素问·至真要大论》言“诸气膹郁，皆属于肺”，日久气滞血瘀，发为积块。

（5）劳逸失度　过度劳累，包括劳力过度、劳神过度、房劳过度。《素问·举痛论》说“劳则气耗”，过度劳累，能使阳气外张，肺气不得降而喘息。《素问·宣明五气》说：“五劳所伤，久视伤血，久卧伤气，久坐伤肉，久立伤骨，久行伤筋。”劳倦过度可伤及气、血、肉、骨、筋，导致气血失调，阴阳失衡，而生癌毒，最终气滞血瘀，津枯痰结，形成肿瘤，留于肺而为肺岩。过度安逸，主要表现为体力过逸和脑力过逸。人体长期不从事体育锻炼和脑力训练，神气衰弱，阳气失于振奋，脾胃功能减弱，全身气机失于条达，气血津液运行不畅，生化乏源，终致痰浊瘀壅塞，宣肃失司，脉络不畅，气滞血瘀，而成肺岩。

（6）饮食失调　平素嗜好烟酒辛辣，腌炸烧烤，损伤脾胃，脾失健运，正气亏虚，气虚血瘀。如《读医随笔·承制生化论》说：“气虚不足以推血，则血必有瘀。”或正气亏虚，易感外邪或易致客邪久留。脾失健运，不能升清降浊，敷布运化水湿，则痰湿内生。正如《医宗必读·痰饮》所说：“惟脾土虚湿，清者难升，浊者难降，留中滞膈，瘀而成痰。”

（7）宿有旧疾　机体脏腑阴阳的偏盛偏衰，气血功能紊乱，如治不得法或失于调养，病邪久稽，损伤正气，或正气本虚，驱邪无力，加重或诱发气、痰、食、湿、水、血等凝结阻滞体内，邪气壅结成块。

（8）久病伤正，年老体衰　年老久病体衰，正气亏虚，气虚血瘀，或生活失于调摄，劳累过度，肺气肺阴耗伤，外邪每易乘虚而入，客邪留滞不去，气机不畅，终致肺部血行瘀滞，结而成块。

2. 病机

（1）基本病机　正气不足是肺岩发生的内在因素，邪毒是肺岩发病的条件。

《素问·评热病论》说“邪之所凑，其气必虚”“肺虚则气不化精而化水”。肺气虚损则肺失宣降，水道不利，聚水生痰；“脾虚则土不制水而反克”，脾气无力则健运失常，津液停积，为湿为痰，痰液结聚日久则脉络阻塞，最后痰瘀互结而发病。

痰瘀毒结是肺岩的病理表现，痰、瘀、毒的形成和相互作用均以虚为基础，三者为肺岩发病的重要条件。肺主一身之气，肺气虚致全身气机不畅，血流运行受阻，瘀滞内停；肺为水之上源，宣降运动无力则气不布津，水液停聚，壅结为痰湿，痰湿进一步阻碍血行，痰瘀互结。肺阴虚则虚热内生，热灼津液，津液黏着化痰，“血受热则煎熬成块”，瘀血结块内生。毒主要指癌毒，癌毒伤正、生痰，痰瘀交阻，堵塞络脉，在肺岩发病过程中，无形之虚渐生有形之邪，日久癌毒肿块日趋明显。癌毒属于肺毒的一种，肺毒的形成机制包括六淫、内伤、吸烟等，具有伏藏性、依附性、从化性、正损性、顽恶性等致病特性。

肺岩属于内伤生痰，患者有无痰均可以治痰，治疗无形之痰可以通过治痰、治气、治瘀、通肺络、祛风等方法，很多肺岩患者没有明显临床症状，可通过治疗无形之痰缓解肺岩患者的不适。肺岩的形成虽有上述多种因素，但其基本病理变化为正气内虚，气滞、血瘀，痰结、湿热毒等相互影响，日久积滞而成有形之肿块。本病总属本虚标实，多是因虚致病，因虚致实，是一种全身属虚，局部属实的疾病。初期邪盛而正虚不显，故以气滞、血瘀，痰结、湿聚、热毒等实证为主。中、晚期由于肺岩耗伤人体气血津液，故多出现气血亏虚、阴阳两虚等病机转变，邪愈盛而正愈虚，本虚标实，病变错综复杂，病势日益深重。

肺岩之本虚以阴虚、气阴两虚多见，标实以痰、瘀、毒多见，肝主疏泄，条达气机，脾为气血生化之源，肾主体，藏元阴元阳，故肺岩的发生、发展，与肝、脾、肾的关系也较为密切。其基本病机为正气亏虚，痰瘀毒内结。正气先虚，邪毒乘虚而入，肺气膹郁，宣降失司，气滞、血瘀、痰凝、热聚胶结于肺中，酿而成毒，久成积块。

①气滞血瘀，癌毒阻肺　人体气机以通顺为贵。气机郁滞，则血行不畅，瘀血内停，所谓“气塞不通，血壅不流”，日久化为癌毒，稽留于肺，形成肺岩。《医学入门·积聚门》云：“气不能作块成聚，块乃痰与食积、死血有形之物，而成积聚癥瘕也。”元代滑寿《难经本义》亦言：“积，蓄也，言血脉不行，蓄积而成病也。”

②痰饮凝聚，癌毒阻肺　痰饮既是病理产物，又是致病因素，痰浊不化，阻塞经脉气血，可与瘀血为患。此外，痰可寒化为寒痰，痰从热化为热痰，痰郁久不解，则可化为毒，久之化为积块。《明医杂著》云：“老痰郁痰，结成粘块……肺气被郁……凝浊郁结而成，岁月积久，根深蒂固。”《丹溪心法》指出：“痰挟瘀血，遂成窠囊。”

③热毒内结，癌毒阻肺　热毒，为阳盛所致，既可由外邪入侵所致，亦可由脏腑功能失常、阴阳气血失调而内生，如肝火亢盛、心火炽热、肺经郁热等，正如《太平圣惠方》所言“脏腑生热，热乘于血”。热毒壅肺，热灼津液而成痰，阻遏气血的运行则形成血瘀，热毒痰瘀阻肺，血败肉腐，结于肺，则为肺岩。

（2）病机演变　肺岩的病理性质为本虚标实，虚实夹杂。肺岩因虚得病，因虚致实；虚是本，实是标；虚是全身性的，实为局部性的。虚以气虚、气阴两虚多见，实者不外乎痰、瘀、毒。

肺岩病位在肺，涉及脾、肾，与肝相关。金克木，金盛则乘肝木，灼伤肝阴，致肝脏疏泄失常，可引起右胁下肿块疼痛，触之质硬不平，以及黄疸、腹水等症。土生金，肺病则子盗母气，致脾胃升降无序，运化功能失健，一则运化水谷失常，引起食欲欠佳、便秘或泄泻，饮食量减少，气血生化乏源，故出现疲乏无力、形体消瘦、面黄不华等症。二则运化水液无力，水湿痰饮等内生。金生水，肺岩日久，肺气亏虚，肾精耗损，肾气亏虚，气不归肾，则呼多吸少，动则气喘；肾不纳气，喘息气促，又会影响肺主气、司呼吸的功能。肾气渐衰，日久伤及肾阳、肾阴，若肾阳耗竭，五脏之阳亦绝；若肾阴耗竭，五脏之阴亦绝，出现腰膝酸软，耳鸣，头晕目胀，下肢水肿，尿频，气喘气促，活动后加重等症状。

（三）肺岩的诊断与鉴别诊断

1. 临床表现

近期出现刺激性干咳、痰中带血或血痰、胸痛、发热、气促等症状，尤其是痰中带血、刺激性干咳，或原有的呼吸道症状加重，听诊时哮鸣音多固定，不明原因发热，或伴消瘦、疲乏等，常伴有胸痛，声音嘶哑，吞咽困难，胸胁饱满、咳唾引痛，面、颈部水肿，头痛、恶心、眩晕或视物不清等症状。本病好发于40岁以上，有长期吸烟史的男性。影像学显示局部病灶直径 >3 cm的肺部肿块，肺岩的可能性相对较大。多表现为肺野的结节、块状阴影，边缘有分叶、毛刺或胸膜牵拉征，或有阻塞性肺炎、肺不张、局限性肺气肿、肺门纵隔淋巴结肿大等征象。痰脱落细胞学检查找到癌细胞，纤维支气管镜或经皮肺穿刺病理活检发现癌细胞。

2. 鉴别诊断

（1）肺痨　肺痨与肺岩均有咳嗽、咯血、胸痛、发热、消瘦等症状，二者很容易混淆，应注意鉴别。

肺痨以咳嗽、咯血、潮热、盗汗及身体逐渐消瘦为主要临床特征，且具有传染性。肺痨多发生于青壮年，抗痨治疗有效，肺痨患者患肺岩的风险高达正常人的 10 倍。肺痨的 CT 影像具有多灶性、多态性、多钙化性、少肿块性、少结节堆聚性、少增强性的特征。肺痨活动期痰中可找到结核分枝杆菌，结核菌素试验可呈强阳性。而肺岩虽有咳嗽、咯血、胸痛、发热、消瘦等症状，但二者发病年龄段明显不同，肺岩好发于 40 岁以上的中老年男性，抗痨治疗则无效，且不具有传染性。

肺岩的 X 线片可表现为受累的肺段或肺叶出现肺炎征象或相应的肺叶或一侧全肺不张。CT 影像多为孤立性结节及肿块，形态欠规则，边缘欠光滑，肿块或结节平扫时往往是均匀的软组织密度，CT 值为 30 ~ 50 Hu，增强后大多明显强化，CT 值差 30 Hu，肿块少有钙化，肺门及纵隔淋巴结肿大。痰脱落细胞学检查可找到癌细胞，纤维支气管镜可在支气管腔内直接看到肿瘤，并可采取小块组织做病理切片检查，亦可经支气管刷取肿瘤表面组织，或吸取支气管内分泌物，或支气管镜针吸组织进行细胞学检查，若仍不能鉴别，则可经穿刺活检或开胸活检取组织进行病理学检查鉴别诊断。

（2）肺痈　肺岩与肺痈患者均有发热、咳嗽、咳痰的临床表现，应注意鉴别。典型的肺痈以急性发病，咳嗽、胸痛、发热、寒战，咳吐大量腥臭脓痰，痰中可带血，伴有胸痛为主要临床表现，咳出的腥臭脓痰可沉入水中，食生黄豆或生豆汁不觉腥，伴见神疲乏力、消瘦等全身症状，舌下可有些许细粒。肺痈影像多表现为空洞壁薄、内壁较光整、无壁结节，空洞四周均匀，空洞无偏心改变，周围有结核卫星病灶，如纤维条索、斑点及钙化影等。

肺岩发病较缓，虽有咳嗽、胸痛、发热及痰血或咯血，但肺岩起病隐匿，多为持续性无痰或少痰的刺激性咳嗽，呛咳，咳痰不爽或痰中带血，热势一般不高，在肺岩外感时也可见高热，可伴有乏力、不明原因的消瘦等。肺岩患者在感受外邪时，也可出现高热、咳嗽加剧等症状，此时更应详细询问病史，四诊合参，并借助肺部 CT 检查、痰和血的病原体检查、痰脱落细胞学检查、纤维支气管镜、穿刺活检等实验室检查加以鉴别。

（3）肺胀　肺胀是以咳嗽、咳痰、气喘为主要临床表现的多种慢性肺系疾病反复发作，迁延不愈所致的慢性肺部疾病。病程长达数年，反复发作，多发生于 40 岁以上人群。起初多以咳嗽、咳痰为主要表现，反复发作，迁延不愈，日久出现气喘，胸部膨满。肺功能检查是诊断肺胀的主要客观指标，吸入支气管舒张剂后，$FEV_1/FVC < 70\%$ 可以确诊。肺胀 X 线、CT 检查结果显示肺纹理增多、增粗、紊乱，肺气肿改变等。而肺岩起病较为隐匿，病程较短，主要临床表现为无痰或少痰的持续性、刺激性咳嗽，反复痰血或咯血，发热，胸痛，多伴有乏力、不明原因的消瘦等全身症状，结合肺功能及纤维支气管镜、痰脱落细胞学检查、肺部 CT 检查易于鉴别。

（4）哮病　哮病以反复发作性喘息、胸闷、气急或咳嗽为主要临床表现，未发时如常人，发作时听诊两肺可闻及广泛呼气相哮鸣音，多不固定，支气管舒张试验阳性，激发试验阳性，呼出气一氧化氮检测阳性，昼夜 PEF 变异率 $> 20\%$ 均有助于与肺岩相鉴别，应注意支气管激发试验适用于哮病非发作期，且 $FEV_1 > 70\%$ 的患者。而肺岩以咳嗽、胸痛、发热、咯血或痰血、乏力、不明原因的消瘦为主要临床表现，也可有喘息，与哮病的可逆性喘息不同，支气管舒张试验呈阴性，听诊时肺岩多为固定部位的哮鸣音或干、湿啰音，结合痰脱落细胞学检查、纤维支气管镜等检查易于鉴别。

（5）肺痿　肺痿以咳吐浊唾涎沫为主症，属虚证。可借助胸部 X 线或 CT 检查等辅助鉴别诊断，大多数肺痿患者胸部 X 线片可显示弥漫性浸润性阴影，CT 可显示弥漫性结节影、磨玻璃样改变、蜂窝样改变等。而肺岩以无痰或少痰的持续性、刺激性咳嗽，胸痛，反复痰中带血或咯血为主症，多属本虚标实，借助 CT、痰脱落细胞学、肿瘤标志物、纤维支气管镜等检查，有助于二者的鉴别。

（四）肺岩的辨证与治则

1. 辨证要点

（1）辨虚实　肺岩整体属虚，局部属实，正虚为本，邪实为标，但有偏实、偏虚之不同，应分清标本虚实的主次及病变脏腑，偏虚者需分清阴虚、气阴两虚、气血两虚、肾阳亏虚，以阴虚、气阴两虚为主。偏实者应分清气滞、血瘀、痰湿、热毒的偏盛。

（2）辨病位　肺岩病变脏腑主要在肺，久病损及脾、肾，也可影响肝。肺损及脾，脾虚生痰贮于肺，痰湿蕴结脾肺；久病肺脏亏虚，母病及子，伤及肾阴、肾阳，病变以肺、脾、肾为主；肺失清肃，燥热内盛，也可伤及肝阴，致使气机升降失调。

（3）辨分期　肺岩宜分初、中、晚3个阶段。初期病邪初起，正气尚强，邪气尚浅，以实证为主，多因癌毒内蕴，阻滞气机，气血瘀滞，当辨为气滞血瘀证；中期受病日久，邪气渐深，正气较弱，多为脾气亏虚，痰湿蕴结，阴液耗伤，内热壅盛，当辨为脾虚痰湿证和阴虚内热证；晚期癌毒经久，耗伤气血津液，正气消残，致使气血亏虚，阴液耗伤，阴损及阳，当辨为气血两虚证、气阴两虚证和肾阳亏虚证。

（4）辨善恶　肺岩应辨别善恶，肺岩起初以刺激性干咳、痰中带血或少量咯血为主症，面色虽异常，但仍光明润泽，虽病但轻，多为善证；后期表现为骨瘦如柴，面色枯槁晦暗，胸痛不能耐受，反复大量咯血等，多为恶证。

2. 治疗原则

肺岩属于正虚邪实，邪盛正衰的一类疾病，所以治疗的基本原则是扶正祛邪，攻补兼施。要结合病史、病程、四诊及实验室检查等临床资料，综合分析，辨证施治。扶正之法主要是根据正虚侧重的不同，并结合主要病变脏腑而分别采用补气、补血、补阴、补阳的治法；祛邪主要针对病变采用理气、除湿、化痰散结、活血化瘀、清热解毒等法，并应适当配伍有抗肿瘤作用的中药。做好预防、早期发现、早期诊断、早期治疗，对预后有积极意义。既病之后加强饮食调养，调畅情志，注意休息，有利于癌病的治疗。

治疗应做到“治实当顾虚，补虚勿忘实”。根据本虚标实的轻重缓急随证变法，初期邪盛而正虚不显，首当攻之；中期宜攻补兼施，或先攻后补，或先补后攻，不可一味猛攻，以免损伤元气；晚期气血阴阳亏虚，不耐攻伐，以补为主，扶正以抗邪。气滞血瘀者应理气散结，活血化瘀；脾虚痰湿者应健脾化湿，理气化痰；阴虚内热者应养阴清热，润肺化痰；气阴两虚者应益气养阴，清热化痰；气血两虚者应益气养血；肾阳亏虚者应补肾温阳，消肿散结。

3. 临证备要

（1）肺岩治疗中的攻补关系　肺岩患者就诊时多属中、晚期，本虚标实突出，患者局部有有形之肿块，治疗时多用活血化瘀、化痰散结、理气行气之法。患者多有脏腑阴阳气血之不足，故补益气血阴阳，扶正以抗邪，也实属必要。临证可根据病情采用先攻后补，或先补后攻，或攻补兼施等方法。同时，应把固护胃气的指导思想贯穿治疗的始终，以期调理脾胃，滋养气血生化之源，扶助正气。

（2）配合现代医学治疗　中医药配合手术、化疗、放疗治疗肺岩，有提高疗效或减毒增效的作用。

肺岩患者手术后，常出现一些全身症状，如发热，盗汗或自汗，纳差，神疲乏力等。中药可补气生血，使免疫功能尽快恢复，同时具有直接的抗癌作用。因此，加用中药可使机体较快恢复，预防和控制由手术所致的对癌细胞的刺激增殖作用。常以健脾益气、滋阴养血为治法，代表方如参苓白术散、八珍汤、十全大补汤、六味地黄丸等。

癌病放、化疗的患者，常出现消化障碍、骨髓抑制、机体衰弱及炎症反应等不良反应，中医辨证分型以阴虚毒热、气血损伤、脾胃虚弱、肝肾亏虚等为常见。常用治法为清热解毒、生津润燥、补益气血、健脾和胃、滋补肝肾，代表方如黄连解毒汤、沙参麦冬汤、治愈汤、香砂六君子汤、左归丸、右归丸等。

（3）辨病与辨证相结合　临床上还应注意辨病与辨证相结合，在辨证的基础上，根据肺岩的不同证型选择相应的具有抗癌作用或提高机体抗病能力的中药组方治疗，以提高疗效。

二、现代医学对肺岩的认识

（一）肺岩概述

肺岩即肺癌，是常见的恶性肿瘤之一，可分为非小细胞肺癌（NSCLC）和小细胞肺癌（small cell lung carcinoma，SCLC）。前者占 80%，具有易转移复发、恶性程度高的特点。中国是肺癌高发国，2015 年中国分地区肿瘤和死亡分析显示，中国东、中、西部常见恶性肿瘤中肺癌均排名首位，也是肿瘤死亡的常见原因。肿瘤细胞源于支气管黏膜或腺体，常有区域性淋巴结转移或血行播散。其中，恶性肿瘤的发生可能由遗传、环境因素诱导或因 DNA 复制错误引起，在肺癌致病因素中，基因复制随机错误约占 1/3，环境因素约占 2/3，特别是烟草、职业致癌因子、空气污染等为常见致癌物。

（二）肺岩的发病机制

1. 氧化损伤

多数肺癌起源于Ⅱ型肺泡细胞，Ⅱ型肺泡细胞有部分干细胞特性，在肺的损伤修复中发挥重要作用。沉积在Ⅱ型肺泡细胞和巨噬细胞内难以被消化的无机物含有硅成分。同时，二氧化硅纳米颗粒可以剂量依赖性地增加活性氧水平和还原型谷胱甘肽水平，增加丙二醛和乳酸脱氢酶的生成和释放，造成肺组织的氧化损伤。空气中存在的细颗粒物（particulate matter 2.5，PM2.5）也可以诱发大量炎症细胞浸润，这些炎症细胞产生的活性氧和一氧化氮可以引起正常细胞 DNA 的损伤和突变，促进肿瘤的发生、发展。

2. 炎性损伤

临床和流行病学研究表明，炎症反应和肿瘤关系密切，炎症细胞及因子共同构成肿瘤微环境。研究人员通过高倍电子显微镜观察发现，超细颗粒物能被内吞进入人体的气道上皮细胞，在细胞内沉积形成黑暗颗粒，诱发肺部弥漫性炎症反应和黏液高分泌状态。通过小鼠实验证实了 EGF/EG－FR/Akt/NF－κB 信号通路和 NLRP12 炎症小体可能与 PM2.5 诱导肺部炎症反应的机制有关，其诱导的 NF－κB/iNOS 信号通路激活可能促进了肺癌的发生。

3. 免疫损伤

免疫功能与机体的抗癌能力有关。外界环境的各种致病因素可通过损伤机体的第一道防线——黏膜组织而降低机体免疫能力。正常人暴露于以有机物为主的颗粒物烟尘后，黏膜症状加剧，会出现水肿渗出等改变。免疫细胞和某些非免疫细胞合成和分泌的细胞因子与免疫功能的调控密切相关。外界微小颗粒刺激可以增加肺组织中性粒细胞、巨噬细胞、淋巴细胞、肥大细胞的数量并刺激细胞生成和分泌相应的细胞因子，对肺组织产生一系列影响。毒理学研究表明，如 PM2.5 可以抑制 Th1 型淋巴细胞，引起 IL−2 表达改变和免疫功能降低，并导致 Th2 型细胞优势，提高肺癌易感性。

4. 表观遗传学改变

在肺癌病程中，经常见到甲基化、组蛋白修饰、miRNA 表达等表观遗传学改变，而空气中的 PM2.5 具有基因毒性，可以引起 DNA 损伤、突变、甲基化改变等表观遗传学变化。

（三）肺岩的诊断

1. 症状

近期出现刺激性干咳、痰中带血或血痰、胸痛、发热、气促等症状，当呼吸道症状超过 2 周，经对症治疗不能缓解，尤其是痰中带血、刺激性干咳，或原有的呼吸道症状加重，听诊时哮鸣音多固定，不明原因发热，或伴消瘦、疲乏等，要高度警惕肺癌的可能性。

常伴有胸痛，声音嘶哑，吞咽困难，胸胁饱满、咳唾引痛，面、颈部水肿，头痛，恶心，眩晕或视物不清等症状。

2. 相关检查

（1）影像学检查　胸部 X 线检查：胸片是肺岩治疗前后基本的影像学检查方法，通常包括胸部正、侧位片。当对胸片基本影像有疑问，或需要了解胸片显示影像的细节，或寻找其他对影像学诊断有帮助的信息时，应有针对性地选择进一步的影像学检查方法。

胸部 CT 检查：胸部 CT 能够显示许多在胸部 X 线片上难以发现的影像信息，可以有效地检出早期肺岩，进一步验证病变所在的部位和累及范围，也可鉴别其良、恶性，是目前肺岩诊断、分期、疗效评价及治疗后随诊中最重要和最常用的影像手段。

CT 和薄层重建：此法是肺结节最主要的检查和诊断方法。对于肺内直径 > 2 cm 的孤立性结节，应常规进行薄层重建和多平面重建；对于初诊不能明确诊断的结节，视结节大小、密度不同，给予 CT 随诊间隔；随诊中关注结节大小、密度变化，尤其是部分实性结节中的实性成分增多和非实性结节中出现实性成分。

MRI 检查：MRI 检查在胸部可选择性地用于以下情况。判定胸壁或纵隔是否受侵；显示肺上沟瘤与臂丛神经及血管的关系；区分肺门肿块与肺不张、阻塞性肺炎的界限；对禁忌注射碘对比剂的患者，此法是观察纵隔、肺门大血管受侵情况及淋巴结肿大的首选检查方法。对鉴别放疗后纤维化与肿瘤复发亦有一定价值。

超声检查：超声检查主要用于发现腹部实性重要器官及腹腔、腹膜后淋巴结有无转移，也用于检查双侧锁骨上窝淋巴结；对于邻近胸壁的肺内病变或胸壁病变，可鉴别其囊、实性及进行超声引导下穿刺活检。超声还常用于胸腔积液及心包积液抽取定位。

骨扫描检查：这是用于判断肺癌骨转移的常规检查。当骨扫描检查提示骨可疑转移时，对可疑部位进行 MRL-CT 或 PET-CT 等检查验证。

PET-CT 检查：有条件者推荐使用，该检查是肺癌诊断、分期与再分期、疗效评价和预后评估的最佳方法。

（2）内镜 / 支气管镜检查　支气管镜检查技术是诊断肺癌最常用的方法，包括支气管镜直视下刷检、活检、针吸及支气管灌洗获取细胞学和组织学证据，上述几种方法联合应用可以提高检出率。

经支气管镜针吸活检术（transbronchial needle aspiration，TBNA）和超声引导下经支气管针吸活检术（endobronchial ultrasound-guided trans-bronchial needle aspiration，EBUS-TBNA）：可以穿刺气管或支气管旁的淋巴结和肿块，有助于肺癌诊断和淋巴结分期。传统 TBNA 根据胸部 CT 定位操作，对术者要求较高，有条件的医院应当积极开展。EBUS-TBNA 实时进行胸内病灶的穿刺，对肺癌病灶及淋巴结转移能够获得精确病理及细胞学诊断。

经支气管镜肺活检术（transbronchial lung biopsy，TBLB）：在 X 线、CT、气道超声探头、虚拟支气管镜、电磁导航支气管镜和细支气管镜引导下进行，适合诊断肺外周病变（peripheral pulmonary lesions，PPL），在诊断 PPL 的同时检查了解管腔内情况，是非外科诊断肺部结节的重要手段。

纵隔镜检查：作为确诊肺癌和评估淋巴结分期的有效方法，是目前临床评价肺癌纵隔淋巴结状态的“金标准”。

胸腔镜检查：可以准确地进行肺癌诊断和分期，对于 TBLB 和经胸壁肺肿物穿刺针吸活检术（transthoracic needle aspiration，TTNA）等检查方法无法取得病理标本的早期肺癌，尤其是肺部微小结节病变行胸腔镜病灶楔形切除，可达到明确诊断及治疗目的。

对于中、晚期肺癌，胸腔镜下可以行淋巴结、胸膜和心包的活检，胸腔积液及心包积液的组织和细胞学检查，为制订全面治疗方案和个体化治疗方案提供了可靠依据。

（四）肺岩的现代医学治疗

肺癌的治疗应当根据患者的机体状况、病理学类型（包括分子病理诊断）、侵及范围（临床分期），采取多学科综合治疗模式，强调个体化治疗。有计划、合理地应用手术、化疗、生物靶向和放射治疗等手段，以期达到根治或最大程度控制肿瘤、提高治愈率、改善患者生活质量、延长生存期的目的。

1. 手术治疗

手术治疗是早期肺癌的最佳治疗方法，分为根治性手术与姑息性手术，应当力争根治性切除，以期达到切除肿瘤、减少肿瘤转移和复发的目的，并可进行 TNM 分期，指导术后综合治疗。

2. 药物治疗

药物治疗主要包括化疗和靶向治疗，用于肺癌晚期或复发患者的治疗。化疗还可用于术后患者的辅助化疗、术前新辅助化疗及联合放疗的综合治疗等。化疗应当严格掌握适应证，充分考虑患者的疾病分期、体力状况、自身意愿、药物不良反应、生活质量等，避免治疗过度或治疗不足。

3. 放疗

放疗可分为根治性放疗、姑息性放疗、辅助放疗、新辅助化放疗和预防性放疗等。根治性放疗用于病灶局限、因解剖原因不便手术或其他原因不能手术者，若辅以化疗，可提高疗效；姑息性放疗的目的在于抑制肿瘤的发展，延迟肿瘤扩散和缓解症状，对肺癌引起的顽固性咳嗽、咯血、肺不张、上腔静脉阻塞综合征有肯定疗效，也可缓解骨转移性疼痛和脑转移引起的症状。辅助放疗适用于术前放疗、术后切缘阳性的患者。预防性放疗适用于全身治疗有效的 SCLC 患者全脑放疗。

4. 介入治疗

（1）支气管动脉灌注化疗　适用于失去手术指征，全身化疗无效的晚期患者。此法不良反应小，可缓解症状，减轻患者痛苦。

（2）经支气管镜介入治疗　血卟啉染料激光治疗和 YAG 激光切除治疗切除气道腔内肿瘤，解除气道阻塞和控制出血，可延长患者的生存期。经支气管镜行腔内放疗可缓解肿瘤引起的阻塞和咯血症状。超声引导下的介入治疗可直接将抗癌药物等注入肿瘤组织内。

三、寒邪与肺岩

（一）对寒邪与肺岩的认识

肺岩，病位在肺，与脾、肾密切相关，是常见的恶性肿瘤之一，发病率居全部肿瘤前列，且有逐年增高的趋势。肿瘤细胞源于支气管黏膜或腺体，常有区域性淋巴结转移或血行播散。

《灵枢·百病始生》指出“积之始生，得寒乃生”，《难经·五十五难》也说“积者，阴气也”，表明肿瘤性属阴，肿瘤之形成乃阴邪结聚体内而成的有形之邪。巢元方《诸病源候论》言“积聚者，由寒气在内所生也……寒多则气涩，气涩则生积聚也”，认为寒邪是肿瘤的重要致病因素。《素问·宣明五气》言：“五脏所恶：心恶热，肺恶寒，肝恶风，脾恶湿，肾恶燥，是谓五恶。”肺主气，遇寒则脏腑、经络之气阻滞不畅，所以恶寒。当肺的阳气不足，寒邪侵入人体，如寒邪未能及时清除，伏于体内，则积聚成肿瘤。经典理论的阐述奠定了温阳法治疗肿瘤的重要理论基础，后世历代医家也对此有了更长足的认识，认为温阳法是治疗肿瘤的一种重要方法，治疗肿瘤“从正虚寒凝论治”，运用“扶正为主，益气温阳为先”的原则，可明显改善肿瘤患者的临床症状，提高患者生活质量，减少其复发和转移。

《素问·阴阳应象大论》曰“阳化气，阴成形”，这是对人体阴阳作用的高度概括，不仅阐述了阴阳各自的生理功能，而且指出了多种疾病的病因病机，恶性肿瘤便为其中之一。张景岳在《类经·阴阳类》中也曾对此作出解释，“阳动而散，故化气；阴静而凝，故成形”。阳主动而散，可促进万物的气化，通过阳气的蒸化运动将有形化为无形；阴主静而凝，可促进万物的成形。研究表明，体质与肺岩息息相关，肺岩患者的体质以虚弱、失调为主，尤其是气虚质、阳虚质等体质类型者肿瘤发病率较高。老年人大多具有阳气虚衰的生理特点，阳气虚衰则阳化气功能失调，机体气化运动无力，导致本该气化的物质凝聚成形，积于体内，成为有形之邪。又因“阳虚则寒”，有形之邪多转变为寒湿、寒痰等寒邪凝滞类病理因素。随着阳气亏虚日久，阴寒之邪逐渐增多，积于肺内，固定不移，故生肿瘤。有研究显示，肺岩的发病率与死亡率均在 80 ~ 84 岁达到高峰。而根据《灵枢·天年》中“七十岁，脾气虚，皮肤枯。八十岁，肺气衰。魄离，故言善恶”的记载可知，80 岁时患者肺脏阳气已亏虚。此外，肾为先天之本，肾阳为人体阳气之根，五脏六腑的阳气皆源于肾阳，依靠肾气的温煦、推动作用达于全身。又因男、女分别于“八八”“七七”天癸竭，在患者衰老过程中肾中阳气首当其冲，故老年患者大多肾阳亏虚。在五行生克制化理论中，肺为肾之母，根据中医“母代子过，子病及母”理论，肾阳亏虚之时肺阳先代其过，所以，肺阳亏虚常见于大多数老年患者。由于肺阳亏虚，肺脏不得温煦，肺主宣发肃降的功能失常，气行受阻，宣散不利，导致肺内阴寒凝滞，痰饮水湿更加聚而不行。阳虚寒凝，最终发为肺岩。

（二）古代医籍对寒邪与肺岩的相关论述

肺岩，谓肺中有形之块，在中医古代文献中可归结于“肺积”，亦归为“息贲”“息积”“癖结”“痞癖”“肺壅”“肺疽”“咳嗽”“咯血”“胸痛”等范畴。古代文献认为本病多因寒生，《灵枢·百病始生》阐述了积病发生的原因与过程，指出“积之始生，得寒乃生，厥乃成积也”。无论寒痰成积、寒瘀成积、寒郁成积，“得寒乃生”是积生成的始动原因和根本病因。由于寒性收引，无论寒邪起于局部，还是束于周身，在寒邪的作用下，便以收引为病理表现，以有形的津液、血液为病理靶点，形成癥瘕积聚。《素问·举痛论》曰：“寒气客于小肠膜原之间，络血之中，血泣不得注于大经，血气稽留不得行，故宿昔而成积矣。”《难经·五十五难》描述积的形态：“积者，阴气也。聚者，阳气也。故阴沉而伏，阳浮而动……故积者，阴气也。其始发有常处，其痛不离其部，上下有所终始，左右有所穷处，谓之积。”《难经本义·五十五难》对此又做进一步解释，说明积病的形态是其属阴的本质所致：“积者，五脏所生，脏属阴，阴邪渐积而成，故曰积。阴主静，故沉伏不离其处，乃脏阴气结为病，而或兼乎血，故其部上下左右，其形大小长短，皆可循而按之也。”《素问·奇病论》言：“病胁下满，气逆……病名曰息积。”《难经·五十六难》曰：“肺之积，名曰息贲，在右胁下，覆大如杯。久不已，令人洒淅寒热，喘咳，发肺壅。”

（三）肺岩与寒邪相关认识

寒为阴邪，易伤肺阳。寒邪伏于人体，日久耗伤肺阳，正气亏虚，虚实夹杂，日久则成积证。早在《内经》中已有相关记载，“五脏皆有阴阳”。历代医家多言肺气，少言肺阳。肺气可以分为肺阳和肺阴，肺阳主宣发、布散，使得肺气向上、向外布散，肺阴主清肃、下降，肺气的宣发、肃降正常，肺的功能才能正常运转。现代医家明确提出“肺阳”的概念，也认识到了肺阳的重要性。肺阳属于肺气的范畴，肺阳虚除了气短、胸闷、喘憋等肺气虚的表现之外，还伴有痰多量白、质稀，四肢不温、怕冷等阳气不足的表现。《素问·至真要大论》中“益火之源，以消阴翳”是治疗阳虚类疾病的总纲，亦可适用于阳虚寒凝类肿瘤的治疗。《素问·生气通天论》云“阳气者，若天与日，失其所，则折寿而不彰”；张景岳《类经图翼·大宝论》云“天之大宝，只此一丸红日，人之大宝，只此一息真阳”。以上均明确指出，阳气对于人体的重要程度就如太阳对于自然万物一样，自然界若没有太阳，自然万物便会失其所主，无法遵循正常生长规律；人体若没有阳气，则会失去温煦、气化的功能，体内多余物质聚集不化，终成积聚。因此，温阳散寒当属治疗肺岩的核心思想，阳气充盛则寒凝自散、积聚自化。温阳即为固本，固本即为补肾，“肺为肾之母”，所以，面对因“母代子过，子病及母”而致的肺岩时，温阳固本补肾应为其根本大法。“壮人无积，虚人则有之”

亦证实了温阳固本对肿瘤治疗的重要性。此外，老年肺岩多为阳气亏虚、痰饮不化凝于肺内所致，正如《金匮要略·痰饮咳嗽病脉证并治》所言“病痰饮者，当以温药和之”。温补之药不仅可以温化寒痰，直达病所，还可以温补肾阳，金水相生，进而温补肺阳，温阳与散寒之功并奏，标本兼治。

喻全应用中医温化法和非温化法对70例原发性支气管肺癌（肺岩）进行比较观察，温化组有效率为62%，非温化组为35%。喻全认为阳虚是肺岩的关键，在气血阴阳之中，阳气居于主导地位。伍耀衡等根据“癌基因”学说，论证恶性肿瘤的本质为肾阳虚血瓣，并指出临床恶性肿瘤患者的本身往往被众多的并发病、并发症掩盖，出现真寒假热的假象，临床治疗值得深入反思。文献报道，肺岩晚期，除了肿瘤的特殊症状外，一般会见到畏寒肢冷，面舌唇淡，神疲乏力，少气懒言，气短而喘，舌质淡白，脉沉无力等脾肾阳虚或肾阳不足之象。温阳补肾法对晚期肺岩患者具有改善症状、延长生存期、提高生存质量及提高机体免疫功能等作用，对肿瘤细胞的增殖和转移有一定的抑制作用。因此，将温阳补肾列为中医治疗晚期肺岩的重要法则之一。

（四）肺岩与寒邪相关证型的治疗

1. 阴寒凝滞证

症状：咳嗽气短，动则喘促，胸闷，胸痛如绞，时作时止，感寒痛甚，胸闷，气短，心悸，面色苍白，四肢不温，或心痛彻背，背痛彻心，舌质淡红，苔白，脉沉细，或沉紧。

治法：温阳散寒，消肿散结。

代表方：阳和汤加减。

药物组成分析：阳和汤由熟地黄、鹿角胶、肉桂、炮姜炭、麻黄、白芥子、甘草组成。鹿角胶、熟地黄共为君药，鹿角胶属血肉有情之品，温阳补肾，益精养血；熟地黄针对老年患者气血阴阳俱虚的特点，补血同时兼具滋阴，以达“阴中求阳”之意。肉桂可入血分而温通血脉、温经散寒。炮姜炭温补脾阳，脾为肺之母，循培土生金之意，健脾土以益肺气。麻黄辛温宣散，发越阳气，开腠理而散寒凝，以防郁而不通。白芥子辛温宣通，可透达皮里膜外，温化寒痰，通络散结，疏导气血。甘草生用解毒，并可调和诸药。诸药合用，共奏温阳补血，散寒通滞之功。

2. 肾阳亏虚证

症状：咳嗽气短，动则喘促，胸闷，腰膝酸软，头晕耳鸣，畏寒肢冷，或痰血相兼，尿频，舌淡红或紫暗，苔薄白，脉沉细。

治法：滋阴温阳，消肿散结。

代表方：金匮肾气丸合赞育丹加减。

药物组成分析：金匮肾气丸补阳之中配伍滋阴之品，阴中求阳，补阳为主，少量补阳药配伍大量滋阴药，旨在少火生气；赞育丹温肾壮阳，填精益髓，纯补无泻，补阳兼顾补阴，用于肾阳不足，命门火衰。附子、肉桂、仙茅、淫羊藿、巴戟天、肉苁蓉、韭子、蛇床子，温补肾阳，温肺散寒；熟地黄、山茱萸、山药、枸杞子，阴中求阳，阳由阴生；泽泻、牡丹皮、茯苓，补中有泻，补而不助邪。

（五）转归与预后

肺岩的预后较差，后期以虚为主，有消瘦、乏力、纳差等临床表现，而随疾病恶化，病程迁延，毒邪入里，甚至侵犯他脏，或加之晚期患者接受放、化疗等抗肿瘤治疗之后，受化疗药物影响致使晚期患者虚劳尤甚，预后可能会更差。

（六）预防与调摄

未病先防、调理体质，从衣、食、住、行等方面，养成良好的生活习惯。注意保暖，穿衣方面注意肚脐、腰背部保暖，免伤肾阳；冬季注意足部保暖，搓足心涌泉穴，促进末梢血液循环，保持足部温暖。规律饮食，少食生冷食物，少熬夜，早睡早起。早睡以涵养气血，早起以升发阳气，按时进食以补充气血。选择适宜的居住环境，如通风良好、光线充足、空气清新的居所，会使人情绪舒畅，心情清净安闲，排除杂念妄想，使得人体气机顺畅，精神守持于内，则疾病不易发生。适度运动，建议每次运动 0.5 ~ 2 小时，运动后充分休息 5 ~ 6 小时，给机体一定的时间进行功能恢复。另外，要养成定期体检的习惯，肺岩早期症状不明显，定期体检以便于及早发现潜在病灶，及时干预，防微杜渐。

参考文献

［1］赵令竹.《黄帝内经》寒性疾病理论研究［D］.沈阳：辽宁中医药大学，2017.

［2］邱悦，杨帆.《金匮要略》寒邪致病特点与治寒五法［J］.湖北中医药大学学报，2022，24（4）：49-51.

［3］范登脉，孙兆杰，狄碧云.《内经》寒邪致病特点发微［J］.广州中医药大学学报，2012，29（3）：325-326.

［4］陈建明.《伤寒论》温法探讨［D］.福州：福建中医学院，2009.

［5］王洪蓓.《伤寒杂病论》寒与寒证研究［D］.北京：北京中医药大学，2006.

［6］张伟，刘海瑜.不同梯度变化的寒邪对大鼠细胞因子影响之差异的实验研究［J］.中国中医基础医学杂志，2008，14（8）：600-601.

［7］张伟，曹景涛，刘海瑜.风湿之邪对寒邪犯肺证大鼠肺脏细胞因子的影响［J］.中西医结合学报，2008，6（7）：748-751.

［8］解佳伟，焦艳芳，穆俊霞.寒邪理论中医古代文献述要［J］.山西中医学院学报，2011，12（2）：11-14.

［9］张伟，刘海瑜.寒邪梯度性变化对大鼠肺脏超微结构改变影响的实验研究［J］.北京中医药大学学报，2008，31（7）：463-466.

［10］张伟，刘海瑜.寒邪与寒湿之邪对大鼠肺脏 fractalkine mRNA 表达影响的差异性［J］.中西医结合学报，2008，6（2）：171-175.

［11］贾新华，张伟.寒邪与气象因子相关性分析［J］.山东中医药大学学报，2003，27（6）：402-405.

［12］杨宇琦，秦伟，陈莉，等.论古今“寒邪伤阳”理论的发展［J］.辽宁中医杂志，2010，37（5）：828-829.

［13］林家坤 . 阳气大论之五行学说［J］. 江西医药，2023，58（2）：260-263.

［14］胡子宏 . 中医学“寒邪”病因病机理论研究［D］. 哈尔滨：黑龙江中医药大学，2016.

［15］费正根，彭敏，司国民 . 从风寒一体观辨析“阳明中风”“阳明中寒”［D］. 济南：山东中医药大学，2023.

［16］杨宇琦 .“寒邪伤阳”理论及其免疫相关性实验的研究［D］. 成都：成都中医药大学，2009.

［17］高鹏 . 寒湿外邪对上呼吸道感染小鼠免疫功能影响的实验研究［D］. 哈尔滨：黑龙江中医药大学，2011.

［18］马鹏飞 . 寒邪及相关因素犯肺的定量模拟研究［D］. 济南：山东中医药大学，2014.

［19］汤尔群，任廷革，刘晓峰，等 . 基于方剂数据挖掘的证候要素间关联规律的研究［J］. 中国中医药信息杂志，2010，17（8）：91-93.

［20］孟庆波，尹怡欣，张德政，等 . 基于数据包络分析法的中医证候量化辨证分型研究［J］. 中国中药杂志，2013，38（10）：1631-1642.

［21］张伟，贾新华，赵燕 . 慢性支气管炎中寒邪与气象因子相关性分析［J］. 北京中医药大学学报，2004，27（1）：77-79.

［22］陈会敏 . 外寒伤肺的理论和实验研究［D］. 武汉：湖北中医药大学，2012.

［23］中华医学会呼吸病学分会 . 流行性感冒临床诊断和治疗（2004 年修订稿）［J］. 中华结核和呼吸杂志，2005，28（2）：5.

［24］梁腾霄，吴畏，解红霞，等 . 甲型 H1N1 流感的中医证候特点［J］. 中医杂志，2011，52（5）：392-394.

［25］王刚，伤寒方辨治甲型 H1N1 流感思路探讨［J］. 新中医，2009，41（9）：107-108.

［26］姜良铎，中医论治甲型 H1N1 流感［J］. 中医杂志，2009，50（8）：761-762.

［27］周平安，甲型 H1N1 流感中医病因病机治法述要［J］北京中医药，2009，28（9）：667-668.

［28］任晓静，工玉光，融冰，等 . 211 例甲型 H1N1 流感确诊病例临床特征及治疗情况分析［J］. 中医杂志，2009，50（7）：613-616.

[29] 郭承军，石俊英．金银花抗小鼠流感作用的谱效关系研究 [J]. 中药药理与临床，2009，25（4）：50–52.

[30] 王文丽，王雪峰，闫丽娟，等．银翘散主要药物体外抑制流感病毒作用比较研究 [J]. 中华中医药学刊，2009，27（8）：1634–1636.

[31] 杨子峰，王玉涛，秦笙，等．板蓝根水提物 S–03 体外抑制甲、乙型流感病毒感染的实验研究 [J]. 病毒学报，2011，27（3）：218–223.

[32] 刘钊，杨占秋，肖红．中药大青叶有效单体抗流感病毒作用 [J] 中南民族大学学报（自然科学版），2009，28（3）：12–46.

[33] 毕岩，岳冬辉，高玉伟，等．甘露消毒丹对 H1N1 流感病毒感染小鼠细胞因子的影响 [J]. 中华中医药杂志，2011，29（12）：3950–3953.

[34] 张波，李玲，卢芳国，等．麻杏石甘汤对流感病毒感染小鼠肺部炎症与神经氨酸酶活性影响的研究 [J] 中华中医药杂志，2013，28（4）：1094–1099.

[35] 李庆国，毕明刚，季宇彬．银翘散对流感病毒感染快速老化小鼠血清中 TNF–α 及 IFN–γ 动态表达的影响 [J]. 中国医院用药评价与分析，2009，9（1）：51–53.

[36] 刘龙，岳小强，王丽娜，等．辟秽防感香囊预防流行性感冒的疗效及其免疫调节机制 [J] 中西医结合学报，2010，8（10）：949–954.

[37] 中华医学会呼吸病学分会哮喘学组．咳嗽的诊断与治疗指南（2009）[J]. 中华结核和呼吸杂志，2009，32（6）：738–744.

[38] 蒋建云，王东梅．《内经》咳嗽病因病机探讨 [J]，四川中医，2002，20（12）：13–14.

[39] 中华中医药学会内科分会肺系病专业委员会．咳嗽中医诊疗专家共识意见（2011 版）[J]. 中医杂志，2011，52（10）：896–899.

[40] 晁恩祥．“风咳”证治探要 [J]. 江苏中医药，2008，40（7）：8–9.

[41] 金实．中医内伤杂病临床研究 [M]. 北京：人民卫生出版社，2009.

[42] 张伟，卢绪香．浅析“肺毒”[J]. 中医学报，2012，27（175）：1556–1559.

[43] 王帅，王新华．慢性咳嗽的病因病机研究进展 [J]. 陕西中医药大学学报，2016，39（1）：130–133.

[44] 中华医学会呼吸病学分会哮喘学组．咳嗽的诊断与治疗指南（2009 版）（一）[J]. 全科医学临床与教育，2009，7（5）：453–456.

［45］中华医学会呼吸病学分会哮喘学组 . 咳嗽的诊断与治疗指南（2009 版）（二）［J］. 全科医学临床与教育，2009，7（6）：573–575.

［46］王晓旭，田彧潇，赵东升，等 . 从“形寒饮冷则伤肺”论细胞自噬在哮喘寒饮蕴肺证发病及治疗中的作用［J］. 辽宁中医杂志，2023，50（7）：75–78.

［47］常兴 . 基于“肺阳虚”理论的温阳化饮方对哮喘寒饮蕴肺证模型大鼠细胞自噬及相关通路的作用机制研究［D］. 济南：山东中医药大学，2019.

［48］常兴，张庆祥，刘燕，等 . 基于“肺阳虚”理论探析温阳化饮方对哮喘寒饮蕴肺证细胞自噬的作用机制［J］. 中华中医药杂志，2020，35（2）：650–654.

［49］常兴，刘如秀 . 基于“肺阳虚”探讨哮喘寒饮蕴肺证病机并从细胞自噬探讨其病理机制［J］. 上海中医药杂志，2021，55（2）：53–55.

［50］樊华 . 温肺化瘀饮治疗咳嗽变异性哮喘寒饮伏肺证型的临床观察［D］. 北京：北京中医药大学，2015.

［51］李文娴 . 温阳化饮法对哮喘（寒哮）患者 IL–2 及 IFN– γ 水平影响的研究［D］. 济南：山东中医药大学，2022.

［52］李岩，韩新民 . 小儿哮喘寒哮证的中医药治疗进展［J］. 中医儿科杂志，2009，5（3）：52–54.

［53］闫伟，刘明，张庆祥 . 小青龙汤对支气管哮喘寒饮蕴肺证大鼠 1,25 二羟基维生素 D_3 水平的影响［J］. 中华中医药学刊，2017，35（11）：2806–2809.

［54］黄吉忠 . 小青龙汤治疗支气管哮喘寒哮证的临床效果［J］. 内蒙古中医药，2022，41（6）：27–28.

［55］刘明 . 支气管哮喘寒饮蕴肺证大鼠气道炎症机理及温阳化饮方作用机制研究［D］. 济南：山东中医药大学，2016.

［56］晁恩祥，孙增涛，刘恩顺 . 支气管哮喘中医诊疗专家共识（2012）［J］. 中医杂志，2013，54（7）：627–629.

［57］朱慧华，刘俊方，虞坚尔 . 支气管哮喘发作期中医证候及证素分布文献研究［J］. 河北中医，2013，35（3）：429–431.

［58］康立媛 . 364 例发作期哮喘儿童中医体质分型研究［J］. 中国中医基础医学杂志，2011，17（9）：999–1000，1013.

［59］王盛隆，王强，杨爽，等 . 基于古代文献数据挖掘的哮病用药性味分布规律探讨［J］. 中华中医药杂志，2017，32（1）：127–130.

[60] 侯伟.儿童哮喘发病与治疗相关因素回顾性分析[J].中国儿童保健杂志，2004，12(5)：391-393.

[61] 万晓丹，陈传辉，徐华，等.极端气候变化对哮喘患者全身及气道局部细胞、体液免疫的影响[J].山东医药，2010，50(21)：12-14.

[62] 杨季国，叶万敏，陈玉燕，等.儿童哮喘与饮食等相关因素的研究[J].浙江中医学院学报，2003，27(3)：30-31.

[63] 洪广祥.痰瘀伏肺是哮喘发作的夙根[J].江苏中医药，2007，39(6)：1-2.

[64] 粟丽丽，师强华，梁淑芬，等.支气管哮喘发病机制的研究进展[J].中医临床研究，2014，6(36)：27-29.

[65] 闫永彬，贾长虹，杨明江，等.从伏风暗瘀宿痰辨治小儿哮喘[J].中医杂志，2016，57(21)：1877-1878，1881.

[66] 刘自力，张庆荣，吴兆利.论脾虚为哮喘宿根[J].中医药学刊，2006，24(2)：294-295.

[67] 邵长荣.喘有夙根：治喘务求其本[J].中国中西医结合杂志，1997，17(4)：197-198.

[68] 唐玲华.肺间质纤维化急发期中医证治探讨[J].四川中医，2010，28(2)：10-12.

[69] 姜良铎，张晓梅，肖培新.特发性肺间质纤维化的病因病机探讨[J].中华中医药杂志，2008，23(11)：984-986.

[70] 贾新华，陈宪海，张兴彩，等.弥漫性间质性肺病中医辨证探析[J].中医药学报，2012，40(5)：3-5.

[71] 张心月，贾新华，王立娟，等.间质性肺疾病病因探析[J].中医研究，2012，25(7)：1-2.

[72] 考希良，张伟.从瘀探讨肺间质纤维化中医病因病机[J].中医学报，2012，27(105)：1250-1251.

[73] 顾文静，刘栋赞，叶丽红，经方在胸腔积液治疗中的应用[J].河南中医，2007，27(6)：15-17.

[74] 高风丽，李竹英.刘建秋教授运用泻肺逐饮法治疗恶性胸腔积液临证经验[J].中医药学报，2014，42(4)：137-138.

［75］谢刚，郭志雄．晚期肺癌胸腔积液的中医药治疗［J］．中国创新医学杂志，2009，6（7）：18－19.

［76］孙树枝，崔占义．艾灸疗法联合温阳重剂治疗恶性胸腔积液35例［J］．中国中医急症，2010，19（10）：1810－1811.

［77］刁哲欣，胡永进，刘进满．中药悬饮贴膏佐治恶性胸腔积液的疗效观察［J］．河北医药，2011，33（3）：449－450.

［78］杨勤建，雷良蔚．892号药液治疗癌性胸水19例疗效观察［J］．中国肿瘤，1997，6（8）：15.

［79］张亚声．十枣汤加减外敷治疗恶性胸水50例［J］．中医杂志，1993，34（9）：545.

［80］张新娜，陈瑞香，冷梅．隔蒜灸辅助治疗结核性胸腔积液58例疗效观察［J］．中国煤炭工业医学杂志，2009，12（7）：1056－1057.

［81］王翠娥．十枣汤及其临床应用［J］．中医函授通讯，1998，17（1）：23.

［82］韩明德．十枣汤煎服法发挥［J］．山西中医，1994，10（2）：42.

［83］卓同年．论中医量化建模的泛系模式［J］．中国中医基础医学杂志，1998，4（1）：19－21.

［84］罗大力，张乃嵩，杨宝峰，等．关于病因学的研究［J］．医学与哲学，1997，18（2）：13－15.

［85］张伟，张莉．肺系疾病中医复合病因的探讨［J］．江苏中医药，2012，44（9）：5－6.

［86］张伟，贾新华，赵燕．慢性支气管炎中寒邪与气象因子相关性分析［J］．北京中医药大学学报，2004，27（1）：77－79.

［87］张伟，刘海瑜．寒邪与寒挟风湿之邪对大鼠肺脏病理改变的影响［J］．上海中医药大学学报，2007，21（5）：62－64.

［88］张伟，刘海瑜．湿邪对不同梯度的寒邪犯肺大鼠细胞因子变化影响［J］．中国中西医结合杂志，2009，29（1）：51－54.

［89］吴勉华，李国春，周学平，等．量表方法在瘀热病因测量中的应用［J］．南京中医药大学学报，2008，24（2）：91－93.

［90］张开升，张双伟，陈孝银．基于可拓理论分析外感燥证相关病因因素的可行性探讨［J］．辽宁中医杂志，2009，36（4）：540－541.

［91］李国春，吴勉华，周学平，等．基于机素和机元中医病机创新理论的辨证规律研究［J］．南京中医药大学学报，2010，26（2）：81-84.

［92］张伟，刘海瑜．温度骤然变化及挟风湿对大鼠肺组织FK表达的影响［J］．辽宁中医杂志，2008，35（3）：346-348.

［93］郭晨旭．180例肿瘤患者中医体质调查及其与中医证型的相关性分析［D］．广州：广州中医药大学，2011.

［94］侯天将，由凤鸣，郑川，等．从阳虚火郁论治恶性肿瘤［J］．吉林中医药，2017，37（11）：1092-1095.

［95］孙立巧，刘凤智，李仝．李仝教授基于伏寒理论治疗肺癌的经验［J］．世界中医药，2023，18（20）：2945-2949.

［96］陈雨，刘传波，林青，等．温阳散寒解郁法论治老年肺癌［J］．中医杂志，2020，61（18）：1643-1646.

［97］刘登义，曹建雄．从温阳解郁论治肿瘤［J］．中医药导报，2018，24（1）：66-67.

［98］吴雄志，陈丹．温阳散寒药治疗恶性肿瘤机理研究进展［J］．中医研究，2004，17（6）：53-54.

［99］王红玲，康斐，黄兴．基于“阳化气，阴成形”理论探讨温阳法在恶性肿瘤中的应用［J］．中国中医基础医学杂志，2019，25（7）：999-1002.

［100］于莉英，王旭东．“积”病治当温散［J］．中华中医药杂志，2011，26（3）：609-610.

［101］刘洋，王刚．寒乃生积与不温不散：中医药治疗肿瘤思路的新选择［J］．中医杂志，2009，50（10）：954-955.

［102］滕文静，李洪林，李雁．基于扶正抗癌理论的温阳散寒中药抗肺癌作用初探［J］．中华中医药杂志，2018，33（5）：2023-2028.

［103］甄伟．肺癌患者中医体质、证型与预后影响因素及临床指标的相关性研究［D］．唐山：华北理工大学，2020.

［104］彭玲珍，唐俊．晚期肺癌中医证型与其免疫功能状态及预后的相关性分析［J］．实用癌症杂志，2023，38（12）：1968-1971.

［105］沈丽萍，刘苓霜．中医药治疗肺癌机制研究进展［J］．上海中医药杂志，2012，46（3）：85-88.